Holger Pfaff, Wolfgang Slesina (Hrsg.)
Effektive betriebliche Gesundheitsförderung

D1726298

Gesundheitsforschung

Herausgegeben von
Bernhard Badura, Klaus Hurrelmann,
Alexander Krämer und Ulrich Laaser

Holger Pfaff, Wolfgang Slesina (Hrsg.)

Effektive betriebliche Gesundheitsförderung

Konzepte und methodische Ansätze
zur Evaluation und Qualitätssicherung

Juventa Verlag Weinheim und München 2001

Die Deutsche Bibliothek - CIP-Einheitsaufnahme

Ein Titeldatensatz für diese Publikation ist bei
der Deutschen Bibliothek erhältlich.

© 2001 Juventa Verlag Weinheim und München
Umschlaggestaltung: Atelier Warminski, 63654 Büdingen
Printed in Germany

ISBN 3-7799-1195-7

Vorwort

Die betriebliche Gesundheitsförderung hat sich in den vergangenen Jahren zunehmend in Betrieben etablieren können. Sie ist aber noch weit davon entfernt, flächendeckend eingesetzt zu werden. Die weitere Verbreitung wird – in Zeiten knapper werdender Mittel – auch davon abhängen, inwieweit es gelingt, die Qualität der Leistungen weiter zu verbessern und qualitätsgesicherte Standardmaßnahmen und -verfahren zu entwickeln, die mit relativ wenig Aufwand implementiert werden können.

Das vorliegende Buch entstand aus dem Bemühen heraus, den Stand der Forschung und Entwicklung in bedeutsamen Bereichen der betrieblichen Gesundheitsförderung darzustellen. Dies bedeutete zugleich aber auch den Verzicht auf Einbeziehung und Würdigung *aller* Bereiche. Es sollte dokumentiert werden, dass sich die Evaluation und die Qualitätssicherung betrieblicher Gesundheitsförderung sowohl konzeptionell als auch methodisch, sowohl kumulativ als auch sprunghaft-innovativ voran entwickeln.

Dieses Ansinnen war nicht ohne Mühe und Einsatz vieler Personen umzusetzen. Da sind zum einen die Autoren zu nennen, welche unsere kritischen Anmerkungen mit großer Freundlichkeit ertragen haben. Zum anderen aber müssen in diesem Zusammenhang jene Personen erwähnt werden, die uns mit unermüdlicher Hilfe bei der Erstellung des Buches zur Seite standen.

Besonders zu danken haben wir Frau Annette Land, welche die Verantwortung für die redaktionelle Bearbeitung und Erstellung des Buches innehatte. Ihr zur Seite stand Frau Susanne Fuß, die vor allem für das Literaturverzeichnis verantwortlich war. Auch ihr gilt unser Dank. Unser besonderer Dank geht auch an die Helferinnen in Halle: Frau Karin Küstenbrück und Frau Juliana Rossa haben durch ihre tatkräftige Unterstützung dazu beigetragen, dass die Erstellung des Buches gelang.

Köln/Halle im April 2001

Holger Pfaff   Wolfgang Slesina

Inhaltsverzeichnis

Holger Pfaff, Wolfgang Slesina

Einleitung

Die Verhaltens- und Verhältnisprävention in Betrieben hat in den vergangenen 15 Jahren durch das Konzept der betrieblichen Gesundheitsförderung an Gestalt gewonnen. Das ist nicht zuletzt darauf zurückzuführen, dass dieses Konzept auf grundlegenden Erkenntnissen der Gesundheitswissenschaften beruht. Die Aufnahme des Begriffs der Gesundheitsförderung in das SGB V im Jahr 1988 erhöhte die an sich schon gegebene Schubkraft. Stark abgebremst wurde dieser Aufschwung, als die betriebliche Gesundheitsförderung in den 90er Jahren aus dem Katalog der Leistungen der Gesundheitsvorsorge der Krankenkassen gestrichen wurde. Ein zentrales Argument war damals, dass die Qualität der von den Krankenkassen angebotenen Kurse und Maßnahmen nicht gesichert sei (Stichwort: „Bauchtanzkurse").

Dies machte – trotz aller Problematik der Entscheidung – eines deutlich: gut fundierte Konzepte allein reichen nicht aus, um entsprechende finanzielle Ressourcen zur Verfügung gestellt zu bekommen. Es sind zusätzlich Belege notwendig, welche die Wirksamkeit und die Qualität der Maßnahmen nachweisen.

Daran hat es in der Vergangenheit gemangelt. In der betrieblichen Gesundheitsförderung dominierten zunächst normative Ansätze. Ihre Glaubwürdigkeit beruhte vielfach auf theoretischer und/oder praktischer Plausibilität. Bei steigenden Gesundheitsausgaben, knapper werdenden Mitteln und Zielkonkurrenz ist dies keine gute Legitimationsbasis. Die Legitimation kann gesteigert werden, indem die theoretische Fundierung einer Gesundheitsförderungsmaßnahme durch eine empirische ergänzt wird. An diesem Punkt setzt die Evaluation und Qualitätssicherung der betrieblichen Gesundheitsförderung an. Dabei seien nicht die bereits Anfang der 90er Jahre einsetzenden Bemühungen um Evaluation und Qualitätssicherung vergessen, man denke z.B. an die Beiträge in der Zeitschrift „Prävention".

Qualitätssicherung wird definiert als die Gesamtheit der Aktivitäten, die sicherstellen sollen, dass ein Produkt oder eine Dienstleistung die vorgegebenen oder vorausgesetzten Erfordernisse erfüllt. Aufgabe der Qualitätssicherung ist es vor allem, dass

a) Gesundheitsförderungsmaßnahmen und -programme weiterentwickelt werden,

b)   die Anwendungskriterien spezifiziert werden,

c)   nur qualitativ hochwertige Gesundheitsförderungsmaßnahmen zum Einsatz kommen, die ein anerkanntes, relevantes Wirksamkeitspotenzial haben.

Zur Erfüllung dieser Aufgabe werden unter anderem die Methoden der Evaluation benötigt. Unter Evaluation wird die systematische, datengestützte Bewertung von Maßnahmen, Programmen, sozialen Systemen und Systeminterventionen verstanden. Sie wird entweder dazu eingesetzt, vor dem eigentlichen Einsatz der Maßnahme abzuklären, ob die Maßnahme geeignet und wirkungsvoll ist. Verläuft diese Ex-ante-Evaluation positiv, kann man relativ sicher sein, dass die Maßnahme künftig auch in anderen Kontexten und Anwendungen die erhoffte Wirkung entfalten wird und dass es sich um eine qualitativ hochwertige Maßnahme handelt. Evaluation kann auch dazu verwendet werden zu prüfen, ob eine – vorab geprüfte oder ungeprüfte – Maßnahme qualitativ hochwertig eingesetzt und genutzt wird. In diesem Fall findet eine Ex-post-Evaluation statt. Eine andere Form der Ex-post-Evaluation ist das Verlaufsmonitoring interessierender Zielvariablen.

Evaluation ist somit eine der wesentlichen Grundlagen der Qualitätssicherung. Die Anforderungen an die Evaluation gehen von der Qualitätssicherung aus. Es gibt auch Formen der Qualitätssicherung, die unabhängig von einer systematischen Evaluation sind. Dies ist z.B. bei Verfahren der Fall, die Erfahrungen, Expertenmeinungen oder konsensbasierte Expertenmeinungen in den Mittelpunkt stellen.

Aufgabe der in diesem Buch gesammelten Beiträge ist es, einen aktuellen Einblick in dieses weite Feld der Evaluation und Qualitätssicherung betrieblicher Gesundheitsförderung zu geben. Das Buch gliedert sich dazu in drei Teile:

a)   Grundlagen,

b)   Evaluation und

c)   Qualitätssicherung.

Ziel der Beiträge im **ersten Teil** des Buches ist es, die Grundbegriffe zu klären und den Zusammenhang zwischen Evaluation und Qualitätssicherung aufzuzeigen. So geht es im Beitrag von *Slesina* zum Thema *„Formen betrieblicher Gesundheitsförderung: Bedarf an Evaluation und Qualitätssicherung"* um die Verbreitung unterschiedlicher Formen der betrieblichen Gesundheitsförderung und um Ebenen und Ansatzpunkte der Evaluation, Qualitätssicherung und -entwicklung.

Im Beitrag *„Evaluation und Qualitätssicherung des betrieblichen Gesundheitsmanagements"* (Pfaff) steht die Frage im Vordergrund, wie Evaluation und Qualitätssicherung so miteinander kombiniert werden können, dass die Qualität der Gesundheitsförderung und des Arbeits- und Gesundheitsschutzes dauerhaft verbessert werden können. Es wird gezeigt, dass durch eine Kombination von

Ex-ante- und Ex-post-Evaluation im Rahmen des Qualitätsmanagements eine Optimierung der Gesundheitsmaßnahmen erreicht werden kann.

Der **zweite Teil** des Buches dreht sich primär um die Evaluation einiger Maßnahmen und Programme betrieblicher Gesundheitsförderung. Ziel der Beiträge ist es, den Forschungsstand und die Ergebnisse zu Interventionsformen darzustellen, die zu den Kernbereichen betrieblicher Gesundheitsförderung zählen. Es handelt sich um Interventionen zur Verhütung arbeitsbedingter Muskel- und Skelett-Erkrankungen, zur betrieblichen Stressprävention und zur gesundheitlichen Verbesserung von Arbeitssituation und Arbeitsverhalten durch Gesundheitszirkel.

Der Beitrag *„Arbeitsschutz und betriebliche Gesundheitsförderung"* von *Kohte* widmet sich den beiden zentralen Pfeilern der betrieblichen Gesundheitspolitik. Aus juristischer Sicht arbeitet er die Unterschiede und dynamischen Beziehungen zwischen diesen beiden Bereichen heraus und diskutiert sie im Rahmen der qualitativen Weiterentwicklung des Gesundheitsschutzes.

In dem Beitrag von *Stößel und Michaelis* mit dem Thema *„Interventionsstrategien und evaluierte Effekte betrieblicher Gesundheitsförderung zur Verhütung arbeitsbedingter Muskel- und Skelett-Erkrankungen"* stehen einschlägige Maßnahmen wie die Rückenschule und ihre Wirkung im Zentrum. Dieser Maßnahmenbereich gehört mit zu den am besten evaluierten Interventionsstrategien und hat für die übrigen Interventionen Vorbildcharakter.

Die *„Evaluation betrieblicher Gesundheitszirkel"* ist Gegenstand des Beitrags von *Slesina*. Die Gesundheitszirkel bilden ein Basiselement der betrieblichen Gesundheitsförderung. Um so wichtiger ist es, diese themen- und ergebnisoffene Maßnahme intensiv zu prüfen. Der Artikel macht deutlich, dass man es bei dieser Technik mit einer schon öfter evaluierten und wirkungsvollen Methode zu tun hat.

Über die *„Evaluation betrieblicher Stressprävention"* berichten anhand eines anspruchsvollen Konzepts und Beispiels *Westermayer und Wellendorf*. Insgesamt wird deutlich, dass die Stressprävention ein Maßnahmenbündel umfasst, das wirkungsvoll eingesetzt werden kann.

Im Mittelpunkt des **dritten Teils** des Buches steht die Qualitätssicherung der betrieblichen Gesundheitsförderung. Ziel der zusammengestellten Beiträge ist es, über den aktuellen Stand der Sicherung der Qualität von betrieblichen Gesundheitsförderungsmaßnahmen zu informieren. Vier Themenfelder werden in den Beiträgen insbesondere aufgegriffen: evidenzbasierte Ansätze, lernbasierte Ansätze, Ansätze für Klein- und Mittelbetriebe sowie berufsgenossenschaftliche Ansätze.

Schell, Schlichtherle und Lauterbach zeigen in ihrem Beitrag *„Evidenzbasierte Medizin zur Sicherung der Qualität der betrieblichen Gesundheitsförderung"* auf, wie die Prinzipien der evidenzbasierten Medizin genutzt werden können, um die Qualität der Gesundheitsförderung zu verbessern. Die Autoren plädieren dafür, evidenzbasierte Maßnahmen einzusetzen und den Betrieben die Möglichkeit zu geben, diese nachträglich an die betrieblichen Gegebenheiten anzupassen. Sie schlagen damit eine Brücke zwischen den beiden Themen Evaluation und Qualitätssicherung.

Der Ansatz des Europäischen Netzwerks für betriebliche Gesundheitsförderung steht im Beitrag von *Breucker* im Zentrum der Betrachtung. Im Rahmen dieses Ansatzes sind sowohl lernorientierte Konzepte (Selbstbewertung der Qualität durch die Unternehmen) als auch evidenzorientierte Konzepte („Good practice"-Beispiele) Gegenstand des Interesses. Die „Good practice"-Beispiele werden im Konsensverfahren bestimmt, so dass man es bei diesem Konzept ebenfalls mit einem evidenzbasierten Ansatz – allerdings auf niedrigem Niveau – zu tun hat.

Stärker in Richtung lernbasierter Ansätze der Gesundheitsförderung geht das *„Bonus-Projekt der AOK Niedersachsen"*, das von *Drupp und Osterholz* vorgestellt wird. Dieses Projekt ist innovativ, weil es die Gesundheitsförderung durch finanzielle Anreize (Beitragsbonus) attraktiv und die Gewährung des Bonus von der Qualität der betrieblichen Gesundheitsförderung abhängig macht. Dadurch wird die Gesundheitsförderung nicht nur finanziell interessant, sondern auch kontinuierlich in ihrer Qualität gesichert und verbessert.

Die konkrete Grundlage dieser Bewertung wird im Beitrag *„Selbstbewertung als Ansatz zur Bewertung betrieblicher Gesundheitsmanagementsysteme. Konzept, Möglichkeiten und Grenzen"* von *Thul und Zink* näher beleuchtet. Sie zeigen, wie durch den Wechsel von Fremd- und Selbstbewertung die Qualität des Gesundheitsmanagementsystems bestimmt werden kann und wie diese Erkenntnis in ein Bonussystem einfließt. Die Selbst- und Fremdbewertung orientiert sich dabei an dem Modell der European Foundation for Quality Management.

Der Beitrag *„Lernbasiertes Gesundheitsmanagement"* von *Pfaff und Bentz* beschreibt die Kernelemente des Lernkonzepts und demonstriert an einem Praxisbeispiel, wie Mitarbeiterbefragungen genutzt werden können, um einen Lernzyklus zu etablieren. Dabei wird deutlich, dass ein großer Lernzyklus in kleinere Lernzyklen aufgeteilt werden kann, die den Kernprozessen Diagnostik, Intervention und Evaluation zugeordnet werden können.

Der Blick wird beim Beitrag *„Ein Modellversuch zum integrativen betrieblichen Gesundheitsmanagement in Klein- und Mittelbetrieben"* von *Thul, Zink und Mosthaf* auf das Problem der Qualitätssicherung betrieblicher Gesundheitsförderung in Klein- und Mittelbetrieben gelenkt. Um den besonderen Gegebenheiten bei dieser Klasse von Unternehmen gerecht werden zu können, schlagen die Autoren eine „abgespeckte" Version des Modells der European Foundation for Quality Management vor. Diese Version geht nicht so sehr in die Tiefe und lenkt den Blick auf das Wesentliche in Klein- und Mittelbetrieben.

Der Aufsatz „*Klein, gesund und wettbewerbsfähig. Der Beitrag betrieblicher Gesundheitsförderung zur Verbesserung von Gesundheit und Wohlbefinden in Klein- und Mittelunternehmen (KMU)*" von *Breucker und Sochert* greift das Thema Klein- und Mittelbetriebe im internationalen Rahmen auf. Gezeigt wird anhand eines Konsensmodells auf europäischer Ebene, wie durch Beispiele „guter Praxis" Gesundheitsförderung verstärkt für Klein- und Mittelunternehmen erschlossen werden kann.

Das Zusammenspiel zwischen Krankenkassen, Berufsgenossenschaften und Betrieben steht im Beitrag „*Qualitätssichernde Maßnahmen im Rahmen der betrieblichen Gesundheitsförderung durch die Unfallversicherung*" von *Neuderth und Weber-Falkensammer* im Mittelpunkt der Betrachtung. Sie machen deutlich, dass in diesem Zusammenspiel ein Schlüssel liegt für eine Sicherung und Verbesserung der Qualität betrieblicher Gesundheitsförderung.

Insgesamt geht aus den Beiträgen des Buches hervor, dass die Evaluation und Qualitätssicherung der betrieblichen Gesundheitsförderung erhebliche Fortschritte gemacht hat. Sie ist heute mehr denn je durch ein methodisches Vorgehen geprägt. Dabei herrscht eine große Vielfalt an Vorgehensweisen vor. Neben Verfahren, die auf der summativen Evaluation (in Teil 2: der zweite, dritte und vierte Beitrag; in Teil 3: der erste Beitrag) basieren, kommen auch Formen der formativen Evaluation (in Teil 3: der dritte, vierte, fünfte und sechste Beitrag) zum Tragen. Es wird deutlich, dass evaluationsunabhängige Formen der Qualitätssicherung wie die Sicherung der Qualität durch Leitlinien, die gute Strukturen und Prozesse vorschlagen, nicht vorherrschend sind. Die Qualität betrieblicher Gesundheitsförderung wird derzeit hauptsächlich über die Nutzung der Techniken der Evaluation gesichert. Die Evaluation kann daher als das zur Zeit wichtigste Instrument zur Sicherung der Qualität betrieblicher Gesundheitsförderung angesehen werden.

Teil 1:

Konzeptionelle und methodische Aspekte

Wolfgang Slesina

Formen betrieblicher Gesundheitsförderung: Bedarf an Evaluation und Qualitätssicherung

1. Formen betrieblicher Gesundheitsförderung und ihre Verbreitung

Betriebliche Gesundheitsförderung umfasst der Luxemburger Deklaration zufolge „alle gemeinsamen Maßnahmen von Arbeitgebern, Arbeitnehmern und Gesellschaft zur Verbesserung von Gesundheit und Wohlbefinden am Arbeitsplatz" (Europäisches Netzwerk 1997). Das Sozialgesetzbuch V schränkt in § 20 Abs. 2 die betriebliche Gesundheitsförderung durch Krankenkassen auf ergänzende Maßnahmen zum Arbeitsschutz ein: „Die Krankenkassen können den Arbeitsschutz ergänzende Maßnahmen der betrieblichen Gesundheitsförderung durchführen". Der Gesetzgeber hat somit den Krankenkassen bei den Leistungen zur betrieblichen Gesundheitsförderung Grenzen gezogen. Seine Forderung an die Spitzenverbände der Krankenkassen, für die Primärprävention und die betriebliche Gesundheitsförderung prioritäre Handlungsfelder sowie Kriterien des Bedarfs, der Zielgruppen, Zugangswege, Inhalte und Methodik festzulegen, wurde umgesetzt und dient der Gewährleistung von Qualität und Effektivität betrieblicher Gesundheitsförderung durch Krankenkassen (s. Spitzenverbände 2000).

Das umfangreiche Schrifttum über Merkmale und Spezifika von Prävention und Gesundheitsförderung, von Arbeitsschutz und betrieblicher Gesundheitsförderung, von Belastungs- und Ressourcenforschung, von pathogenetischem und salutogenetischem Paradigma wird hier nicht nochmals referiert und statt dessen auf einschlägige Literatur verwiesen (z.B. v. Troschke 1993; Waller 1995; Kerkau 1997; Hurrelmann/Laaser 1998; Priester 1998; Badura et al. 1999). Der Beitrag von W. Kohte in diesem Buch beleuchtet eingehend die Relation von Arbeitsschutz und betrieblicher Gesundheitsförderung.

Betriebliche Gesundheitsförderung wird unter dem Leitthema „Gesunde Menschen in gesunden Organisationen" üblicherweise in primär verhaltensorientierte oder verhältnisorientierte Maßnahmen untergliedert. Sollen die ersteren durch Information, Instruktion, Motivation und praktisches Training zu einem gesundheitsförderlichen Verhalten befähigen und beitragen, so streben letztere eine gesundheitsförderliche Gestaltung der Arbeit und Arbeitsbedingungen mit ihren vielfältigen Aspekten der Arbeitsinhalte, Arbeitsorganisation, Kommunikation, Arbeitsumgebung, Technik u.a., kurzum der betrieblichen Lebenswelt, an. Eine Übersicht über einige verhaltens- und verhältnispräventive Maßnahmen geben z.B. Schwager/Udris (Tab. 1 und 2).

Untersuchungen der 90er Jahre zeigten den Schwerpunkt betrieblicher Gesundheitsförderung eindeutig im Bereich der Verhaltensprävention. Gröben/Bös (1999: 71ff.) ermittelten in einer repräsentativen Erhebung in 447 Betrieben mit mehr als 50 Mitarbeitern in Hessen und Thüringen als verbreitetste verhaltenspräventive Angebote Programme zur Prävention muskuloskelettaler Erkrankungen (21,4%), zur Suchtprävention (13,6%), Entspannungsprogramme (13,9%), Ernährungsprogramme (8,1%), Herz-Kreislaufprogramme (6,5%) und Krebsvorsorge (4%). Fast ein Drittel der Unternehmen hatte eine oder mehrere solcher Maßnahmen bereits durchgeführt. Als verhältnisorientierte Maßnahmen wurden Gesundheitsberichte (19%), Führungskräfteseminare (15,7%) und Gesundheitszirkel (10,5%) genannt.

Tab. 1: Überblick über Gesundheitsförderungsmaßnahmen[1]

Kategorien	verhaltensorientierte Maßnahmen
Umgang mit „Drogen"	Alkohol, Rauchen, Tabletten, Ernährung und illegale Drogen
Aufklärungs- und Informations-Aktionen	Antiraucher-Kampagnen und Gesundheitsinformationen
Herz- und Kreislauf-Aktionen	Untersuchungen/Tests zu: Blutdruck, Cholesterinspiegel, Übergewicht, Bewegungsmangel
Weiterbildung mit Gesundheitsförderungsinhalten	Erweiterung von Fach- und Führungskursen um Inhalte der Gesundheitsförderung
Soziale Kompetenz	Führungsschulung, Konfliktseminare, Persönlichkeitsbildung
Umgang mit Stress	Kurse zu Entspannung, autogenem Training, Zeitmanagement
Bewegungsangebote	Check-ups, Einführung von Kurzpausen, Anleitungen zum Stretching, Pausenturnen, Rückenschule
Freizeitangebote	Stammtisch, Sportgruppe, Theatergruppe, Betriebsausflüge, externe Kursangebote

[1] s. Schwager/Udris 1998.

18

Tab. 2: Überblick über Maßnahmen[1]

Kategorien	verhältnisorientierte Maßnahmen
Organisations-gestaltung	Gesundheitszirkel, Gesundheitskommissionen, bauliche Maßnahmen zur Gesundheitsförderung
Ernährungsangebote	Angebote in Kantinen und Verpflegungsautomaten
Arbeitsergonomie	Einstellen von Stühlen und Schreibtischen, die Anordnung der Bildschirme usw.
Arbeitszeitgestaltung	Gleitende Arbeitszeit, Breitbandmodelle und Schichtplangestaltung
Laufbahnberatung	Informationen über die beruflichen Möglichkeiten im Betrieb
Lohngestaltung	Beteiligung an den Gesundheitskosten über den Lohn der Mitarbeitenden
Formen der Zusammenarbeit	Selbstkontrolle und Entscheidungsspielraum in der Arbeit
Arbeitsgestaltung	Job-enrichment, Job-enlargement, Job-rotation und aufgabenorientierte Maßnahmen

[1] s. Schwager/Udris 1998.

Unter der Überschrift „Viel Verhaltensprävention, wenig Verhältnisprävention" resümieren Schwager/Udris (1998a) die Ergebnisse ihrer Datenerhebungen in 78 Schweizer Betrieben unterschiedlicher Größenordnung der verschiedenen Wirtschaftssektoren. 82% der Maßnahmen hatten die Veränderung des Mitarbeiterverhaltens zum Ziel und 18% entfielen auf verhältnisorientierte Projekte. Bei der Verhaltensprävention dominierten Angebote zum Umgang mit Drogen, Alkohol, Tabak u.a. (47%), Aufklärung und Information (43%), Untersuchungen zu Herz und Kreislauf (28%), Kurse zum Umgang mit Stress (24%) und Bewegungsangebote (21%). Die verhältnisbezogenen Maßnahmen betrafen in erster Linie die Organisationsgestaltung (11%), verbesserte Ernährungsangebote (10%), Arbeitsergonomie (9%) und Arbeitszeitgestaltung (6%).

Eine Untersuchung des Fraunhofer-Instituts über verhaltensorientierte Gesundheitsförderungsprogramme in 498 Unternehmen ergab in der Reihenfolge der Häufigkeit Angebote zu gesundheitsförderndem Verhalten (69,6%), Bewegungsprogramme (35,2%), Stressbewältigung (21,5%), Entspannungsprogramme (12,7%), aktive Bewegungspausen (9,6%) (zit. nach Kuhn 1998: 49). Zu weiteren Studien über Inhalte und Praxis betrieblicher Gesundheitsförderung siehe z.B. Hartmann/Traue (1996), Kerkau (1997) und Lenhardt (1997).

Der Leitfaden der Spitzenverbände der gesetzlichen Krankenkassen (2000: 26ff.) benennt fünf prioritäre Handlungsfelder betrieblicher Gesundheitsförderung:

- Arbeitsbedingte körperliche Belastungen: Vorbeugung und Reduzierung arbeitsbedingter Belastungen des Bewegungsapparates. Als Maßnahmen werden „arbeitsplatzbezogene verhaltensorientierte Gruppenverfahren zur Vorbeugung und zum Abbau von Belastungen und Beschwerden im Bereich des Muskel- und Skelettsystems" genannt, und zwar zum einen theoretisch-praktische Schulungseinheiten (wie arbeitsplatzbezogene Rückenschule) und zum anderen praktische Einheiten zur Anwendung der erworbenen (Er-)Kenntnisse am eigenen Arbeitsplatz (2000: 26).

- Betriebsverpflegung: Gesundheitsgerechte betriebliche Gemeinschaftsverpflegung. Zu den notwendigen Maßnahmen zählen z.b. ein gesundheitsgerechtes Betriebsverpflegungs-Angebot (ggf. Schulung des Küchenpersonals), Werbung für die Angebotsnutzung durch Aktionswochen, Informationskampagnen, verbesserte Wahlmöglichkeiten, Verbesserung des zeitlichen Zugangs, insbesondere für Beschäftigte in Schicht- und Wochenendarbeit usw. (28).

- Psychosozialer Stress: Stressmanagement. Zum Maßnahmeninhalt heißt es: „auf der kognitiven Verhaltenstherapie basierendes Gruppenverfahren zur Reduzierung von Stress durch Veränderung von Einstellungen, Verhalten und Arbeitsbedingungen. Es enthält Methoden der kurzfristigen Stressbewältigung (Spannungsabbau, Perspektivenwechsel) wie des langfristigen Stressmanagements (Einstellungen/Lebensweise) und integriert die Elemente Bewegung und Entspannung/Körperwahrnehmung" (29).

- Ein weiterer Maßnahmenkomplex zur psychosozialen Stressbelastung betrifft die „gesundheitsgerechte Mitarbeiterführung". Die hierfür vorgesehenen Maßnahmen umfassen „auf der kognitiven Verhaltenstherapie basierende Gruppenverfahren" zur Sensibilisierung der Führungskräfte für die Folgen des Führungsverhaltens auf die Mitarbeiter, ferner Trainingsmaßnahmen für einen mitarbeiterorientierten und gesundheitsgerechten Führungsstil (30f.).

- Genuss- und Suchtmittelkonsum: Alkohol, Nikotin, Psychopharmaka, illegale Drogen. Die erforderlichen Suchtpräventions- und Suchthilfeprogramme umfassen strukturelle Maßnahmen, Trainings, individuelle Hilfs- und Beratungsangebote u.a. (32).

2. Ebenen der Evaluation, Qualitätssicherung und -entwicklung

Die betriebliche Gesundheitsförderung umfasst sowohl die Gesamtheit der in einem Betrieb oder auch überbetrieblich vorhandenen aufbau- und ablauforganisatorischen Gesundheitsförderungsstrukturen als auch die konkreten Gesundheitsförderungsaktivitäten und -prozesse.

Wir unterscheiden im Folgenden zwischen vier Ebenen der Evaluation, Qualitätssicherung und -entwicklung der betrieblichen Gesundheitsförderung. Die Überlegungen orientieren sich u.a. an Binner (1996), Schubert/Zink (1997),

Badura/Ritter (1998), Badura/Strodtholz (1998), Christiansen (1999), Noack (1999), Badura/Siegrist (1999), Bähr et al. (2000), Radtke/Wilmes (2000), Bundesvereinigung für Gesundheit (2000).

(1) *Evaluation* von Maßnahmen, Maßnahmetypen, komplexen Programmen oder auch des organisatorischen Settings (Baric/Conrad 1999: 12ff.) betrieblicher Gesundheitsförderung. Die Evaluation kann sich auf einzelne Bausteine wie auch auf die gesamte Bandbreite der Maßnahmen, Programme und Strukturen der Gesundheitsförderung im Unternehmen beziehen. Ihr Gegenstand können verhaltensorientierte Maßnahmen (Stressbewältigung, Bewegungsschulung, Hebe- und Tragetraining, Kampagnen, Kurse und Beratung zur Rauch- und Alkoholabstinenz usw.), verhältnisorientierte Maßnahmen (ergonomische, arbeitsorganisatorische Maßnahmen, Gesundheitzirkel usw.), kombinierte verhaltens- und verhältnisbezogene Angebote (ergonomische Rückenschule), aber auch die aufbau- und ablauforganisatorischen Strukturen sowie Prozesse betrieblicher Gesundheitsförderung bzw. des Gesundheitsmanagements eines Unternehmens sein.

(2) *Qualitätssicherung und -entwicklung* umfasst die systematische Gewinnung und Nutzung von Informationen über Strukturen, Prozesse und Ergebnisse der Gesundheitsförderung im Betrieb mit dem Ziel der Verbesserung. Auch hier können die Qualitätssicherung und -entwicklung einzelner Maßnahmen und Programme betrieblicher Gesundheitsförderung im Mittelpunkt stehen oder die Strukturen und Prozesse betrieblicher Gesundheitsförderung insgesamt. Zu den Elementen der Qualitätssicherung und -entwicklung zählen Verfahren wie Mitarbeiter- und Expertenbefragung, Gesundheitsberichte, Entwicklung von Qualitätskriterien und Standards (Leitfäden), Lernzyklen, Qualitätszirkel (z.B. Bahrs et al. 2000), kontinuierliche Verbesserungsprozesse, Qualitätshandbuch, Benchmarking (Güntert 1999) u.a.

(3) *Qualitätssicherungssysteme* oder – der aktuellen Diktion entsprechend – *Qualitätsmanagementsysteme* geben der Qualitätssicherung und -entwicklung in Betrieben eine systematische Grundlage und stellen den Prozess der Qualitätssicherung und -förderung auf Dauer.

(4) Es folgt die systematische Prüfung des *Qualitätsmanagementsystems* einer Organisation durch interne oder externe Audits, z.B. durch Selbstbewertung nach dem EFQM-Modell oder durch Zertifizierung nach der DIN EN ISO 9000-Normenreihe.

Die aktuelle Diskussion fordert, die betriebliche Gesundheitsförderung und ihre Qualitätssicherung in das betriebliche Gesundheitsmanagement einzubinden (z.B. Badura/Ritter 1998; Badura et al. 1999; Schröer 1999; s. auch die Beiträge von Breucker und Thul/Zink in diesem Buch). Das betriebliche Gesundheitsmanagement wiederum könnte in ein umfassendes Management von Qualität, Sicherheit und Umwelt integriert werden (Korhonen/Lahtinen 1996; Elke/Zimolong 2000; Susen 2000).

Unter einem anderen Blickwinkel als zuvor unterscheiden wir vier Ebenen, an denen Evaluation und Qualitätssicherung betrieblicher Gesundheitsförderung *ansetzen* können:

(1) Maßnahmetypen, Programme:
Hierbei geht es um die wissenschaftliche Evaluation der verschiedenen *Bausteine,* d.h. Maßnahmetypen und Programme betrieblicher Gesundheitsförderung (Kurse, Trainingsprogramme, Gesundheitszirkel u.a.), nach den Merkmalen Struktur, Prozess und Ergebnis. Die Forderung der systematischen Evaluation des Instrumentensatzes betrieblicher Gesundheitsförderung richtet sich in erster Linie an die betriebsexternen Verfahrensentwickler und Anbieter. Die Prüfung der Wirksamkeit von Maßnahmearten und Programmen in mehreren wissenschaftlich kontrollierten Studien – unter Berücksichtigung der strukturellen Rahmenbedingungen und des Programmablaufs – vermittelt Einsichten über erreichbare Effekte, Effektstärken und Effektdauer unter Bezug auf gesetzte Ziele.

Für die Evaluation der Maßnahmetypen und Programme sollten methodisch hohe Standards angestrebt werden, um potenziellen Nutzern ein Bild erreichbarer Ergebnisse und der erforderlichen Voraussetzungen zu geben. Die wissenschaftliche Bewertung der Maßnahmetypen und Programme anhand durchgeführter Interventions- und Evaluationsstudien könnte sich am Modell der evidenzbasierten Medizin orientieren (s. Perleth/Antes 1996; Altenhofen 2000) oder den „state of the art" mittels des traditionellen Literaturreviews darstellen. Darüber ergibt sich zugleich die Chance für die Weiterentwicklung und Effektivitätssteigerung von Maßnahmetypen und Programmen sowie für die Herauskristallisierung von Kriterien guter Praxis betrieblicher Gesundheitsförderung. Expertenmeetings und Konsensuskonferenzen bilden einen weiteren Zugang für die Herausarbeitung von Kriterien „guter Praxis", siehe z.B. den „Leitfaden für das betriebliche Gesundheitsmanagement" (Badura et al. 1999) oder die „Qualitätskriterien für Maßnahmen der Gesundheitsförderung am Beispiel Entspannung/Stressregulation" (Bundesvereinigung für Gesundheit 1996) oder den Beitrag von Breucker/Sochert in diesem Buch zur Gesundheitsförderung in Klein- und Mittelbetrieben.

(2) Konkrete Maßnahmen im Unternehmen:
Eine zweite Ebene bildet die Evaluation und Qualitätssicherung der konkreten Maßnahmen betrieblicher Gesundheitsförderung im *einzelnen Unternehmen,* im Unternehmensalltag. Es handelt sich hierbei um eine „effectiveness"-Prüfung, d.h. um die Prüfung von Gesundheitsförderungsmaßnahmen unter betrieblichen Normalbedingungen, im Unterschied zu einer „efficacy"-Prüfung von Maßnahmetypen und Programmen, die unter Idealbedingungen durchgeführt wird (s. Badura 1999). Durch Auswertung der Struktur-, Prozess- und Ergebnisbefunde sind für den Betrieb Rückschlüsse auf Ursachen erreichter und nicht erreichter Ziele sowie Schlussfolgerungen für weitere Aktivitäten möglich.

Für die interne Erfassung und Bewertung des Ablaufs und der Ergebnisse ihrer Gesundheitsförderungsmaßnahmen sind Unternehmen auf praktikable, unaufwendige Indikatoren und Instrumente angewiesen, die von der Wissenschaft als ein methodisches Instrumentenset „für den Nutzer" entwickelt und zur Verfügung gestellt werden sollten.

(3) Organisation als Setting, Gesundheitsmanagement:
Auf einer dritten Betrachtungsebene geht es um die Beurteilung einer Organisation als mehr oder minder *gesundheitsförderlichem sozio-technischen System* bzw. *Setting*. Von Interesse sind hierbei insbesondere Art und Umfang vorhandener gesundheitsförderlicher Arbeits- und Handlungsbedingungen, personaler und struktureller Ressourcen, darüber hinaus das Vorhandensein und Funktionieren formeller Strukturen und Prozesse der betrieblichen Gesundheitsförderung, z.b. die Integration der Gesundheitsförderung in ein funktionierendes betriebliches Gesundheitsmanagement.

(4) Überbetriebliche Einrichtungen:
Eine vierte Betrachtungsstufe bezieht sich insbesondere auf die Gesundheitsförderung in Klein- und Mittelbetrieben. Vor allem für Klein- und Kleinstunternehmen hängen die Möglichkeiten betrieblicher Gesundheitsförderung von der Beratung und Unterstützung durch *externe, überbetriebliche* Einrichtungen wie Krankenkassen, Innungen o.ä. ab. Die Gesundheitsförderungs-Infrastrukturen, Serviceleistungen und Gesundheitsförderungsprojekte solcher überbetrieblichen Einrichtungen können selbst wiederum Gegenstand evaluierender und qualitätssichernder Maßnahmen sein. Einen weiteren Bereich bildet die Evaluation von „gesundheitsfördernden Einrichtungen" wie Landesvereinigungen für Gesundheit als spezifischen Multiplikatoren der Gesundheitsförderung (s. Bundesvereinigung für Gesundheit 2000).

Es gibt bereits einen beachtlichen Literaturbestand und zahlreiche Übersichten über die Wirksamkeit von Gesundheitsförderungsmaßnahmen und -programmen (z.b. Bundesvereinigung für Gesundheit 1996; Murphy 1996; Wilson 1996; Wilson et al. 1996; s. auch Stößel/Michaelis in diesem Buch). Aber dies gilt nicht in gleicher Weise für die verschiedenen Maßnahme- und Programmtypen. Ferner besteht großer Bedarf an differenzierter Erkenntnisgewinnung über den gesundheitlichen Ertrag, die Effektdauer und Kosten-Nutzen-Relationen (s. Krüger et al. 1998). Für das Gesundheitsmanagement von Betrieben sind vor allem Indikatoren erforderlich, die aufwandsarm ein Qualitätsmonitoring der betrieblichen Gesundheitsförderung und des Gesundheitsschutzes sowie daran anknüpfende Aktivitäten zur Qualitätssteigerung ermöglichen.

Literatur

Altenhofen, L. (2000): Anlage und Aussagekraft empirischer Untersuchungen. In: Rennen-Allhoff, B. (Hrsg.): Handbuch Pflegewissenschaften, Weinheim/München: Juventa, 105-128

Badura, B. (1999): Evaluation und Qualitätsberichterstattung im Gesundheitswesen – Was soll bewertet werden und mit welchen Maßstäben? In: Badura, B./Siegrist, J. (Hrsg.): Evaluation im Gesundheitswesen, Weinheim/ München: Juventa, 15-42

Badura, B./Ritter, W. (1998): Qualitätssicherung in der betrieblichen Gesundheitsförderung. In: Bamberg, E./Ducki, A./Metz, A.-M. (Hrsg.): Handbuch betriebliche Gesundheitsförderung, Göttingen: Verlag für Angewandte Psychologie, 223-235

Badura, B./Ritter, W./Scherf, M. (1999): Betriebliches Gesundheitsmanagement – ein Leitfaden für die Praxis, Berlin: Edition Sigma

Badura, B./Siegrist, J. (Hrsg.) (1999): Evaluation im Gesundheitswesen, Weinheim/München: Juventa

Badura, B./Strodtholz, P. (1998): Qualitätsförderung, Qualitätsforschung und Evaluation im Gesundheitswesen. In: Schwartz, F.W./Badura, B./Leidl, R./ Raspe, H./Siegrist, J. (Hrsg.): Das Public Health Buch, München u.a.: Urban & Schwarzenberg, 574-584

Bähr, K./Ellinger, K./van Ackern, K. (2000): Qualität und Qualitätsmanagement – eine Perspektive für das moderne Gesundheitswesen? In: Arbeitsmed.Sozialmed.Umweltmed. 35, 500-506

Bahrs, O./Lehmann, M./Nave, M./Pohl, D./Schmidt, U./Weiß-Plumeyer, M. (2000): Modellprojekt Qualitätszirkel in der Gesundheitsförderung, Göttingen: Pachnicke Druck

Baric, L./Conrad, G. (1999): Gesundheitsförderung in Settings, Gamburg: G. Conrad, Verlag für Gesundheitsförderung

Binner, H.F. (1996): Umfassende Unternehmensqualität, Neuwied u.a.: Luchterhand

Brandenburg, U./Nieder, P./Susen, B. (Hrsg.) (2000): Gesundheitsmanagement im Unternehmen, Weinheim/München: Juventa

Bundesvereinigung für Gesundheit e.V. (im Auftrag der Spitzenverbände der gesetzlichen Krankenkassen) (1996): Qualitätskriterien für Maßnahmen der Gesundheitsförderung am Beispiel Entspannung/Stressregulation, Bonn

Bundesvereinigung für Gesundheit e.V. (Hrsg.) (2000): Qualitätsmanagement in gesundheitsfördernden Einrichtungen, Hannover: Buchdruckwerkstätten

Christiansen, G. (1999): Evaluation – ein Instrument zur Qualitätssicherung in der Gesundheitsförderung, Köln: BZgA

Elke, G./Zimolong, B. (2000): Ganzheitlicher Ansatz des Gesundheitsmanagements. In: Brandenburg, U./Nieder, P./Susen, B. (Hrsg.): Gesundheitsmanagement im Unternehmen, Weinheim/München: Juventa, 111-130

Europäisches Netzwerk für betriebliche Gesundheitsförderung/BKK Bundesverband (1997): Luxemburger Deklaration zur betrieblichen Gesundheitsförderung in der Europäischen Union, November 1997

Gröben, F./Bös, K. (1999): Praxis betrieblicher Gesundheitsförderung, Berlin: Edition Sigma

Hartmann, S./Traue, H.C. (1996): Gesundheitsförderung und Krankheitsprävention im betrieblichen Umfeld, Ulm: Universitätsverlag

Hurrelmann, K./Laaser, U. (1998): Entwicklung und Perspektiven der Gesundheitswissenschaften. In: Hurrelmann, K./Laaser, U. (Hrsg.): Handbuch Gesundheitswissenschaften, Weinheim/München: Juventa, 17-45

Kerkau, A. (1997): Betriebliche Gesundheitsförderung, Gamburg: G. Conrad, Verlag für Gesundheitsförderung

Korhonen, E./Lahtinen, K. (1996): Arbeitsschutz und Qualitätsmanagement. In: Bundesanstalt für Arbeitsschutz (Hrsg.): Qualitätsmanagement und Arbeitsschutz in Europa, Bremerhaven: Wirtschaftsverlag NW, 121-127

Krüger, W./Müller, P./Stegemann, K. (1998): Kosten-Nutzen-Analyse von Gesundheitsförderungsmaßnahmen, Bremerhaven: Wirtschaftsverlag NW

Kuhn, K. (1998): Die Entwicklung der Gesundheitsquoten in der Bundesrepublik Deutschland. In: Brandenburg, U./Kuhn, K./Marschall, B. (Hrsg.): Verbesserung der Anwesenheit im Betrieb, Bremerhaven: Wirtschaftsverlag NW, 39-53

Lenhardt, U. (1997): Zehn Jahre „Betriebliche Gesundheitsförderung". Eine Bilanz, Berlin: Wissenschaftszentrum Berlin für Sozialforschung

Murphy, I.R. (1996): Stress management in work settings: A critical review of the health effects. In: American Journal of Health Promotion 11, 112-135

Noack, R.H. (1999): Evaluation betrieblicher Gesundheitsförderung. In: Badura, B./Ritter, W./Scherf, M.: Betriebliches Gesundheitsmanagement, Berlin: Edition Sigma, 168-174

Perleth, M./Antes, W. (Hrsg.) (1999): Evidenz-basierte Medizin, München: MMV Medien und Medizinverlag

Priester, K. (1998): Betriebliche Gesundheitsförderung, Frankfurt/M.: Mabuse-Verlag

Radtke, P./Wilmes, D. (2000): European Quality Award, München: Hanser

Schröer, A. (Hrsg.) (2000): Betriebliches Gesundheitsmanagement, Bremerhaven: Wirtschaftsverlag NW

Schubert, H.-J./Zink, K.-J. (Hrsg.) (1997): Qualitätsmanagement in sozialen Dienstleistungsunternehmen, Neuwied u.a.: Luchterhand

Schwager, T./Udris, I. (1998): Verhaltens- versus verhältnisorientierte Maßnahmen in der betrieblichen Gesundheitsförderung. Eine Recherche in Schweizer Betrieben. In: Amann, G./Wipplinger, R. (Hrsg.): Gesundheitsförderung, Tübingen: dgvt Verlag, 367-388

Schwager, T./Udris, I. (1998a): Gesundheitsförderung in Schweizer Betrieben. In: Bamberg, E./Ducki, A./Metz, A.-M. (Hrsg.): Handbuch betriebliche Gesundheitsförderung, Göttingen: Verlag für Angewandte Psychologie, 437-444

Spitzenverbände der Krankenkassen (2000): Gemeinsame und einheitliche Handlungsfelder und Kriterien der Spitzenverbände der Krankenkassen zur Umsetzung von § 20 Abs. 1 und 2 SGB V vom 21. Juni 2000

Susen, B. (2000): Ziele und Erfolgskriterien des Gesundheitsmanagements im Unternehmen. In: Brandenburg, U./Nieder, P./Susen, B. (Hrsg.): Gesundheitsmanagement im Unternehmen, Weinheim/München: Juventa, 181-197

v. Troschke, J. (1993): Plädoyer für die eindeutige Abgrenzung von Gegenstandsbereichen der Gesundheitsförderung und der Prävention. In: Prävention 16, 83-86

Waller, H. (1995): Gesundheitswissenschaft, Stuttgart u.a.: W. Kohlhammer

Wilson, M.G. (1996): A comprehensive review of the effects of worksite health promotion on health-related outcomes: An update. In: American Journal of Health Promotion 11, 107-108

Wilson, M.G./Holman, P.B./Hammock, A. (1996): A comprehensive review of the effects of worksite health promotion on health-related outcomes. In: American Journal of Health Promotion 10, 429-435

Holger Pfaff

Evaluation und Qualitätssicherung des betrieblichen Gesundheitsmanagements

1. Einleitung

Das betriebliche Gesundheitsmanagement steht durch gesetzliche Regelungen und wachsende Ansprüche der Betriebe und Krankenkassen vor neuen Herausforderungen. Um diese Herausforderungen bewältigen zu können, ist es notwendig, die Qualität des betrieblichen Gesundheitsmanagements nicht nur sicherzustellen, sondern auch kontinuierlich zu verbessern. Beide Aufgabenstellungen sind nur zu lösen, wenn die bisherigen Ansätze der Qualitätssicherung durch Formen der Qualitätsverbesserung ergänzt und in ein System des Qualitätsmanagements integriert werden. Dem Instrument der Evaluation kommen dabei vielfältige und zentrale Funktionen zu. Ziel dieses Aufsatzes ist es, die Grundzüge der Qualitätssicherung und -verbesserung des betrieblichen Gesundheitsmanagements darzustellen. Dabei wird der Frage nachzugehen sein, ob die Evaluation als Instrument der Qualitätsentwicklung sinnvoll in ein betriebliches Gesundheitsmanagement eingebunden werden kann.

2. Evaluation

Evaluation ist die systematische, datengestützte Bewertung von Interventionen in soziale Systeme und von Systemzuständen. Die Bestandteile dieser Definition sollen näher erläutert werden.

Bewertung bedeutet, dass man den Wert einer Sache schätzt oder bestimmt (Bowers/Franklin 1977). Die Evaluation ist inhaltlich nicht festgelegt. So können beispielsweise die Aspekte Zielerreichung, Effektivität, Wirtschaftlichkeit, Kundenorientierung oder Mitarbeiterorientierung im Zentrum der Betrachtung stehen. Welche konkreten Werte der Evaluation zugrunde liegen sollen, muss in jedem Einzelfall entschieden werden und hängt von dem Ziel der Intervention ab. Der Hauptzweck der Evaluationsforschung besteht darin, „die Effekte eines Programms gegen die Ziele zu messen, die es zu erreichen vorhatte, und somit als Mittel zu dienen, zu dem nachfolgenden Entscheidungsprozess über das Programm beizutragen und zukünftige Programmplanung zu verbessern" (Weiss 1974: 22f.). Ein wichtiges Element der Evaluation ist daher auch die Rückmeldung der Evaluationsergebnisse an die Auftraggeber (Freundlieb/ Wolff 1999). Da diese oft verschiedene Ziele verfolgen, ist es für die Evaluierenden wichtig, die unterschiedlichen Zielsetzungen zu verdeutlichen und in ihrem Bewertungsergebnis zu berücksichtigen (Weiss 1974).

Systematisch ist eine Bewertung, wenn sowohl die Datengewinnung und -auswertung als auch der darauf fußende Bewertungsvorgang methodischen Regeln folgen. Dies beinhaltet auch die transparente Gestaltung dieses Prozesses. Damit ist der Vorgang nachvollziehbar und kann im Zweifelsfall wiederholt werden. Die systematische Sammlung valider Daten erhöht die Genauigkeit und Objektivität des Beurteilungsprozesses gegenüber einem auf Intuition, Meinungen und Eindrücken basierenden Bewertungsprozess (Weiss 1974).

Eine Bewertung ist *datengestützt*, wenn die Intervention auf der Basis empirischer Daten beurteilt wird. Datengewinnung ist jede Form der methodischen Sammlung von bereits materiell fixierten (z.B. Dokumente) oder durch Befragung oder Beobachtung noch zu fixierenden Informationen (Pfaff/Bentz 1998). Eine Evaluation erfolgt durch Anwendung unterschiedlicher Methoden (Christiansen 2000). Es können daher sowohl quantitative als auch qualitative Daten genutzt werden. Entsprechend stehen qualitative und quantitative Evaluationsverfahren zur Verfügung (Patton 1987; Patton 1990; Bortz/Döring 1995). Die Wahl des Datenerhebungsverfahrens unterliegt nur einer Beschränkung: Das Verfahren muss die für die jeweilige Datenart geltenden wissenschaftlichen Mindeststandards erfüllen (Bortz/Döring 1995). Für die quantitativen Daten gelten die Standards der quantitativen Sozialforschung (Diekmann 1995) und für qualitative Daten die der qualitativen Sozialforschung (Flick 1995).

Bei den Interventionen unterscheiden wir *Maßnahmen, Programme und Managementsysteme*. Unter sozialen Systemen versteht man *Interaktionssysteme, Gruppen, Organisationen und Gesellschaften* (s. Abb. 1).

Abb. 1: Formen der Interventionen in soziale Systeme

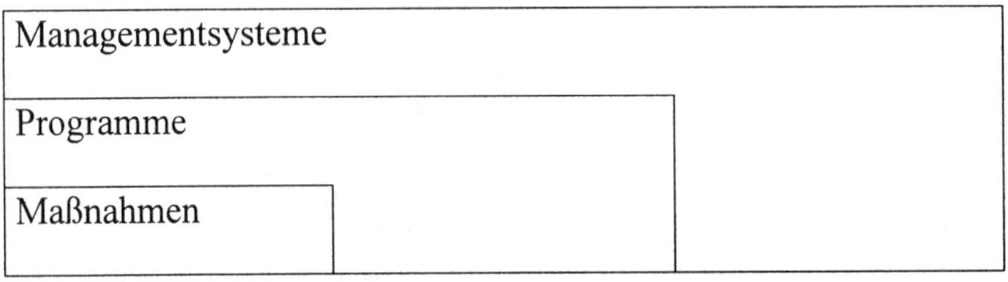

| Managementsysteme |
| Programme |
| Maßnahmen |

Maßnahmen sind die Elemente einer Intervention. Ziel einer Maßnahme ist die Veränderung einer einzelnen Prozess- oder Strukturvariable. Innerhalb eines Programms stellen Maßnahmen meist Programmkomponenten dar. Sie sind gewissermaßen die potenziellen Wirkbestandteile eines Programms. Im Rahmen eines Gesundheitsförderungsprogramms stellt die Durchführung eines Rückenschulkurses (s. den Beitrag von Stößel/Michaelis in diesem Buch) eine solche Maßnahme dar. Eine *Maßnahmenevaluation* ist gegeben, wenn die nicht mehr weiter aufteilbaren Elemente der Intervention Gegenstand der systematischen Bewertung sind. Die Evaluation von Maßnahmen kann sich auf zwei Gegenstände beziehen: a) den Maßnahmentyp (z.B. Gesundheitszirkel als Methode) und b) die konkrete Einzelmaßnahme (z.B. Durchführung des Gesundheitszirkels in der Personalabteilung).

Bei der *Programmevaluation* ist die Gesamtheit aller durchgeführten Maßnahmen (Programmkomponenten) und deren Koordination und Zusammenspiel Gegenstand der Evaluation. Eine Programmevaluation ist eine systematische Anwendung empirischer Forschungsmethoden zur Beurteilung des Konzeptes, der Implementierung und der Wirksamkeit von komplexen Interventionsprogrammen (Rossi et al. 1988). Der Begriff Programm wird in der Evaluationsforschung sehr weit gefasst und oft als Begriff verwendet, um den Gegenstand der Evaluation zu bezeichnen (Christiansen 2000). Diesem Sprachgebrauch wollen wir hier nicht folgen, sondern Programme als Ebene über den Maßnahmen ansehen. Programme werden meist entworfen, um durch eine gezielte Intervention in soziale Systeme die Situation der Menschen in diesen Systemen oder das System selbst zu verbessern. Die Programmziele können zum einen darin bestehen, Einstellungen, Werte, Verhaltensweisen oder das Wissen der Menschen zu ändern, oder zum anderen darin, die Strukturen und Prozesse der sozialen Systeme zu gestalten. Es gibt viele Arten von Programmen. Diese unterscheiden sich hinsichtlich Reichweite (Nation, Betrieb, Abteilung), Größe (Zahl der Betroffenen), Dauer (Stunden, Tage, Wochen), Klarheit der Programminhalte (Genauigkeit der Beschreibung der Maßnahmen), Zielumfang (Zahl der Ziele) und Neuerungsgrad (Weiss 1974).

Ein Beispiel für ein Programm im Bereich des betrieblichen Gesundheitsmanagements ist ein aus verhaltensbezogenen Maßnahmen (Rückenschulkurse, Stressbewältigungstechnik), verhältnisbezogenen Maßnahmen (Verbesserung der Hallenluft, Jobrotation) und ergebnisoffenen Maßnahmen (z.B. Gesundheitszirkel) bestehendes Gesundheitsförderungsprogramm. Ein weiteres Beispiel ist die Einführung eines Survey-Feedback-Programms, bei dem aus einer Mitarbeiterbefragung im Betrieb (Maßnahme 1) über abteilungsbezogene Gesundheitswerkstätten (Maßnahme 2) eine konkrete gesundheitsförderliche Maßnahme pro Abteilung (Maßnahme 3) abgeleitet wird (s. den Beitrag von Pfaff/ Bentz in diesem Buch).

Ein Managementsystem ist ein zusammenhängendes Set von Managementprinzipien und -regeln, das der Steuerung eines Unternehmens und der Erreichung bestimmter Sachziele dient. Beispiele hierfür sind das Qualitätsmanagement und das Gesundheitsmanagement. Ein Managementsystem steht als Interventionsebene über der Programmebene. Aus dem Managementsystem heraus können bestimmte Programme sowie bestimmte Programmkomponenten im Sinne von Maßnahmen geplant, eingeführt und kontrolliert werden. Ziel der *Managementevaluation* ist es, mit Hilfe von validen Daten zu bewerten, ob es mit dem Managementsystem gelingt, selbst- oder fremdgesetzte Zielvorgaben einzuhalten. Die Evaluation des betrieblichen Gesundheitsmanagements fällt in diese Kategorie.

Stehen soziale Systeme, also Interaktionskonstellationen, Gruppen oder Organisationen, im Mittelpunkt der Bewertung, so haben wir es mit einer *Systemevaluation* zu tun. Ziel der Systemevaluation ist es, Systemzustände, z.B. die Struktur-, Prozess- und Ergebnisqualität sozialer Systeme, zu bewerten.

Der Zweck der Evaluation besteht meist darin, die Erreichung der Qualitätsziele zu überprüfen. Wird geprüft, ob mit einer Maßnahme oder einem Programm die beabsichtigte Strukturqualität erreicht wurde, sprechen wir von einer *Strukturevaluation*. Steht die Frage im Vordergrund, ob die geplanten Prozesse qualitativ gut realisiert wurden (hohe Prozessqualität), ist eine *Prozessevaluation* gegeben. Eine *Ergebnisevaluation* wird angestrebt, wenn festgestellt werden soll, ob mit einer Maßnahme oder einem Programm die beabsichtigten Zwecke erreicht wurden.

Die *summative Evaluation* erfolgt nach Abschluss der Intervention und prüft, ob die Intervention (Maßnahme, Programm, Managementsystem) erfolgreich war. Sie stellt eine endgültige Bewertung einer Sache dar und erfolgt im Idealfall mit Hilfe von experimentellen oder quasi-experimentellen Methoden (Weiss 1974; Cook/Campbell 1979; Bortz/Döring 1995). Meist wird sie durchgeführt, um rational entscheiden zu können, ob eine Maßnahme weitergeführt und/oder generell empfohlen werden kann (Bowers/Franklin 1977). Im Bereich der betrieblichen Gesundheitsförderung ist eher die *formative Evaluation* vorzufinden. Bei dieser werden die Durchführung der Intervention und deren Wirkung fortlaufend kontrolliert. Wenn die Evaluation ergibt, dass eine Änderung der Intervention erforderlich ist, wird diese vom Evaluierenden angeregt (Bowers/Franklin 1977). Im Rahmen der formativen Evaluation werden regelmäßig Zwischenergebnisse erstellt mit dem Ziel, „die laufende Intervention zu modifizieren oder zu verbessern" (Bortz/Döring 1995: 107). Die formative Evaluation ist in der Regel komplexer und vielschichtiger als die summative Evaluation, erlaubt aber keine definitive Aussage darüber, ob eine Intervention wirksam ist oder nicht. Dies leistet unter bestimmten Bedingungen die summative Evaluation (Bowers/Franklin 1977).

Beide Evaluationsformen unterscheiden sich hinsichtlich ihrer Validität. Während die summative Evaluation in der Regel eine höhere interne Validität aufweist, besitzen formative Verfahren oft eine höhere externe Validität. Eine Untersuchung ist intern sehr valide, wenn es für das Ergebnis der Studie nur eine

Erklärung gibt. Mit der Anzahl der alternativen Erklärungsmöglichkeiten nimmt die interne Validität ab. Eine Untersuchung ist extern valide, wenn das gefundene Ergebnis über die besonderen Bedingungen der Untersuchungssituation und über die untersuchten Personen hinaus auf andere Personen, Situationen oder Zeitpunkte übertragen werden kann (Bortz/Döring 1995). Die externe Validität vermindert sich, wenn die Natürlichkeit der Untersuchungsbedingungen abnimmt. In Experimenten ist die Natürlichkeit am geringsten, da die bewusste Manipulation der Untersuchungsbedingungen zum Wesensmerkmal des Experiments gehört. Da man im Rahmen der summativen Evaluation die Anzahl der Erklärungsmöglichkeiten durch Anwendung experimenteller Designs vermindern will, erkauft man sich die dadurch erzielte hohe interne Validität oft durch eine Verringerung der externen Validität.

Experimentelle Evaluationsstudien werden unter den bestmöglichen Bedingungen durchgeführt. Ihre Aussagen gelten daher nur für Situationen, in denen diese bestmöglichen Bedingungen realisiert werden können. Diese Studien erlauben Aussagen zur „reinen" Wirksamkeit (efficacy) einer Maßnahme. Evaluationsstudien, die unter Alltagsbedingungen durchgeführt werden, erlauben dagegen Aussagen zur „praktischen" Wirksamkeit (effectiveness) einer Maßnahme (s. auch Badura 1999; Badura 2001). Dazu zählen Studien, die das Verfahren der formativen Evaluation anwenden. Da ihre Ergebnisse eher auf die „normale" Praxis übertragbar sind, ist ihre externe Validität höher.

3. Qualitätssicherung und Qualitätsentwicklung

Qualität ist die Gesamtheit der Eigenschaften, die eine Sache geeignet machen, festgelegte oder vorausgesetzte Erfordernisse zu erfüllen. Bei der Sache kann es sich um ein Artefakt (Produkt oder Dienstleistung) oder um natürliche Dinge handeln. Die Erfordernisse können sich auf Aspekte wie Leistung, Brauchbarkeit, Zuverlässigkeit (Verfügbarkeit, Funktionsfähigkeit, Fähigkeit zur Instandhaltung), Sicherheit, Umweltverträglichkeit, Wirtschaftlichkeit und Ästhetik beziehen. Es gibt prozessbezogene, produzentenbezogene, produktbezogene und kundenbezogene Qualität. Qualität kann gegeben sein, wenn die Eigenschaften eines Produkts oder einer Dienstleistung durch gute Prozesse (prozessbezogene Qualität) oder gute Produzenten (produzentenbezogene Qualität) zustande kommen oder wenn das Produkt objektive Kriterien erfüllt (produktbezogene Qualität) oder in den Augen des Kunden als gut zu bezeichnen ist (kundenbezogene Qualität). Die Qualität einer Leistung kann sowohl objektiv (objektive Qualität) als auch subjektiv gegeben sein (subjektive Qualität). Die subjektive Bewertung kann von den Produzenten oder Kunden vorgenommen werden (Büssing et al. 1999). In ihre Bewertungen fließen ihre Geisteshaltungen und Einstellungen ein.

Qualitätssicherung kann definiert werden als die Gesamtheit der Aktivitäten, die sicherstellen sollen, dass ein Produkt oder eine Dienstleistung die vorgegebenen oder vorausgesetzten Erfordernisse erfüllt. Qualitätssicherung beinhaltet die Komponenten Qualitätsplanung, Qualitätserstellung und Qualitätsprüfung. Im Rahmen zunehmender Kundenansprüche reicht eine statisch orientierte Qualitätssicherung nicht mehr aus. Sie muss durch eine Strategie der *Qualitätsentwicklung* im Sinne eines kontinuierlichen Verbesserungsprozesses ergänzt werden. Die Steuerung dieses Prozesses der Qualitätsverbesserung ist Gegenstand des Qualitätsmanagements.

Das *Qualitätsmanagement* formuliert eine Qualitätspolitik mit Zielen und Verantwortlichkeiten und versucht diese über Qualitätsplanung, -lenkung, -sicherung und -verbesserung umzusetzen. Das Qualitätsmanagement hat zum Ziel, in Abstimmung mit den übrigen Managementfunktionen die Qualität der Produkte und Dienstleistungen nachhaltig zu sichern und kontinuierlich zu verbessern. Bei der Verfolgung dieses Ziels spielt die Evaluation als Instrument des Qualitätsmanagements eine zentrale Rolle.

4. Betriebliches Gesundheitsmanagement

Betriebliches Gesundheitsmanagement bezeichnet alle Tätigkeiten des Managements, die darauf abzielen, die betriebliche Gesundheitspolitik festzulegen und diese durch Planung, Organisation, Durchführung und Kontrolle von strukturellen und prozessbezogenen Gesundheitsmaßnahmen und -programmen zu verwirklichen. Zu den strukturellen und prozessbezogenen Gesundheitsmaßnahmen und -programmen zählen Interventionen zum Zwecke der Gesundheitsförderung und des Arbeits- und Gesundheitsschutzes. Betriebliche Gesundheitsförderung umfasst direkte Maßnahmen (z.B. Rückenschulkurse) und indirekte Maßnahmen (z.B. Maßnahmen der Personalentwicklung).

Es bereitet immer wieder Probleme, den traditionellen Arbeits- und Gesundheitsschutz von der betrieblichen Gesundheitsförderung begrifflich sauber zu trennen. Dies ist besonders relevant für die Klärung der Aufgabenteilung zwischen den Berufsgenossenschaften (Arbeits- und Gesundheitsschutz) und den Krankenkassen (Gesundheitsförderung) (s. auch die Beiträge von Neuderth/ Weber-Falkensammer und Kohte in diesem Buch). Der Begriff des betrieblichen Gesundheitsmanagements umfasst die Konzepte betriebliche Gesundheitsförderung und Arbeits- und Gesundheitsschutz (s. Abb. 2).

Abb. 2: Betriebliches Gesundheitsmanagement

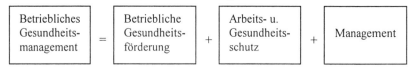

Um beide Subkomponenten klar unterscheiden zu können, wird ein theoretischer Zugang gewählt und zwischen Krankheit und Wohlbefinden sowie zwischen unspezifischer und spezifischer Verursachung von Krankheit und Wohlbefinden unterschieden. Geht man von der Gesundheitsdefinition der WHO aus, so ist Gesundheit nicht nur gekennzeichnet durch die Abwesenheit von Krankheit, sondern auch durch das Vorhandensein eines körperlichen, seelischen und sozialen Wohlbefindens. Nach dieser Definition muss neben der Krankheitsdimension zusätzlich die davon unabhängige Wohlbefindensdimension betrachtet werden (s. Tab. 1). Die Beschäftigung mit der Wohlbefindensdimension ist u.a. Aufgabe der Gesundheitsförderung (s. Tab. 2).

Tab. 1: Gesundheit als Abwesenheit von Krankheit plus Wohlbefinden

		Wohlbefindensdimension	
		Schlechtes Befinden	Gutes Befinden (Wohlbefinden)
Krank-heits-dimen-sion	Abwesenheit von Krankheit	„nicht krank, aber unglücklich"	„gesund"
	Vorliegen von Krankheit	„krank und unglücklich"	„krank, aber dennoch glücklich"

Viele Krankheiten haben nicht nur eine oder mehrere spezifische Ursachen (z.B. Risikofaktor „Zigarettenrauchen"), sondern auch unspezifische. So ist z. B. die Zugehörigkeit zu den unteren sozialen Schichten ein Risikofaktor für viele Krankheiten und stellt einen unspezifischen Risikofaktor dar. Die unspezifischen Faktoren erhöhen oder vermindern die generelle Anfälligkeit des Menschen, krank zu werden. Die Verfügbarkeit von Ressourcen (Gesundheitspotenzialen) z.B. erhöht die allgemeine Widerstandsfähigkeit des Menschen. Tabelle 2 zeigt die Handlungsfelder der Gesundheitsförderung.

Tab. 2: Aufgabenteilung zwischen betrieblicher Gesundheitsförderung und Arbeits- und Gesundheitsschutz

	Art der Verursachung von Krankheit/Wohlbefinden		
	unspezifisch	spezifisch	
Zieldimension		privat	betrieblich
Krankheit	BGHF/AuG	BGHF	AuG
Wohlbefinden	BGHF	BGHF	BGHF

Legende: BGHF = betriebliche Gesundheitsförderung; AuG = Arbeits- und Gesundheitsschutz

Der Arbeits- und Gesundheitsschutz hat zum Ziel, die Abwehr von Krankheit durch entsprechende betriebliche Prävention sicherzustellen. Daher können Arbeits- und Gesundheitsschutzmaßnahmen aufgefasst werden als Maßnahmen, die der Bekämpfung betrieblich bedingter Ursachen von Krankheiten und Unfällen dienen. Sie setzen an persönlichem Fehlverhalten im Betrieb (unfallträchtigem Verhalten) oder betrieblichen Arbeitsbedingungen (z.b. Asbestbelastung) an. Betriebliche Maßnahmen zur Verbesserung der Gesundheit, die auf vornehmlich privat bedingte Krankheitsursachen abzielen (z.b. Rauchen), sind der betrieblichen Gesundheitsförderung zuzuordnen.

Betriebliche Gesundheitsförderung kann zusammenfassend definiert werden als alle Maßnahmen eines Betriebes,

- die der Bekämpfung krankheitsrelevanter privater Risikoverhaltensweisen dienen,

- die auf die Erhöhung unspezifischer Gesundheitspotenziale (Ressourcen) zielen und/oder

- die der spezifischen oder unspezifischen Förderung des sozialen, psychischen und physischen Wohlbefindens der Mitarbeiter dienen.

Diese Definition der betrieblichen Gesundheitsförderung grenzt den Arbeits- und Gesundheitsschutz von der Gesundheitsförderung ab. Sie zeigt zudem, dass sich beide Konzepte ergänzen. Zusammen genommen decken beide – wie Tabelle 2 zeigt – einen Großteil der Ursachen von Gesundheit und Krankheit ab.

In der wissenschaftlichen Diskussion wurde bisher zu wenig beachtet, dass man es auch bei den Interventionen im Rahmen der Gesundheitsförderung und des Arbeits- und Gesundheitsschutzes mit den bereits beschriebenen drei Interventionstypen Maßnahmen, Programme und Managementsysteme zu tun haben kann.

Die gesundheitsbezogenen Interventionen können auf der Maßnahmen-, Programm- und Managementebene stattfinden. Interventionen auf der Maßnahmenebene sind im Bereich der Gesundheitsförderung gegeben, wenn Interventionen in Form von Cholesterin-Wochen in der Kantine, Rückenschulkursen, Gesundheitszirkeln und Teamentwicklung erfolgen. Arbeits- und Gesundheitsschutzmaßnahmen beinhalten z.B. Asbestsanierung, Verringerung der Rutschgefahr oder Senkung des Lärmpegels. Diese Maßnahmen können nicht nur danach unterschieden werden, ob sie der Gesundheitsförderung oder dem Arbeits- und Gesundheitsschutz zuzuordnen sind, sondern auch danach, ob sie der Verhaltens- oder der Verhältnisprävention dienen. Zudem müssen Maßnahmen danach unterschieden werden, ob es sich um Maßnahmentypen handelt (z.B. Gesundheitszirkel als Instrument) oder um eine Einzelmaßnahme (z.B. Gesundheitszirkel Nr. 3 in Betrieb X), denn beide können unterschiedlich evaluiert werden. Zusätzlich ist zu beachten, dass es Maßnahmen gibt, die inhaltlich festgelegt sind (z.B. Rückenschulkurs), und solche, die ergebnisoffen sind (z.B.

Gesundheitszirkel). Das Resultat ergebnisoffener Maßnahmen sind oft konkrete, inhaltlich näher bestimmte weitere Maßnahmen. So kann in Gesundheitszirkeln beschlossen werden, die Rutschgefahr im Betrieb zu vermindern oder einen Rückenschulkurs durchzuführen.

Mehrere Gesundheitsmaßnahmen, die sinnvoll und zweckgerichtet miteinander kombiniert werden, ergeben ein Gesundheitsprogramm. Dazu zählen z.b. Programme zur Krankheitsfrüherkennung, zur Verhaltensprävention oder zur Organisationsentwicklung.

Auf der Ebene des betrieblichen Gesundheitsmanagements geht es um die Wahl, Steuerung und Kontrolle einzelner Maßnahmen und Programme, ihre Koordination sowie die Festlegung gesundheitspolitischer Ziele und Verantwortlichkeiten. Während Gesundheitsmaßnahmen und -programme meist inhaltsbezogene Interventionen darstellen, hat man es beim Gesundheitsmanagement mit einer Struktur zu tun, die den Rahmen für die inhaltlichen Aktivitäten setzt (Rahmenintervention) und eine Rahmensteuerung bewirken soll (s. auch Willke 1995).

5. Evaluationsbasierte Qualitätsentwicklung

Aufgabe des betrieblichen Gesundheitsmanagements ist es, die gesundheitspolitischen Ziele und Verantwortungsbereiche zu bestimmen und sich zur Verwirklichung dieser Ziele inhaltlicher und methodischer Instrumente zu bedienen. Um die Qualität des Gesundheitsmanagements sichern und verbessern zu können, ist es nötig, Evaluations- und Qualitätssicherungsmethoden in einem ganzheitlichen Konzept zu kombinieren. Das Konzept der evaluationsbasierten Qualitätsentwicklung setzt sich aus drei Bausteinen zusammen:

• Evaluation von Gesundheitsmaßnahmen, -programmen und -managementsystemen

• Evidenz- und lernbasiertes Gesundheitsmanagement

• Ex-ante- und Ex-post-Evaluation.

5.1 Evaluation von Gesundheitsmaßnahmen, -programmen und -managementsystemen

Eine Evaluation gesundheitsbezogener Interventionen kann sich auf eine Einzelmaßnahme, einen Maßnahmentyp, ein Programm oder ein Managementsystem beziehen (s. Tab. 3).

Ziel der Evaluation von Gesundheitsmaßnahmen und -programmen ist die systematische und datengestützte Bewertung von Einzelmaßnahmen, Maßnahmentypen und Programmen der Gesundheitsförderung und des Arbeitsschutzes. Diese Form der Evaluation kann als Evaluation 1. Ordnung bezeichnet werden, da sie direkt oder indirekt auf die Bewertung konkreter Inhalte abzielt (s. Abb. 3).

Tab. 3: Evaluation gesundheitsbezogener Interventionen

Ziel der Bewertung	Evaluationsform	Beispiel
Management	Managementevaluation	Evaluation des betrieblichen Gesundheitsmanagements
Programm	Programmevaluation	Evaluation des Gesundheitsförderungsprogramms
Maßnahme	Evaluation des Maßnahmentyps	Evaluation des Rückenschulkurses/des Gesundheitszirkels als Maßnahmentyp
Einzelmaßnahme	Evaluation einer konkreten Maßnahme	Evaluation eines konkreten Rückenschulkurses bzw. Gesundheitszirkels

Nicht nur Gesundheitsmaßnahmen und -programme können Gegenstand der Evaluation sein, sondern auch das Gesundheitsmanagement selbst. Neben den Unternehmern haben auch zunehmend die Krankenkassen ein Interesse daran, das betriebliche Gesundheitsmanagement zu evaluieren, um so etwas über seine Qualität und Effektivität zu erfahren und es gegebenenfalls verbessern zu können (Drupp/Osterholz 1998 und in diesem Buch). Man kann dies als Evaluation 2. Ordnung bezeichnen, weil nicht die Maßnahmen beurteilt werden, sondern das übergeordnete Management (s. Abb. 3).

Abb. 3: Evaluation 1. und 2. Ordnung

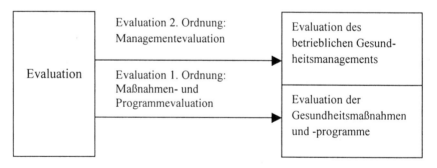

Zur Durchführung einer formativen Evaluation des betrieblichen Gesundheitsmanagements (Feld G in Abb. 4) steht dem Management inzwischen eine Reihe von Instrumenten zur Verfügung (Drupp/Osterholz 1998; Zink/Thul 1998; Badura et al. 1999; Breucker 1999; Breucker 2000; Zink/Mosthaf 2000). Diese Instrumente beruhen meist auf dem Prinzip der Selbstbewertung. Das Unternehmen schätzt dabei anhand vorgegebener Kriterien ein, inwiefern das bei ihm praktizierte Konzept des Gesundheitsmanagements dem von Experten vorgegebenen Idealbild entspricht. Je nach dem, welches Modell diesem Selbstbewertungskonzept zugrunde liegt, unterscheiden sich diese Kriterien. Bei Modellen, die an das Qualitätskonzept der European Foundation for Quality Management (EFQM) angelehnt sind, stehen Befähiger-Kriterien (Unternehmenspolitik, Mitarbeiterorientierung etc.) und Ergebnis-Kriterien (Mitarbeiterzufriedenheit, Kundenzufriedenheit etc.) im Mittelpunkt (s. Thul/Zink in diesem Buch). Bei Modellen, die das Prinzip des Lernzyklus in den Vordergrund stellen, geht es um Kriterien, welche die Kernprozesse des organisationalen Lernens – Diagnose, Intervention und Evaluation – beschreiben (Badura et al. 1999; Pfaff/Bentz 2000; Pfaff et al. 2000; Badura 2001). Bei manchen Qualitätskonzepten, wie z.B. dem Bonus-Konzept der AOK Niedersachsen, wird die Selbstbewertung durch eine Fremdbewertung (externe Experten) ergänzt. Dies ist vor allem dann nötig, wenn an das Ergebnis der Bewertung finanzielle Konsequenzen geknüpft werden, wie es beim Bonus-Konzept der Fall ist (s. Drupp/Osterholz und Thul/Zink in diesem Buch). Wir haben es in diesem Fall mit einer Ex-post-Evaluation zu tun (Feld G in Abb. 4), die auf einer nicht evidenzbasierten Intervention in Form des Gesundheitsmanagements aufbaut (Pfeil 5 in Abb. 4).

Eine summative Evaluation des betrieblichen Gesundheitsmanagements ist weitaus schwieriger durchzuführen als eine formative Evaluation. Managementsysteme eignen sich aufgrund ihrer Komplexität und Dynamik schlecht für eine (quasi-)experimentelle Überprüfung. Für die Evaluation von Managementsystemen (Evaluation 2. Ordnung) eignen sich eher offene, lernbasierte Konzepte in Form der formativen Evaluation. Gesundheitsmaßnahmen und -programme hingegen können unter bestimmten Bedingungen auch mittels geschlossener, evidenzbasierter Konzepte in Form der summativen Evaluation bewertet werden (Evaluation 1. Ordnung).

Für eine umfassende Evaluation der Gesundheitsinterventionen in einem Betrieb benötigt man nicht nur eine Bewertung des Gesundheitsmanagementsystems, sondern auch der Gesundheitsmaßnahmen und -programme. In der deutschen Forschung über die betriebliche Gesundheitsförderung herrscht jedoch in jüngster Zeit die Tendenz vor, die Evaluation der Gesundheitsmaßnahmen und -programme zugunsten der Evaluation des betrieblichen Gesundheitsmanagements zurückzustellen. Dabei wird übersehen, dass es sich um zwei verschiedene Evaluationsverfahren handelt. Eine Evaluation eines Managementsystems kann eine konkrete Maßnahmen- und Programmevaluation nicht ersetzen, sondern nur ergänzen. So benötigen die Verantwortlichen zur Planung eines Gesundheitsprogrammes z. B. Informationen darüber, ob die geplanten Maßnahmen prinzipiell wirksam sind.

Abb. 4: Das Konzept der evaluationsbasierten Qualitätsentwicklung

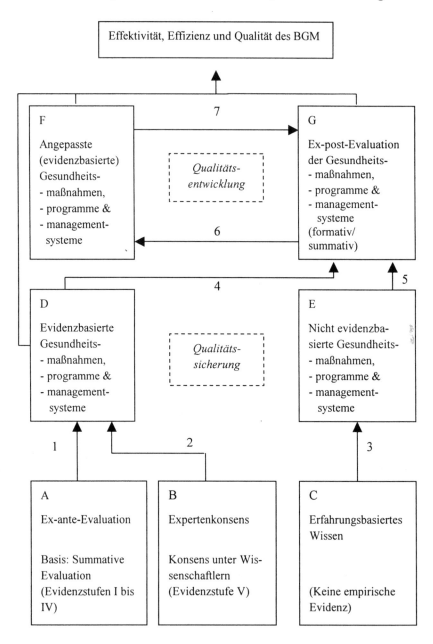

Legende: BGM = Betriebliches Gesundheitsmanagement

5.2 Evidenzbasiertes und lernbasiertes Gesundheitsmanagement

Es werden in der Literatur verschiedene Wege vorgeschlagen, wie die Qualität der betrieblichen Gesundheitsförderung und des Arbeits- und Gesundheitsschutzes gesichert und verbessert werden kann. Dabei sind drei Optionen vorhanden: Qualitätssicherung durch Leitfäden bzw. Leitlinien (leitlinienbasierter Weg), durch (quasi-)experimentelle Abklärung der Effektivität und Effizienz von Interventionen (evidenzbasierter Weg) und durch Lernen (lernbasierter Weg). Da Leitfäden sowohl auf empirischer Evidenz als auch auf Erfahrung und Lernen basieren können, gibt es im Prinzip nur zwei grundlegende Wege der Qualitätssicherung und -verbesserung:

* den evidenzbasierten Weg und

* den lernbasierten Weg.

5.2.1 Der evidenzbasierte Ansatz des Gesundheitsmanagements

Im Rahmen der evidenzbasierten Qualitätssicherung wird die Qualität des Gesundheitsmanagements dadurch sichergestellt, dass nur die Gesundheitsmaßnahmen, -programme oder -managementkonzepte implementiert und fortgeführt werden, die sich – z.B. in randomisierten, kontrollierten Studien – als nachweislich wirksam erwiesen haben (Pfeile 1 und 2 in Abb. 4). Tradierte oder direkte Erfahrungen (Feld C und Pfeil 3 in Abb. 4) zählen nicht als empirische Belege (s. Badura 1999; Siegrist 1999; Badura 2001). Man unterscheidet fünf Stufen der Stärke vorhandener empirischer Evidenz (s. Tab. 4). Die niedrigste Stufe fußt auf den Meinungen respektierter Autoritäten und die höchste Stufe auf gut durchgeführten Meta-Analysen kontrollierter, randomisierter Studien (Gray 1997). Der evidenzbasierte Weg des Gesundheitsmanagements beruht auf der Technik der summativen Evaluation.

Tab. 4: Die fünf Stufen der empirischen Evidenz

Stufe	Stärke der Evidenz (des Belegs)
I	Starke Evidenz von mindestens einem systematischen Überblick über gut gestaltete randomisierte, kontrollierte Studien
II	Starke Evidenz von mindestens einer gut gestalteten randomisierten, kontrollierten Studie mit einer akzeptablen Stichprobengröße
III	Evidenz aus gut gestalteten Studien ohne Randomisierung, Ein-Gruppen-Pretest-Posttest-Studien, Kohortenstudien, Zeitreihenanalysen oder Fall-Kontroll-Studien
IV	Evidenz von gut gestalteten nicht-experimentellen Studien von mehr als einem Zentrum oder einer Forschergruppe
V	Meinungen respektierter Autoritäten, basierend auf klinischer Evidenz, beschreibende Studien oder Berichte von Expertenkommissionen

Quelle: Gray 1997

5.2.2 Der lernbasierte Ansatz des Gesundheitsmanagements

Die lernbasierte Qualitätssicherung stellt ein ergebnisorientiertes Vorgehen dar. Es werden medizinische und psychosoziale Zielvariablen vorgegeben und mittels valider Verfahren gemessen. Die Aufgabe der betrieblichen Gesundheitsförderung und des Arbeits- und Gesundheitsschutzes ist es, diese gesundheitlichen Ziele mittels geeigneter Gesundheitsmaßnahmen und -programme zu erreichen und die Gesundheits- und Krankheitssituation der Beschäftigten fortlaufend zu verbessern (Badura et al. 1999; Pfaff 1999; Pfaff/Bentz 2000). Dies führt zu einer kontinuierlichen Evaluation der Gesundheitsförderung. Auf diese Weise kann verhindert werden, dass Maßnahmen der Gesundheitsförderung ohne Wirkung bleiben. Das wichtigste Instrument des lernbasierten Weges des Qualitätsmanagements ist die formative Evaluation. Durch diese Form der Evaluation können fortwährend Vorschläge zur Neugestaltung der Gesundheitsinterventionen gemacht werden (Pfaff/Bentz 2001). Der lernbasierte Weg benötigt die Einrichtung von Lernzyklen, die auf den Kernprozessen Diagnose, Intervention und Evaluation beruhen (Badura 1999; Badura et al. 1999; Pfaff et al. 2000; Badura 2001; Pfaff/Bentz 2001).

5.2.3 Mangel an evidenzbasiertem Vorgehen

Die meisten Studien zum Thema betriebliche Gesundheitsförderung wurden unter Alltagsbedingungen und ohne experimentelles Design durchgeführt. Sie erlauben Aussagen über die praktische Wirksamkeit (effectiveness) einer Intervention, nicht aber über deren „reine" Wirksamkeit (efficacy). Aussagen zur „reinen" Wirksamkeit sind nur über Studien möglich, die ex ante die Wirkung einer konkreten Maßnahme (z.B. Rückenschule) (quasi-)experimentell überprüfen. An solchen experimentellen oder quasi-experimentellen Studien mangelt es bisher. Es heißt, dass im betrieblichen Kontext solche Studiendesigns aufgrund des fortwährenden Wandels und der begrenzten Manipulierbarkeit des betrieblichen Geschehens nicht angewandt werden können. Dieses Argument muss in jedem Einzelfall auf seine Gültigkeit hin überprüft werden. Experimente und Quasi-Experimente sind in Betrieben dann eher durchführbar, wenn es sich um einzelne Maßnahmen handelt und nicht um komplexe Programme. So können konkrete Einzelmaßnahmen zur Verhaltensänderung (z.B. Rückenschule, Stressbewältigung, Raucherentwöhnung) eher experimentell überprüft werden als komplexe Programme zur Änderung von Strukturen oder Prozessen im Betrieb (Verhältnisprävention). Experimente und Quasi-Experimente eignen sich auch bei personenbezogenen Interventionen (z.B. Verhaltensprävention), denn in diesem Fall können die Personen oft per Randomisierung der Experimental- oder der Kontrollgruppe zugeordnet werden.

5.3 Ex-ante- und Ex-post-Evaluation

Die Unterscheidung zwischen der Ex-ante- und der Ex-post-Evaluation des betrieblichen Gesundheitsmanagements zählt meines Erachtens zu den zentralen begrifflichen Differenzierungen im Bereich des Qualitätsmanagements (s. auch Badura 2001).

5.3.1 Ex-ante-Evaluation

Die Struktur-, Prozess- und Ergebnisqualität von Gesundheitsinterventionen kann in manchen Fällen bereits ex ante, also vor der Anwendung in der Praxis, gesichert werden. So „kauft" ein Betrieb bei der Wahl der Maßnahme gewissermaßen eine „garantierte" Wirkung ein. Keine Ex-ante-Qualitätssicherung ist gegeben, wenn die Entscheidung für eine Intervention auf bloßen Meinungen basiert (opinion-based decision making: Gray 1997). Die Güte der „Wirkungsgarantie" hängt von der Evidenzstufe ab, auf der sich die empirischen Belege befinden (Tab. 4).

Für die Verfechter der struktur- und prozessorientierten Qualitätssicherung ist die experimentelle Absicherung der Interventionswirkung von höchster Bedeutung. So formuliert Donabedian:

„But, once it has been established that certain procedures used in specified situations are clearly associated with good results, the mere presence or absence of these procedures in these situations can be accepted as evidence of good or bad quality" (Donabedian 1980: 83).

Zur Sicherung der Ergebnisqualität wird bei der Ex-ante-Qualitätssicherung eine Intervention gewählt, deren Wirksamkeit zuvor in wissenschaftlichen Studien mittels experimenteller oder quasi-experimenteller Methoden belegt wurde (Pfeil 1 in Abb. 4). Die Ex-ante-Evaluation findet somit vor der praktischen Anwendung der Intervention statt und basiert auf der Methode der summativen Evaluation. Die Ex-post-Evaluation wird dagegen während oder nach der Intervention durchgeführt und fußt auf der formativen oder der summativen Evaluation.

Bei der Ex-ante-Evaluation orientiert man sich am Vorbild der Medikamentenprüfung. Die Grundannahme dieser Vorgehensweise ist, dass eine Gesundheitsintervention, die sich in spezifischen Situationen auf den Evidenzstufen I, II oder III als wirksam erwiesen hat, in diesen Situationen generell wirksam ist und daher bei verhaltensbezogenen Maßnahmen auf andere Personen und bei verhältnisbezogenen Maßnahmen auf andere Betriebe übertragen werden kann. Voraussetzung dafür ist, dass die Maßnahmen und Programme genau in der getesteten Form implementiert werden. Ein Beispiel für die Anwendung dieser Methode ist die Evaluation der Gesundheitsmaßnahme „Rückenschule" (s. Stößel/Michaelis in diesem Buch).

Der Vorteil der Ex-ante-Evaluation besteht darin, dass eine Intervention nicht in jedem Anwendungsfall evaluiert werden muss, sondern im Idealfall nur einmal, dafür aber gründlich. Nach Bestehen dieser wissenschaftlichen Prüfung kann dieser Interventionstyp in vielfältiger Zahl in den Betrieben eingesetzt werden, ohne dass die Wirksamkeit der Methode im Einzelfall nochmals überprüft werden muss. Dieses Vorgehen ist wissenschaftlich aufwendig und entsprechend teuer. Unter volkswirtschaftlichen und betriebswirtschaftlichen Gesichtspunkten betrachtet, ist dieses Verfahren jedoch günstig, da die einzelnen Betriebe auf eine aufwendige Ex-post-Evaluation der betreffenden Gesundheitsintervention verzichten können, falls die Ergebnisse übertragbar sind.

Das zentrale Problem des Ex-ante-Vorgehens liegt darin, dass folgende Bedingungen erfüllt sein müssen, damit dieses Vorgehen angewandt werden kann: a) hohe interne Validität, b) hohe externe Validität und c) hohe Interventionsintegrität.

Die interne Validität ist hoch, wenn die Wirkung der Intervention durch randomisierte, kontrollierte Experimente zweifelsfrei nachgewiesen wird. Dies ist aber im Setting „Organisation" nur bedingt möglich. Eine randomisierte Zuweisung der Mitarbeiter in eine Kontroll- oder in eine Experimentalgruppe ist bei Maßnahmen zur Verhältnisprävention (z.B. Änderung der Schichtarbeit; Gesundheitszirkel pro Abteilung) kaum möglich, da die Mitarbeiter dazu z.B. versetzt werden müssten. Die interne Validität einer Studie wird zusätzlich dadurch gefährdet, dass ihre Rahmenbedingungen aufgrund des fortwährenden betrieblichen Wandels nicht konstant gehalten werden können.

Selbst wenn die interne Validität hoch ist, stellt die externe Validität der Evaluation ein Problem dar. Es ist zweifelhaft, ob die gewonnenen Ergebnisse auf andere Unternehmen mit anderer Organisationskultur und Branchenzugehörigkeit übertragbar sind. Eine Übertragbarkeit würde voraussetzen, dass die Organisationskultur und andere Organisationsfaktoren keinen Einfluss auf das betriebliche Gesundheitsmanagement und die sie bestimmenden Faktoren (Befähiger-Variablen und Ergebnis-Variablen) haben. Dies ist in der Regel nicht der Fall. Zudem haben Organisationen die Tendenz, sich zu verselbständigen und Eigengesetzlichkeiten zu entwickeln. Dies kann dazu führen, dass die Wirkmechanismen einer Intervention an die spezifischen „Gesetzmäßigkeiten" eines Betriebes angepasst werden müssen. Dies erschwert die Übertragbarkeit der Ergebnisse auf andere Betriebe. Für jede spezifische Rahmenbedingungskonstellation eines Interventionstyps müsste daher eine gesonderte Evaluation erfolgen. Nur so kann überprüft werden, ob die Intervention auch unter anderen Rahmenbedingungen ähnlich wirksam ist. In der Forschung zur betrieblichen Gesundheitsförderung in Deutschland sind bisher zu wenig summative Evaluationsstudien durchgeführt worden. Diese beschränken sich zudem auf spezifische Gesundheitsförderungsmaßnahmen wie Stressbewältigungsprogramme (Aust et al. 1997; Aust et al. 1999), Rückenschulkurse (Stößel/Michaelis in diesem Buch) und Gesundheitszirkel (Slesina in diesem Buch).

Die dritte Bedingung für die korrekte Nutzung der Ex-ante-Evaluation ist, dass eine experimentell bestätigte Intervention vom Anwender nur in der evaluierten Form implementiert wird. Dies soll hier – in Anlehnung an den Begriff der Therapieintegrität (Kazdin 1994; Hager et al. 2000) – als Prinzip der Interventionsintegrität bezeichnet werden. Interventionsintegrität ist gegeben, wenn das

Interventionskonzept klar ist und die Intervention in Übereinstimmung mit diesem Konzept durchgeführt wird. Dies kann über Interventionsmanuale und eine Überprüfung der Durchführung der Intervention gewährleistet werden. Die implementierte Intervention müsste dieselben Programmbestandteile („Wirkbestandteile") enthalten wie die geprüfte Intervention. Wird die Bedingung der Interventionsintegrität nicht erfüllt, kann die Annahme, dass die als wirksam getestete Intervention auch in dem konkreten Anwendungsfall wirksam sein wird, nicht ohne weiteres aufrechterhalten werden. Dennoch werden oft aus pragmatischen, betrieblichen oder ideologischen Gründen einzelne Programmkomponenten geändert, entfernt oder hinzugefügt. So kann z.b. ein Stressbewältigungsprogramm aus den Komponenten progressive Muskelrelaxation, Wissensvermittlung über Stress und seine Bewältigungsmöglichkeiten, Ärgerbewältigung und Gespräche mit Vorgesetzten über Problemlösungen bestehen (s. Siegrist 1996; Aust et al. 1999). Wird auf einzelne dieser Programmkomponenten verzichtet, weil sie z.b. auf Unverständnis stoßen oder weil betriebliche Bedingungen ihre Umsetzung behindern, oder werden die Programmkomponenten anders ausgeführt als im ursprünglichen Experiment, können die Ergebnisse des ursprünglichen Experiments streng genommen nicht mehr auf den konkreten Anwendungsfall übertragen werden. Dieses Problem wird dadurch verschärft, dass bei der experimentellen Evaluation von Programmen und ergebnisoffenen Maßnahmen (z.B. Gesundheitszirkeln) meist nur die Gesamtwirkung erfasst wird und nicht auch die Wirkung der einzelnen Programmkomponenten (Maßnahmen). Deshalb kann meist nicht abgeschätzt werden, welche Wirkungsänderung eintritt, wenn innerhalb eines Programmes eine Programmkomponente (Maßnahme) weggelassen oder verändert wird. Im schlimmsten Fall kann dies dazu führen, dass gerade auf die wirksamste Programmkomponente (Wirkbestandteil) verzichtet wird und die erhoffte Wirkung ausbleibt.

5.3.2 Ex-post-Evaluation

Von einer Ex-post-Evaluation kann man sprechen, wenn man Interventionen in geplanter Weise nachträglich hinsichtlich der Erreichung angestrebter Struktur-, Prozess- und Ergebnisziele bewertet. Bei der Technik der Ex-post-Evaluation wird erst im Nachhinein beurteilt, wie sich eine bestimmte Intervention ausgewirkt hat. Das Problem des Ex-post-Verfahrens ist, dass es bei jeder konkreten Intervention zur Anwendung kommen muss, was bei dem Ex-ante-Weg im Prinzip nicht nötig ist.

Das Ex-post-Vorgehen bietet über die reine Qualitätssicherung hinaus die Möglichkeit, die Ergebnisqualität über Lernzyklen zu optimieren (Pfeile 6 und 7 in Abb. 4). Erst die Ex-post-Evaluation macht aus der Qualitätssicherung ein Qualitätsmanagement, das einen zielgerichteten Prozess der Qualitätsentwicklung einleitet. Als Input können in diesen Prozess evidenzbasierte und nicht evidenzbasierte Gesundheitsinterventionen eingehen (Felder D und E sowie Pfeile 4 und 5 in Abb. 4). Das Ex-post-Verfahren ist als summative Evaluation und als formative Evaluation durchführbar.

Summative Ex-post-Evaluation

Die summative Ex-post-Evaluation beinhaltet eine Messung der Wirksamkeit einer betrieblich durchgeführten Gesundheitsintervention mit Hilfe experimenteller oder quasi-experimenteller Methoden. Sie ist die klassische Form der Programmevaluation. Die summative Ex-post-Evaluation bietet sich sowohl bei nicht evidenzbasierten Gesundheitsinterventionen (Abb. 4: Pfeil 5) als auch bei evidenzbasierten an (Abb. 4: Pfeil 4). Ist eine evidenzbasierte Gesundheitsintervention gegeben, kann mit diesem Evaluationsverfahren getestet werden, ob die geprüfte Intervention auch in dem konkreten Betrieb ihre Wirkung entfaltet. Aufgrund der oft gegebenen betrieblichen Eigengesetzlichkeiten ist es meist nicht möglich, eine Ex-post-Evaluation stellvertretend für alle notwendigen Einzelfall-Evaluationen durchzuführen. Wenn man einen hohen Qualitätsanspruch hat, muss die summative Ex-post-Evaluation in jedem Betrieb, in dem die Gesundheitsförderungsmaßnahme angewandt wird, durchgeführt werden.

Formative Ex-post-Evaluation: der Lernzyklus

Ein zentrales Merkmal der formativen Evaluation ist die sofortige Rückmeldung der Evaluationsergebnisse zur Verbesserung der Intervention. Dies entspricht dem Grundprinzip des Lernzyklus. Im Rahmen eines Lernzyklus geht es darum, den Soll-Zustand festzulegen, den Ist-Zustand zu erheben und gegebenenfalls Handlungen zur Veränderung des Ist-Zustandes einzuleiten („single-loop-learning" nach Argyris/Schön 1996). Er ist die Grundform des erfahrungsgeleiteten Lernens und gilt sowohl für Individuen als auch für Organisationen (Hedberg 1981; Geißler 1995; Argyris/Schön 1996; Pfaff 1997). Der datengestützte Lernzyklus ist eine spezifische Form der wissenschaftlichen Qualitätsentwicklung (s. Pfaff/Bentz in diesem Buch). Er stellt eine Ex-post-Evaluation dar, die mit Hilfe der Technik der formativen Evaluation durchgeführt werden kann.

Kombination von summativer und formativer Evaluation

Eine optimale Qualitätsentwicklung des betrieblichen Gesundheitsmanagements kann dann erreicht werden, wenn man die formative Evaluation nutzt, um evidenzbasierte Interventionen, die im Rahmen summativer Evaluationsstudien getestet wurden, an einen spezifischen Betrieb anzupassen. Dazu werden evidenzbasierte Gesundheitsinterventionen einer formativen Evaluation unterzogen (Abb. 4: Pfeil 4). Ist die getestete Intervention auch in dem betreffenden Betrieb wirksam, kann ihre Evaluation eingestellt werden, da sie sich generell und betriebsspezifisch als wirksam erwiesen hat. Stellt sich im Rahmen der formativen Evaluation heraus, dass die Wirksamkeit der evidenzbasierten Intervention bezweifelt werden muss, kann eine zweite Phase eingeleitet werden, in der mittels Intensivierung der formativen Evaluation (Abb. 4: Pfeile 6 und 7) die beste Form der Anpassung der Gesundheitsintervention an den Betrieb erkundet wird („single-loop-learning" nach Argyris/Schön 1996). Scheitert auch dieser Versuch, müssen die Grundannahmen („theory-in-use"), auf denen die bisherigen Maßnahmen basierten, überdacht werden. Oft genügt es, die Annahmen an die Realität anzupassen, um zu besseren Handlungsergebnissen zu kommen („double-loop-learning" nach Argyris/Schön 1996). Ist die Gesundheitsintervention erfolgreich an den Betrieb angepasst worden, kann die neu gestaltete Gesundheitsintervention mit einer summativen Evaluation auf ihre Wirksamkeit hin überprüft werden.

5.3.3 „Weiche" Formen empirischer Evidenz

In vielen Betrieben sind im Rahmen der lernorientierten Ex-post-Evaluation keine Kontrollgruppen realisierbar. Damit entfällt die Möglichkeit, experimentelle Prüfungen und hochwertige quasi-experimentelle Verfahren durchzuführen. In diesen Fällen ist die nächst niedrige Qualitäts- und Evidenzstufe anzustreben: das quasi-experimentelle Ein-Gruppen-Pretest-Posttest-Design (Cook/ Campbell 1979; Bortz/Döring 1995). Dieses Design, bei dem – nur bei der Interventionsgruppe – vor und nach der Intervention der Ist-Zustand der Zielgröße festgehalten wird, entspricht weitgehend dem Controlling-Ansatz der Betriebswirtschaftslehre. Allerdings wird dort der Ist-Zustand regelmäßig und routinehaft erfasst, also nicht immer genau vor und nach einer Maßnahme, sondern eventuell auch in zeitlich überschneidender Form (z.B. während einer Maßnahme).

Falls auch diese „weichere" Form der Ex-post-Evaluation nicht realisierbar ist, weil z.B. ein Lernzyklus aus Kostengründen nicht durchgeführt werden kann, sollte auf das Instrument der Messung subjektiver Veränderungseinschätzung zurückgegriffen werden (Pfaff/Bentz 2001). Dieses Instrument basiert auf der Technik der direkten Veränderungsmessung (Baumann et al. 1980). Dabei wird erfragt, ob sich die Situation im Vergleich zu einem früheren Zeitpunkt verbessert oder verschlechtert hat. Diese Form der subjektiven Evaluation gewinnt in der Evaluationsforschung zunehmend an Bedeutung, weil damit die subjektive Bedeutsamkeit („significance") einer Intervention erfasst werden kann (Bergin/Garfield 1994; Kazdin 1999).

6. Schlussfolgerungen

Die Fragestellung dieses Beitrags war, ob die Evaluation als Instrument der Qualitätssicherung sinnvoll in ein betriebliches Gesundheitsmanagement eingebunden werden kann.

Es zeigte sich zunächst, dass die Qualitätssicherung von Gesundheitsmaßnahmen und -programmen andere Formen der Evaluation erfordert als die Qualitätssicherung von Managementsystemen. Während bei Gesundheitsmaßnahmen und -programmen unter bestimmten Bedingungen auch Formen der summativen Evaluation in Frage kommen, empfiehlt es sich bei der Evaluation des Gesundheitsmanagements eher, die Technik der formativen Evaluation einzusetzen und datengestützte Lernzyklen einzurichten.

Die Qualität des betrieblichen Gesundheitsmanagements kann – nach dem dargestellten Konzept der evaluationsbasierten Qualitätsentwicklung – auf der Grundlage verschiedener Evaluationsformen gesichert und verbessert werden, wenn beim Einsatz von Gesundheitsförderungsmaßnahmen möglichst folgende Schritte eingehalten werden: a) Auswahl und Durchführung einer Intervention, b) formative Evaluation zur Anpassung der Gesundheitsintervention an den Betrieb und c) summative Ex-post-Evaluation zur Abklärung der Frage, ob die angepasste Gesundheitsintervention „tatsächlich" wirksam ist. Mit Hilfe des vorgestellten Qualitätsentwicklungsmodells können auch neue Wege begangen werden. So können neue Gesundheitsinterventionen erdacht, über die innerbetriebliche formative Evaluation an die betrieblichen Gegebenheiten angepasst und abschließend einer summativen Evaluation unterzogen werden. Insgesamt hat sich gezeigt, dass die Differenzierung der Interventionsebenen (Maßnahmen, Programme, Managementsysteme) und die Dynamisierung des Qualitätsmanagements durch die Unterscheidung zwischen Ex-ante- und Ex-post-Evaluation es ermöglichen, die verschiedenen Ansätze aus Forschung und Praxis zu integrieren und in eine sinnvolle Beziehung zueinander zu setzen. Zusammenfassend kann festgehalten werden, dass die Evaluation ein wertvolles Instrument zur Sicherung und Verbesserung der Qualität des betrieblichen Gesundheitsmanagements darstellt.

Literatur

Antonovsky, A. (1979): Health, Stress and Coping. New Perspectives on Mental and Physical Well-Being, San Francisco: Jossey-Bass

Argyris, C./Schön, D. A. (1996): Organisational Learning II. Theory, Method, and Practice. Reading/Massachusetts: Addison-Wesley

Aust, B./Peter, R./Siegrist, J. (1997): Stress management in bus drivers: A pilot study based on the model of effort-reward imbalance. In: International Journal of Stress Management 4, 297-305

Aust, B./Siegrist, J./Peter, R. (1999): Theoriegeleitete Streßprävention bei personenbezogenen Dienstleistungsberufen - Das Beispiel innerstädtischer Busfahrer. In: Badura, B./Siegrist, J. (Hrsg.): Evaluation im Gesundheitswesen: Ansätze und Ergebnisse, Weinheim/München: Juventa, 123-134

Badura, B. (1999): Evaluation und Qualitätsberichterstattung im Gesundheitswesen - Was soll bewertet werden und mit welchen Maßstäben? In: Badura, B./Siegrist, J. (Hrsg.): Evaluation im Gesundheitswesen: Ansätze und Ergebnisse, Weinheim/München: Juventa, 15-42

Badura, B./Ritter, W./Scherf, M. (1999): Betriebliches Gesundheitsmanagement - ein Leitfaden für die Praxis, Berlin: Edition Sigma

Badura, B. (2001): Evaluation und Qualitätsentwicklung betrieblichen Gesundheitsmanagements. In: Badura, B./Litsch, M./Vetter, C. (Hrsg.): Fehlzeiten-Report 2000. Zukünftige Arbeitswelten: Gesundheitsschutz und Gesundheitsmanagement. Zahlen, Daten, Analysen aus allen Branchen der Wirtschaft, Berlin u.a.: Springer, 145-159

Baumann, U./Sodemann, U./Tobien, H. (1980): Direkte versus indirekte Veränderungsdiagnostik. In: Zeitschrift für Differentielle und Diagnostische Psychologie 1, 201-216

Bergin, A.E./Garfield, S.L. (eds.) (1994): Handbook of Psychotherapy and Behavior Change (4th ed.), New York: Wiley

Bortz, J./Döring, N. (1995): Forschungsmethoden und Evaluation (2. Auflage), Berlin u.a.: Springer

Bowers, D.G./Franklin, J.L. (1977): Survey-Guided Development I: Data-Based Organizational Change, La Jolla/California: University Associates

Breucker, G. (1999): Wirksamkeit und Qualitätssicherung betrieblicher Gesundheitsförderung - Erfahrungen aus europäischer Kooperation nutzen. In: Die BKK 87, 490-493

Breucker, G. (2000): Europäische Qualitätskriterien betrieblicher Gesundheitsförderung: Ergebnisse des Europäischen Netzwerkes für betriebliche Gesundheitsförderung. In: Gesellschaft für Arbeitswissenschaft (Hrsg.): Komplexe Arbeitssysteme - Herausforderung für Analyse und Gestaltung, Dortmund: GfA-Press, 189-192

Büssing, A./Barkhausen, M./Glaser, J. (1999): Evaluation von Organisationsentwicklung im Krankenhaus - Methodologische und methodische Anforderungen und deren Realisierung. In: Zeitschrift für Gesundheitswissenschaften 7, 131-148

Christiansen, G. (Hrsg.) (2000): Evaluation - Ein Instrument zur Qualitätssicherung in der Gesundheitsförderung (2. Auflage), Köln: BZgA

Cook, T.D./Campbell, D.T. (1979): Quasi-Experimentation. Design & Analysis Issues for Field Settings, Boston u.a.: Houghton Mifflin Company

Diekmann, A. (1995): Empirische Sozialforschung. Grundlagen, Methoden, Anwendungen, Reinbek bei Hamburg: Rowohlt

Donabedian, A. (1980): The Definition of Quality and Approaches to its Assessment, Ann Arbor/Michigan: Health Administration Press

Drupp, M./Osterholz, U. (1998): "Prospektiver Beitragsbonus" - Ein Projekt der AOK Niedersachsen zur Förderung von integrativen Gesundheitsmaßnahmen in der Arbeitswelt. In: Müller, R./Rosenbrock R. (Hrsg.): Betriebliches Gesundheitsmanagement, Arbeitsschutz und Gesundheitsförderung - Bilanz und Perspektiven, Sankt Augustin: Asgard, 349-371

Flick, U. (1995): Qualitative Forschung. Theorie, Methoden, Anwendung in Psychologie und Sozialwissenschaften, Reinbek bei Hamburg: Rowohlt

Freundlieb, A./Wolff, S. (1999): Evaluation. In: Pelikan, J.M./Wolff. S. (Hrsg.): Das gesundheitsfördernde Krankenhaus. Konzepte und Beispiele zur Entwicklung einer lernenden Organisation. Weinheim/München: Juventa, 80-91

Geißler, H. (1995): Grundlagen des Organisationslernens (2. Auflage), Weinheim: Deutscher Studien Verlag

Gray, J.A.M. (1997): Evidence-based Healthcare. How to Make Health Policy and Management Decisions. New York u.a.: Churchill Livingstone

Hager, W./Leichsenring, F./Schiffler, A. (2000): "Wann ermöglicht eine Therapiestudie direkte Wirksamkeitsvergleiche zwischen verschiedenen Therapieformen?" In: Psychother. Psychosom. med. Psychol. 50, 51-62

Hedberg, B. (1981): How organisations learn and unlearn. In: Nystrom, P.C/Starbuck., W.H.E. (eds.): Handbook of Organizational Design. Adapting Organizations to their Environments, Oxford: Oxford University Press, 3-27

Kazdin, A.E. (1994): Methodology, design, and evaluation in psychotherapy research. In: Bergin, A.E./Garfield, S.L. (eds.): Handbook of Psychotherapy and Behavior Change (4th ed.), New York: Wiley, 19-71

Kazdin, A.E. (1999): The meanings and measurement of clinical significance. In: Journal of Consulting and Clinical Psychology 67, 332-339

Patton, M.Q. (1987): How to Use Qualitative Methods in Evaluation (2nd ed.), Newbury Park u.a.: Sage Publications

Patton, M.Q. (1990): Qualitative Evaluation and Research Methods (2nd ed.), Newbury Park u.a.: Sage Publications

Pfaff, H. (1997): Das lernende Krankenhaus. In: Zeitschrift für Gesundheitswissenschaften 5, 323-342

Pfaff, H. (1999): Organisationsdiagnose im Rahmen des betrieblichen Gesundheitsmanagements. In: Badura, B./Ritter, W./Scherf, M.: Betriebliches Gesundheitsmanagement - ein Leitfaden für die Praxis, Berlin: Edition Sigma, 135-139

Pfaff, H./Bentz, J. (1998): Qualitative und quantitative Methoden der Datengewinnung. In: Schwartz, F.W./Badura, B./Leidl, R./Raspe, H./Siegrist, J. (Hrsg.): Das Public-Health-Buch. Gesundheit und Gesundheitswesen, München u.a.: Urban & Schwarzenberg, 310-328

Pfaff, H,/Bentz, J. (2000): Gestaltung und Qualitätssicherung der betrieblichen Gesundheitsförderung durch organisationales Lernen. In: Gesellschaft für Arbeitswissenschaft (Hrsg.): Komplexe Arbeitssysteme - Herausforderung für Analyse und Gestaltung. Dortmund: GfA-Press, 193-195

Pfaff, H./Bentz, J. (2001): Intervention und Evaluation im DaimlerChrysler Werk Berlin: Das Change Assessment Inventar (CAI) als Evaluationsinstrument des Gesundheitsmanagements. In: Badura, B./Litsch, M./Vetter, C. (Hrsg.): Fehlzeiten-Report 2000, Berlin u.a.: Springer, 176-190

Pfaff, H./Bentz, J./Weiland, E. (2000): Kernprozesse: Diagnostik, Intervention, Evaluation. In: Bertelsmann Stiftung/Hans-Böckler-Stiftung (Hrsg.): Erfolgreich durch Gesundheitsmanagement. Beispiele aus der Arbeitswelt, Gütersloh: Verlag Bertelsmann Stiftung, 175-192

Rossi, P.H./Freeman, H.E./Hofmann, G. (1988): Programm-Evaluation. Einführung in die Methoden angewandter Sozialforschung, Stuttgart: Ferdinand Enke

Siegrist, J. (1996): Soziale Krisen und Gesundheit. Eine Theorie der Gesundheitsförderung am Beispiel von Herz-Kreislauf-Risiken im Erwerbsleben, Göttingen u.a.: Hogrefe

Siegrist, J. (1999): Chancen und Grenzen sozialwissenschaftlicher Evaluationsforschung im Gesundheitswesen. In: Badura, B./Siegrist, J. (Hrsg.): Evaluation im Gesundheitswesen: Ansätze und Ergebnisse, Weinheim/München: Juventa, 43-51

Weiss, C.H. (1974): Evaluierungsforschung. Methoden zur Einschätzung von sozialen Reformprogrammen, Opladen: Westdeutscher Verlag

Willke, H. (1995): Systemtheorie III: Steuerungstheorie. Grundzüge einer Theorie der Steuerung komplexer Sozialsysteme, Stuttgart/Jena: Gustav Fischer

Zink, K.J.,/Mosthaf, F. (2000): Gesundheitsmanagement in Unternehmen mit kleinbetrieblichen Strukturen. In: Gesellschaft für Arbeitswissenschaft (Hrsg.): Komplexe Arbeitssysteme - Herausforderung für Analyse und Gestaltung, Dortmund: GfA-Press, 181-184

Zink, K.J./Thul, M.J. (1998): Gesundheitsassessment - ein methodischer Ansatz zur Bewertung von Gesundheitsförderungsmaßnahmen. In: Müller, R./ Rosenbrock, R. (Hrsg.): Betriebliches Gesundheitsmanagement, Arbeitsschutz und Gesundheitsförderung - Bilanz und Perspektiven, Sankt Augustin: Asgard, 327-348

Teil 2:

Evaluation von Programmen und Angeboten der betrieblichen Gesundheitsförderung

Wolfhard Kohte

Arbeitsschutz und betriebliche Gesundheitsförderung

1. „1988": Erstarrter Arbeitsschutz – dynamische Gesundheitsförderung?

Die Ottawa-Charta der WHO zur Gesundheitsförderung markierte 1986 einen wichtigen Paradigmenwechsel in der Gesundheitspolitik. Mit dem Programm der Gesundheitsförderung wurde nicht ein statisches Ergebnis oder Ziel, sondern ein Prozess in den Mittelpunkt gestellt, der allen Menschen ein höheres Maß an Selbstbestimmung über ihre Gesundheit ermöglichen und sie damit zur Stärkung ihrer Gesundheit befähigen soll, damit sie ein umfassendes körperliches, seelisches und soziales Wohlbefinden erlangen. Gesundheit steht in diesem Kontext für ein positives Konzept, das in gleicher Weise die Bedeutung sozialer und individueller Ressourcen für die psychische und somatische Gesundheit betont. Als ein wichtiger Faktor für Gesundheit wird die Art und Weise, in der Gesellschaft die Arbeit und die Arbeitsbedingungen organisiert, hervorgehoben. Damit zielt Gesundheitsförderung auch darauf ab, sicherere, anregende, befriedigende und angenehme Arbeits- und Lebensbedingungen zu schaffen (s. Ottawa-Charta 1986).

Dieses Konzept fand schnell Eingang in die Debatte um die Kodifikation des SGB V; sowohl das allgemeine Prinzip der Gesundheitsförderung als auch die Möglichkeiten betrieblicher Konkretisierung wurden daher 1988 dem Zuständigkeitsbereich der Krankenkassen zugewiesen. Diesen wurde die Möglichkeit eröffnet, an Maßnahmen zur Verhütung arbeitsbedingter Gesundheitsgefahren mitzuwirken und somit auch auf dem Feld der betrieblichen Gesundheitsförderung initiativ werden zu können.

In der betrieblichen Praxis hatten sich neue Arbeitsformen bereits nach 1980 – zunächst in betrieblichen Projekten in der Stahlindustrie – entwickelt: Gesundheitszirkel wurden gebildet, in denen überschaubare Gruppen aus einer Betriebsabteilung – z. B. die Kranfahrer im Schmelzbetrieb – zusammenkamen, um gemeinsam mit dem zuständigen Vorgesetzten, einem Mitglied des Betriebsrats, dem Betriebsarzt und einer Sicherheitsfachkraft auf der Basis ihres persönlichen Erfahrungswissens die Arbeitsbelastungen und -beanspruchungen zu ermitteln und den Änderungsbedarf und die erforderliche Änderungsrichtung zu beraten. Solche Gruppen wurden als ad-hoc-Gruppen für eine begrenzte Zeitdauer gebildet und zunächst von Mitgliedern einzelner Forschungsgruppen, später vor allem von Repräsentanten der Krankenkassen unterstützt.

Für die Bewegung der Gesundheitszirkel ist typisch, dass die Anstöße und Aktivitäten aus verschiedenen Richtungen kamen, wobei externe Akteure von großer Bedeutung waren, während die professionellen Sicherheitsfachkräfte und die auf Fragen des Arbeitsschutzes spezialisierten Betriebsräte deutlich geringer engagiert waren. Trotz der gesetzlichen Aufforderung zur Kooperation, die durch Empfehlungen der Spitzenverbände bekräftigt wurde, fand auf betrieblicher Ebene zunächst eine Einbeziehung der Träger der Unfallversicherung nur in geringem Umfang statt (Eisenbach et al. 1995: 99, 110).

Als acht Jahre nach Einführung von § 20 SGB V eine Zwischenbilanz gezogen wurde, konnten bereits mehr als 300 Gesundheitszirkel nachgewiesen werden, die in verschiedenen Branchen und Regionen entstanden waren (Slesina 1996: 361). Weitere Untersuchungen zeigten, dass betriebliche Gesundheitsförderung[1] nicht nur in Groß-, sondern zunehmend auch in Mittel- und einigen Kleinbetrieben Fuß gefasst und inhaltlich den Schwerpunkt von der Verhaltens- zur Verhältnisprävention verlagert hatte (Preußner 1997: 877). Keine wichtige Rolle spielten in aller Regel in diesem Prozess die jeweiligen Betriebsärzte, die sich nur in wenigen Betrieben an diesen Aktivitäten beteiligten (Hartmann/Traue 1996: 42, 116ff.; Lenhardt/Rosenbrock 1998: 355, 369)[2]. Dies war umso bemerkenswerter, als ihnen 1973 mit der Kodifikation des Arbeitssicherheitsgesetzes erstmals die Aufgabe der Ermittlung arbeitsbedingter Erkrankungen zugewiesen worden war. Nur in wenigen Betrieben war jedoch diese Aufgabe von den Betriebsärzten aufgenommen worden (Bücker/Feldhoff/Kohte 1994 Rz. 98); das Konzept der Gesundheitzirkel war daher notwendigerweise mit einer Kritik an der traditionellen Arbeitsmedizin verbunden, die sich an den klassischen Kausalitätslehren der Unfallversicherung orientierte und ohne reale Einbeziehung der Betroffenen kaum in der Lage war, deren subjektive Wahrnehmungen zu erfassen und zu verstehen sowie für die Feststellung multifaktorieller Ursachenbündel auszuwerten.

In der wissenschaftlichen Diskussion wurde daher herausgearbeitet, dass mit dem Konzept der Gesundheitszirkel nicht nur ein neues Instrument, sondern auch ein neues Konzept realisiert wurde. Im Gegensatz zum klassischen Arbeitsschutz beruhen die Gesundheitsförderungsmaßnahmen nicht auf gesetzlichen Anordnungen, so dass sie weder durch Verwaltungsakt noch durch ordnungsrechtliche Sanktionen durchgesetzt werden können. Vielmehr sind die Akteure der betrieblichen Gesundheitsförderung auf Kooperation und Konsens angewiesen (dazu Bieback 1990: 77, 79; s. Fromm 1999: 81, 158). Gesundheitsförderungsmaßnahmen und -konzepte bedürfen daher zahlreicher Verein-

---

[1] Insgesamt wurden damals Aktivitäten in mehr als 3000 Betrieben registriert (Fromm 1999: 69), doch soll hier vor allem der Bedeutung der Zirkel nachgegangen werden.
[2] Zurückgeführt wird der faktische Ausschluss der Betriebsärzte vor allem auf deren traditionelle Präventionsphilosophie einer Bekämpfung individuellen Fehlverhaltens.

barungen, von den Absprachen zwischen den Spitzenverbänden bis zu den Regelungen zwischen Krankenkasse und Unternehmer. Auf der arbeitsrechtlichen Ebene findet dieser Konzeptwechsel seine Parallele: Während im gesetzlichen Arbeitsschutz Regelungen der zwingenden Mitbestimmung nach § 87 Abs. 1 Nr. 7 BetrVG unterliegen und durch Spruch der Einigungsstelle entschieden werden können, sind Vereinbarungen zwischen Betriebsrat und Arbeitgeber über die Durchführung von Maßnahmen der betrieblichen Gesundheitsförderung der konsensualen Mitbestimmung des § 88 BetrVG zuzuordnen, so dass solche Regelungen nicht erzwingbar sind.

Kooperation und Konsens bedingen weiter, worauf vor allem Schröer hingewiesen hat (Schröer 1991: 357, 361), dass im Unterschied zum traditionellen Arbeitsschutz, der zentralistisch organisiert ist, Regelungen dezentral zu treffen sind. Die jeweiligen Maßnahmen sollen adressatengerecht auf die Verhältnisse des jeweiligen Betriebs abzielen, so dass nicht Einheit, sondern Pluralität der Maßnahmen angestrebt wird. Mit einer damals in der juristischen Literatur verbreiteten Kategorie wurden die Maßnahmen der betrieblichen Gesundheitsförderung dem autonomen Arbeitsschutz zugeordnet (Slesina et al. 1988: 205, 215ff.; Schröer 1991: 357, 360f.). Dieses Konzept unterschied sich vor allem in drei Richtungen vom klassischen Arbeitsschutz (dazu Slesina/Broekmann 1992: 166, 183ff.):

- Im Konzept der betrieblichen Gesundheitsförderung war von Anfang an ein *erweiterter Gesundheitsbegriff* zugrunde gelegt, der auch die Vermeidung bzw. Verringerung von psychosozialem Stress umfasste und daher nicht nur auf physische Integrität, sondern auch auf menschengerechte Gestaltung der Arbeit abzielte.

- Als wichtiges Element erwies sich der *partizipative Ansatz* dieses Konzepts, das gerade auf die Aktivierung der Beschäftigten für den betrieblichen Arbeits- und Gesundheitsschutz abzielte.

- Schließlich mündete dieses Konzept in einen *ganzheitlichen Ansatz*, der nicht nur einzelne technische Maßnahmen, sondern die Schaffung einer sozialen Arbeitsumwelt und einer gesundheitsförderlichen Organisationskultur zur Aufgabe hatte.

Mit diesen Grundlinien waren zugleich die Kritikpunkte markiert, die in der arbeits- und gesundheitswissenschaftlichen Diskussion am traditionellen System des Arbeitsschutzes in Deutschland herausgearbeitet worden waren. Dieser hatte vor allem seit 1973 zwar ein eindrucksvolles innerbetriebliches Sicherheitsexpertensystem in den Mittel- und Großbetrieben aufgebaut, das zu einer beachtlichen technischen Modernisierung des Arbeitsschutzes beigetragen hatte. Andererseits war es nicht gelungen, eine effektive Integration des betrieblichen Arbeitsschutzsystems in die Gesamtorganisation des Unternehmens zu erreichen und ein Sicherheitsmanagement zu gewährleisten. Fast prophetisch prägnant erwies sich die 1984 formulierte Kritik einer von der ILO entsandten Untersuchungsgruppe, die unter anderem zu folgenden Ergebnissen kam:

„... in vielen Großunternehmen wird der Arbeitsschutz nicht als eine strategische Aufgabe betrachtet, die der Aufmerksamkeit der obersten Betriebsführung bedarf, sondern eher als eine rein mechanische Befolgung von Vorschriften, die ohne weiteres dem unteren Management und den Sicherheitsfachkräften überlassen werden kann. In der Auffassung der Untersuchungsgruppe ist dies eine völlig falsche Beurteilung des Arbeitsschutzes, der eher als integraler Teil der gesamten Betriebsführung, der Investition, der Planung und des Herstellungsverfahrens zu betrachten ist, da die Gefahrenbeseitigung oft am wirkungsvollsten schon im Entwurfsstadium oder durch Einführung einzigartiger Arbeitssysteme vorgenommen werden könnte" (ILO 1984: 63ff.).

Diese Separierung des Arbeitsschutzes wurde daher in der weiteren arbeitswissenschaftlichen Diskussion zutreffend als „drohender Funktionsverlust des jetzigen Arbeitsschutzsystems" qualifiziert (Pröll 1991: 149ff.). Vor allem neuere Entwicklungen, wie z. B. die zunehmende Zahl der Erkrankungen der Wirbelsäule und der Herz- und Kreislaufleiden, sowie die Probleme der in großem Tempo entstehenden Bildschirmarbeitsplätze konnten nicht adäquat oder gar präventiv erfasst werden. Als Gegenmodell wurde in der arbeits- und rechtswissenschaftlichen Diskussion (s. Bieneck 1992: 129ff.; Wlotzke 1990: 417ff.) die europäische Rechtsentwicklung aufgegriffen. Seit 1989 war in einer Reihe von Richtlinien ein neues Konzept des Gesundheitsschutzes am Arbeitsplatz erarbeitet und kodifiziert worden, das von einem ganzheitlichen Ansatz ausging, einen erweiterten Gesundheitsbegriff zugrunde legte und eine präventive betriebliche Politik unter aktiver Einbeziehung der Beschäftigten und ihrer Repräsentanten forderte (Bücker/Feldhoff/Kohte Rz. 1994: 277ff.). Diese Richtlinien, die bis 1992 in das nationale Recht zu transformieren waren, wurden in Deutschland erst 1996 mit der Kodifikation des Arbeitsschutzgesetzes sowie des SGB VII in das Bundesgesetzblatt übersetzt. Damit änderte sich sowohl die politische als auch die theoretische Basis des bisherigen Konzepts der betrieblichen Gesundheitsförderung.

2. Dominanter Arbeitsschutz – schrumpfende Gesundheitsförderung?

Bereits im Sommer 1996 war trotz nachhaltiger Kritik aus den Reihen der Gesundheitswissenschaften die bisherige offene Fassung des § 20 SGB V beseitigt worden. Den Krankenkassen war nur noch ein schmaler Restbestand an Aufgaben der Gesundheitsförderung verblieben; in erster Linie wurde von ihnen nunmehr nur noch erwartet, dass sie Arbeitsunfähigkeitsdaten auswerten und die Ergebnisse den Berufsgenossenschaften und der Arbeitsschutzverwaltung mitteilen – obgleich ohne die Basis der Diskussion in den Gesundheitszirkeln zahlreiche Daten nur schwer interpretierbar waren und ohne die in diesen Dateien nicht enthaltenen Berichte aus dem betrieblichen Arbeitsalltag nur noch einen deutlich geringeren Wert hatten. Die einschneidende Kurskorrektur war populistisch damit begründet worden, dass die Krankenkassen unzulässige

Marketingaktivitäten organisiert hätten; reine Freizeitgestaltung wie z.b. Aerobic und Bauchtanz sei nicht akzeptabel (BT-DS 13/4615: 9); damit war vor allem für die Abschaffung der *betrieblichen* Gesundheitsförderung in keiner Weise eine adäquate Begründung formuliert (Hauck-Gerlach § 20 Rz. 6ff.).

Diese desolate Form der Gesetzgebung verdeckte allerdings nur die Probleme, die mit der Kodifikation eines neuen Arbeitsschutzrechts für das bisherige Konzept der betrieblichen Gesundheitsförderung entstanden waren. Wesentliche Kritikpunkte am traditionellen Arbeitsschutz waren durch das neue Gesetz und die zusätzlichen Verordnungen – z. B. zur Bildschirmarbeit und zur Lastenhandhabung – aufgegriffen worden. Das neue Arbeitsschutzrecht legt nunmehr ein erweitertes Gesundheitsverständnis zugrunde, das nicht nur auf Schutz vor Beeinträchtigung der physischen Integrität abzielt, sondern auch „die durch Arbeitsbedingungen beeinflussbaren psychischen Befindlichkeiten, insbesondere psychosomatische Zustände" (BVerwG NZA 1997: 482) umfasst; die – ebenfalls auf einer EG-Richtlinie beruhende – Neugestaltung des Arbeitszeitrechts verlangt eine Orientierung der Nacht- und Schichtarbeit am menschlichen Arbeitsrhythmus und damit an den gesicherten arbeitswissenschaftlichen Erkenntnissen (§ 6 ArbZG). Die Konstrukteure von Maschinen haben nach der RL 89/392, die durch die 9. GSGV 1993 in das deutsche Recht übernommen worden ist, diese so zu konstruieren, dass „Belästigung, Ermüdung und psychische Belastung (Stress) des Bedienungspersonals" zu vermeiden bzw. zumindest zu reduzieren sind; die Arbeitgeber haben in ihrer Rolle als Käufer solcher Maschinen nach der Arbeitsmittelbenutzungsverordnung (AMBV) dieses Kriterium bei der Auswahl und Beschaffung von Maschinen zu beachten (Kohte 2000: 23ff., 29). Innerbetrieblich ist nunmehr für jeden Arbeitsplatz eine Gefährdungsbeurteilung vorzunehmen, die sich bei Bildschirmarbeit auch auf die möglichen psychischen Belastungen am Arbeitsplatz zu erstrecken hat. Konsequent werden schließlich in § 2 ArbSchG diese Anforderungen dem aus der deutschen Diskussion bekannten Begriff der menschengerechten Gestaltung der Arbeit zugeordnet, die seit 1996 jedem Arbeitgeber als verpflichtende Aufgabe zugewiesen ist.

Die Arbeitnehmer sollen nunmehr nicht mehr – wie in der früheren Praxis – ausschließlich „Gegenstand" (dazu anschaulich Slesina/Broekmann 1992: 166, 168) von Untersuchungen und Anweisungen sein; für arbeitsmedizinische Vorsorgeuntersuchungen ist als Regelfall nicht mehr die Pflichtuntersuchung, sondern die vom Arbeitnehmer freiwillig anzufordernde Untersuchung vorgesehen. Nicht nur Betriebsräte, sondern auch Arbeitnehmer sind vor Umgestaltungen der jeweiligen Arbeitsbedingungen zu hören; in Konfliktfällen ist den Beschäftigten bei akuter Gefahr das Recht zur Einstellung der Arbeit zuerkannt.

Mit diesen gesetzlichen Neuregelungen stellte sich die Frage nach dem Verhältnis von Arbeitsschutz und betrieblicher Gesundheitsförderung neu, da nunmehr zahlreiche bisher freiwillige Aktivitäten der Gesundheitsförderung zum verpflichtenden Arbeitsschutz rechneten. Verschärft wurde diese Frage durch die Bestimmung des Art. 6 Abs. 5 der EG-Rahmenrichtlinie 89/391, dass Kosten des Arbeitsschutzes auf keinen Fall von den Arbeitnehmern zu tragen seien. Nachdem 1996 dieser Grundsatz in § 3 Abs. 3 ArbSchG kodifiziert war, musste für die Zukunft berücksichtigt werden, dass die paritätisch aufgebrachten Mittel der Krankenkassen nicht für solche Aufgaben einzusetzen waren, die zum verpflichtenden Arbeitsschutz rechnen (BT-DS 14/1245: 62; Wannagat-Mroczynski, SGB V § 20 Rz. 16; KassKomm-Höfler § 20 Rz. 15; Rosenbrock 2001: 22, 24).

Bei vordergründiger Betrachtung lässt sich daraus ableiten, dass betriebliche Gesundheitsförderung nur noch als Restgröße eines dominanten Arbeitsschutzes, der neues Selbstbewusstsein und neue Organisationsmacht gewonnen hat, verstanden werden kann. Aber auch eine solche Perspektive greift zu kurz.

3. Kooperation von Arbeitsschutz und betrieblicher Gesundheitsförderung

Trotz des rapiden Einschnitts im Jahr 1996 wurden in einer Reihe von Betrieben weiterhin Gesundheitszirkel gebildet und Maßnahmen der betrieblichen Gesundheitsförderung praktiziert (dazu z.B. Gröben/Bös 1999: 68ff.). Die 1997 in der Luxemburger Deklaration zur betrieblichen Gesundheitsförderung in der Europäischen Union hervorgehobene Bedeutung betrieblicher Gesundheitsförderung[3] durch Verbesserung der Arbeitsorganisation und der Arbeitsbedingungen sowie durch Förderung einer aktiven Mitarbeiterbeteiligung blieb auf der Tagesordnung, so dass die Korrektur des § 20 SGB V nur eine Frage der Zeit war. Mit der GKV-Gesundheitsreform 2000 wurde § 20 SGB V wiederum nachhaltig geändert; der Handlungsrahmen der Krankenkassen wurde erweitert, ihnen wurde die Möglichkeit eingeräumt, „den Arbeitsschutz ergänzende Maßnahmen der betrieblichen Gesundheitsförderung" durchzuführen. Damit waren die Vorgaben des EG-Rechts und des § 3 Abs. 3 ArbSchG aufgenommen; zu klären war – und ist – allerdings, worauf sich die ergänzenden Maßnahmen beziehen können.

Unproblematisch ist weitgehend die Ebene der verhaltensbezogenen Prävention: Von der Modernisierung der Betriebsverpflegung und der Änderung der Ess- und Trinkgewohnheiten bis zur Rückenschule spannt sich ein weiter Bogen, der den Pflichten- und Zuständigkeitsbereich des Arbeitgebers überschreitet. In der neueren arbeitsgerichtlichen Judikatur ist z. B. zur Statuierung von Rauchverboten zutreffend herausgearbeitet worden, dass diese zwar zum Schutz anderer Arbeitnehmer vor gesundheitlichen Beeinträchtigungen zulässig seien, jedoch weder vom Arbeitgeber allein noch von den Betriebsparteien in

---

[3] Im europäischen Recht wiederholt sich der Dualismus zwischen Arbeitsschutz und Gesundheitsförderung: diese wird nach dem Beschluss 645/96/EG auf Art. 129 EGV (jetzt 152 EG), der Arbeitsschutz dagegen auf Art. 118 a EGV (jetzt 137 EG) gestützt.

einer gemeinsamen Betriebsvereinbarung als verpflichtendes Element persönlicher Gesundheitserziehung eingesetzt werden dürften (BAG NZA 1999: 546, 549). Insoweit besteht auch in der sozialrechtlichen Literatur eine weitgehende Übereinstimmung, dass solche Aktivitäten den Krankenkassen nach § 20 Abs. 2 SGB V nunmehr eröffnet seien (Kuhn/Gensch 2000:116; Coenen/Bindzius 2000: 502, 505).

Dagegen scheinen auf den ersten Blick verhältnisbezogene Maßnahmen der betrieblichen Gesundheitsförderung den Krankenkassen versperrt zu sein. Die in den bisherigen Zirkeln regelmäßig diskutierten Maßnahmen der Verringerung körperlicher Belastungen und der Verbesserung der Arbeitsorganisation (Slesina et al. 1998: 114ff., 140ff.; Heid/Winterwerber 1999: 111, 133ff.) lassen sich nach neuem Recht regelmäßig zumindest der Grundpflicht des Arbeitgebers aus § 3 ArbSchG zuordnen, so dass sich hier eine strikte Grenze zu befinden scheint. Gleichwohl täuscht aus meiner Sicht dieser Eindruck in mehrfacher Hinsicht.

Die erste Öffnung ergibt sich aus der Methode des Gesundheitszirkels; auch wenn der Arbeitgeber verpflichtet ist, Lärm zu mindern, neue Bildschirme zu installieren und andere Arbeitsmittel zu beschaffen, so ist er doch nicht verpflichtet, zur Gefährdungsermittlung das Mittel des Gesundheitszirkels zu wählen. Die von ihm verlangte Anhörung der Arbeitnehmer und die in § 8 BGV A 4 (früher VBG 1) statuierte Förderung der Mitwirkung der Versicherten stellen nur allgemeine Anforderungen, die auch durch eine Abteilungsversammlung oder durch eine Intranet-Kommunikation gewährleistet werden können. Das anspruchsvolle Konzept des Gesundheitszirkels gehört rechtlich nicht zum verpflichtenden Muster des Gesundheitsschutzes, das seit 1996 von jedem Arbeitgeber verlangt wird, so dass es konsequenterweise zu den ergänzenden Maßnahmen rechnet, die den Krankenkassen in § 20 SGB V eröffnet sind (ebenso Kuhn/Gensch 2000:115, 116ff.)[4].

Beachtlich ist in diesem Zusammenhang weiter die Auslegung des Gesundheitsbegriffs. Obgleich im neueren Arbeitsschutzrecht nicht mehr der traditionelle Gesundheitsbegriff zugrunde gelegt wird, besteht trotzdem in der deutschen Literatur weitgehend Einigkeit, dass nicht der für die betriebliche Gesundheitsförderung, die sich an der Ottawa-Deklaration der WHO orientiert, maßgebliche Gesundheitsbegriff der WHO eines umfassenden Wohlbefindens zugrunde zu legen ist, sondern der insoweit engere Gesundheitsbegriff der ILO. In Art. 3 e des ILO-Übereinkommens Nr. 155 über Arbeitsschutz und Arbeitsumwelt wird definiert, dass der Begriff Gesundheit im Zusammenhang mit der Arbeit nicht nur das Freisein von Krankheit oder Gebrechen, sondern auch die physischen und geistig-seelischen Faktoren umfasst, die sich auf die Gesundheit auswirken und die in unmittelbarem Zusammenhang mit der Sicherheit und der Gesundheit bei der Arbeit stehen (Kohte in: Wlotzke-Richardi 2000: 26f.;

---

[4] Coenen/Bindzius gehen in ihrem Text zur betrieblichen Gesundheitsförderung nach neuem Recht auf die betrieblichen Gesundheitszirkel nicht ein.

ebenso Wlotzke 2000, § 206 Rz. 37 und Anzinger/Bieneck ASiG § 1 Rz. 22). Damit erweist sich auch hier die Differenzierung von Arbeitsschutz und Gesundheitsförderung als möglich und sachgerecht.

Die Erörterungen der Gesundheitszirkel zielen sowohl auf die Erkenntnis des Zusammenhangs von Arbeitsbedingungen und Gesundheit bzw. Krankheit als auch auf daraus sich ergebende Korrektur- und Verbesserungsmaßnahmen. Damit scheinen sich diese Umsetzungsmaßnahmen auf dem Feld des verpflichtenden Arbeitsschutzes zu bewegen; wiederum muss jedoch differenziert werden. Selbstverständlich gibt es Umsetzungsmaßnahmen, so z.b. die Einhaltung der Lärmgrenzwerte nach § 15 ArbStättV und die Einführung technischer und organisatorischer Lärmschutzmaßnahmen, die unmittelbar zum verpflichtenden Arbeitsschutz im Rahmen der allgemeinen Gefahrenabwehr rechnen. Daneben finden sich jedoch auch Maßnahmen, die in das bisherige arbeitsmedizinische und -wissenschaftliche Niemandsland vorstoßen: Welche Belastungen erträgt die menschliche Wirbelsäule? Bei welchen Haltungen, Gewichtswiederholungen und Frequenzen müssen Grenzen gezogen werden? Die bisherigen arbeitswissenschaftlichen Erkenntnisse im Bereich der Lastenhandhabung sind noch vage, die Kausalzusammenhänge sind nachhaltig umstritten, wie die Diskussionen um die Anerkennung von Berufskrankheiten nach der BK 2108 zeigen (Kater/Schürmann in Berufskrankheiten 2000: 141ff.). Der Arbeitgeber, der nach § 4 ArbSchG gesicherte arbeitswissenschaftliche Erkenntnisse bei der Bekämpfung und Vermeidung von Gefährdungen zu berücksichtigen hat, befindet sich nicht notwendigerweise im Bereich des unbedingt verpflichtenden Arbeitsschutzes, wenn er sich entschließt, noch offene innovatorische Überlegungen im Betrieb anzuwenden. Betriebliche Gesundheitsförderung, die z. B. eine Rückenschule mit der Erfassung der eigenen Arbeitsbedingungen, Gesundheitsberichterstattung und verhaltens- und verhältnisbezogenen Konsequenzen verbindet (dazu das Beispiel bei Hartmann/Traue 1996: 124ff. und die Überlegungen von Rosenbrock 2001: 22, 27), kann nicht nur zu realistischen Gefährdungsbeurteilungen führen, sondern auch dazu beitragen, dass arbeitswissenschaftliche Erkenntnisse über den Zusammenhang von Last und Krankheit, Haltung und Gesundheit, Arbeitszeit und -organisation und Wirbelsäule gewonnen bzw. präzisiert werden. Je mehr solche Anhaltspunkte und Erkenntnisse in epidemiologischen Studien bestätigt werden, desto eher können sie wiederum als gesicherte arbeitswissenschaftliche Erkenntnisse gesetzliche Handlungspflichten des Arbeitgebers herbeiführen, so dass zwischen betrieblicher Gesundheitsförderung, (betrieblicher) Epidemiologie und Arbeitsschutz ein nachhaltiger Zusammenhang besteht: Je genauer die Gesundheitszirkel arbeiten und je besser deren wissenschaftliche Begleitung ist, desto eher können sie Weiterentwicklungen des gesetzlichen Arbeitsschutzes bewirken. Ebenso kann auf diese Weise die in § 9 Abs. 8 SGB VII normierte Aufgabe der Berufsgenossenschaften, neue Erkenntnisse zur Entstehung und Zuordnung von Berufskrankheiten zu gewinnen, gefördert werden (Gensch 2001: 209).

Damit sind Arbeitsschutz und betriebliche Gesundheitsförderung aufeinander angewiesen: Ein moderner und partizipativer Arbeitsschutz mit einem erweiterten Gesundheitsverständnis ist eine unverzichtbare Basis für jegliche betriebliche Gesundheitspolitik; dieser Arbeitsschutz hat notwendigerweise verpflichtenden Charakter und ist mit den Mitteln individualarbeitsrechtlicher, kollektivarbeitsrechtlicher und verwaltungsrechtlicher Rechtsdurchsetzung zu realisieren, weil der vertragliche Interessenausgleich allein eine hinreichende Berücksichtigung der gesundheitlichen Belange der Beschäftigten nicht gewährleistet (so BVerfG NZA 1992: 270, 273). Andererseits erfolgt die Fortentwicklung dieses Arbeitsschutzes und seine Anpassung an ständig neue Arbeitsbedingungen nicht vorrangig durch neue Gesetze oder Anordnungen der Aufsicht, sondern in erster Linie durch die freiwillig übernommenen Aktivitäten der Betroffenen, die als Sachwalter ihrer Interessen handeln und damit zugleich auch für andere neue Wege öffnen und markieren. Insofern ist die zentrale Aufgabe der Konkretisierung des § 20 Abs. 2 SGB V die Erkenntnis und Unterstützung der jeweiligen Wechselwirkungen und der gegenseitigen Förderung des verpflichtenden und des ergänzenden Arbeitsschutzes.

Literatur

Anzinger, R./Bieneck, H.-J. (1998): Arbeitssicherheitsgesetz, Heidelberg: Verlag Recht und Wirtschaft

Bieback, K.-J. (1990): Gesundheitsförderung – Gestaltungsmöglichkeiten durch eigene Aktivitäten und Kooperation. In: DOK 72, 77-83

Bieneck, H.-J. (1992): Der Beitrag der Arbeitswissenschaft zur Weiterentwicklung des Arbeitsschutzes. In: Zeitschrift für Arbeitswissenschaft 46, 129-132

Bücker, A./Feldhoff, K./Kohte, W. (1994): Vom Arbeitsschutz zur Arbeitsumwelt, Neuwied u.a.: Luchterhand

Coenen, W./Bindzius, F. (2000): Gesundheitsschutz und Gesundheitsförderung bei der Arbeit unter dem Blickwinkel der Berufsgenossenschaften. In: Die Berufsgenossenschaft 52, 502-507

Eisenbach, B./Fiedler, M./Teske, U./Zinke, E. (1995): Die Bestandsaufnahme und Perspektive der betrieblichen Gesundheitsförderung. In: WSI-Mitteilungen 48, 99-110

Fromm, C. (1999): Betrieblicher Gesundheitsschutz und soziale Selbstverwaltung, Münster: Lit Verlag

Gensch, R. (2001): Der neue § 20 SGB V aus Sicht der Arbeitsschutzverwaltung. In: Landesverband Berlin, Brandenburg, Mecklenburg-Vorpommern der gewerblichen Berufsgenossenschaften (Hrsg.): Berufskrankheiten 2000, Berlin: Erich Schmidt

Gröben, F./Bös, K. (1999): Praxis betrieblicher Gesundheitsförderung. Berlin: Edition Sigma

Hartmann, S./Traue, H. (1996): Gesundheitsförderung und Krankheitsprävention im betrieblichen Umfeld, Ulm: Universitätsverlag

Hauck, K. (Hrsg.) (2000): SGB V, Berlin: Erich Schmidt

ILO – Internationale Arbeitsorganisation (1984): Bericht der dreigliedrigen Untersuchungskommission über die Wirksamkeit der Arbeitsaufsicht in der Bundesrepublik Deutschland. Internationales Arbeitsamt, Genf

Heid, S./Winterwerber, S. (1999): Gesundheitszirkel als Instrument betrieblicher Gesundheitsförderung. In: Bieback. K.-J./Oppolzer, A. (Hrsg.): Strukturwandel des Arbeitsschutzes, Opladen: Leske + Budrich, 111-143

Kohte, W. (2000): Arbeitsschutzrecht im Wandel – Strukturen und Erfahrungen. In: Dieterich, T. (Hrsg.): Jahrbuch des Arbeitsrechts, Bd. 37, Berlin: Erich Schmidt, 21-40

Kuhn, J./Gensch, R. (2000): Betriebliche Gesundheitsförderung, Verhütung arbeitsbedingter Gesundheitsgefahren, Arbeitsschutz. In: sicher ist sicher 51, 115-117

Lenhardt, U./ Rosenbrock, R. (1998): Bedingungs- und Akteurkonstellationen für Gesundheitsförderung im Betrieb. In: Bamberg, E./Ducki, A./Metz, A.-M. (Hrsg.): Handbuch betriebliche Gesundheitsförderung, Göttingen: Verlag für Angewandte Psychologie, 355-373

Niesel, K. (Hrsg.) (2000): Kasseler Kommentar Sozialversicherungsrecht, München: Beck

Ottawa-Charta 1986. In: v. Troschke, J./Reschauer, J./Hoffmann-Markwald, A. (Hrsg.) (1996): Die Bedeutung der Ottawa-Charta für die Entwicklung einer New Public Health in Deutschland, Freiburg: druckwerkstatt im grün, 182-187

Preußner, I. (1997): Bestandsaufnahme der betrieblichen Gesundheitsförderung. In: WSI-Mitteilungen 50, 877-884

Pröll, U. (1991): Arbeitsschutz und neue Technologien, Opladen: Westdeutscher Verlag

Rosenbrock, R. (2001): Der neue § 20 SGB V als Gestaltungsherausforderung für die Selbstverwaltung der GKV. In: Die Betriebskrankenkasse 89, 22-27

Schröer, A. (1991): Entwicklung und Perspektiven des Arbeitsschutzes. In: Die Betriebskrankenkasse 79, 357-363

Slesina, W. (1996): Betriebliche Gesundheitszirkel - Eine Zwischenbilanz. In: Brandenburg, U./Kuhn, K./Marschall, B./Verkoyen, C. (Hrsg.): Gesundheitsförderung im Betrieb, Bremerhaven: Wirtschaftsverlag NW, 361-374

Slesina, W./Schröer, A./Ferber, Chr. von (1988): Soziologie und menschengerechte Arbeitsgestaltung. Arbeitsschutz, ein Berufsfeld für Soziologen? In: Soziale Welt 39, 205-223

Slesina, W./Broekmann, M. (1992): Gesundheitszirkel zur Verstärkung des Gesundheitsschutzes im Betrieb. In: Arbeit 1, 166-186

Slesina, W./Beuels, F.-R./Sochert, R. (1998): Betriebliche Gesundheitsförderung, Weinheim/München: Juventa

Wannagat, G. (Hrsg.) (2000): SGB V, Köln: Heymanns

Wlotzke, O. (1990): EG-Binnenmarkt und Arbeitsrechtsordnung – Eine Orientierung. In: Neue Zeitschrift für Arbeitsrecht (NZA), 417-423

Wlotzke, O./Richardi, R. (Hrsg.) (2000): Münchener Handbuch zum Arbeitsrecht, 2. Aufl., München: Beck

Ulrich Stößel, Martina Michaelis

Interventionsstrategien und evaluierte Effekte betrieblicher Gesundheitsförderung zur Verhütung arbeitsbedingter Muskel- und Skelett-Erkrankungen

1. Einleitung

In kaum einem anderen Bereich der arbeitswissenschaftlichen und arbeitsmedizinischen Forschung hat es in den letzten 30 Jahren eine solche Zunahme an wissenschaftlicher Beschäftigung mit einem Gegenstandsbereich gegeben wie in dem hier vorzustellenden Feld. Muskuloskelettale Beschwerden und Erkrankungen (MSE) galten bis Anfang der 70er Jahre als ein Beschwerdekomplex, für den relativ wenige Erkenntnisse hinsichtlich einer beruflichen Bedingtheit der Beschwerden und Erkrankungen vorlagen. Seit dieser Zeit allerdings hat es eine geradezu rasante Zunahme an Forschungserkenntnissen gegeben, wie eine jüngere NIOSH-Übersicht (Bernard 1997) mit dem Verweis auf mehr als 6000 Zeitschriftenartikel zeigt.

Allerdings ist bis heute noch keine endgültige Aussage darüber möglich, in welchem *Ausmaß* eine Kausalbeziehung zwischen MSE und physikalischen Arbeitsfaktoren hergestellt werden kann. Wie Tabelle 1 ausweist, konnte zwar für einzelne Beschwerdeformen ein solcher Kausalzusammenhang – mit unterschiedlich starker Beweisqualität – belegt werden (insbesondere für haltungsbedingte Nacken- bzw. Schulterschmerzen sowie Rückenschmerzen, letztere in Verbindung vor allem mit schweren Hebe- und Tragetätigkeiten). Gleichwohl macht die bis heute nicht vollständig ergründete und äußerst heterogene Ätiologie von MSE deutlich, dass eine strenge Beweisführung für ausschließlich physische Belastungsfaktoren nicht zu erbringen ist. Dies zeigt die Integration psychischer/psychosozialer Einflussfaktoren in jüngere Forschungsbemühungen (s. Weiser/Cedraschi 1992) ebenso wie die Untersuchung regionaler bzw. kultureller Unterschiede in der Häufigkeit von MSE mit der paradoxen Einsicht, dass in den westlichen Industrieländern trotz sinkender physischer Arbeitsbelastungen ein dramatischer Anstieg an Rückenerkrankungen zu verzeichnen ist, der derzeit nicht erklärt werden kann (Sanders et al. 1992).

Tab. 1: Hinweise für eine Kausalbeziehung zwischen Arbeitstätigkeiten und MSE in verschiedenen Körperregionen (nach Bernard 1997)

Risikofaktoren für MSE	Beweisqualität		
	Stark	Mäßig	Unzureichend
Nacken/Schulter:			
Repetitive Arbeit		••	
Kraft		••	
Körperhaltung	•••		
Vibration			•
Schulter:			
Repetitive Arbeit		••	
Kraft			•
Haltung		••	
Vibration			•
Ellbogen:			
Repetitive Arbeit			•
Kraft		••	
Körperhaltung			•
Kombination	•••		
Hand/Handgelenk:			
1. Karpal-Tunnelsyndrom:			
Repetitive Arbeit		••	
Kraft		••	
Körperhaltung			•
Vibration		••	
Kombination	•••		
2. Tendinitis:			
Repetitive Arbeit		••	
Kraft		••	
Körperhaltung		••	
Kombination	•••		
3. Hand/Arm:			
Vibration	•••		
Rücken:			
Heben, kraftv. Bew.	•••		
Ungünstige Körperhaltung		••	
Körperl. Schwerarbeit		••	
Ganzkörpervibration	•••		
Stat. Arbeitshaltung			•

Die Autoren eines neueren, allein Kohortenstudien berücksichtigenden Reviews (Hoogendorn et al. 1999) betonen daher, dass vor der Festlegung von Interventionsprioritäten eine genauere Effektbestimmung der Arbeitsbedingtheit bestimmter muskuloskelettaler Beschwerden erforderlich ist. Dies kann als eine erste wichtige Ausgangsbedingung für eine angemessene Planung und Evaluation betrieblicher Gesundheitsförderungsmaßnahmen gelten.

Eine zweite Vorbemerkung muss die Tatsache reflektieren, dass viele der nachfolgend erörterten Maßnahmen nicht eindeutig dem klassischen Stufenparadigma der primären, sekundären oder tertiären Prävention zuzurechnen sind. Zu oft mischen sich entweder auf der Interventionsseite die Anteile, oder die Ziel- und Teilnehmergruppen der Maßnahmen lassen sich nicht eindeutig danach differenzieren, ob die Maßnahme bei allen Teilnehmern ausschließlich vorbeugenden Charakter hat.

Eine dritte Vorbemerkung schließlich muss die vom Setting-Ansatz der Gesundheitsförderung her resultierende Komplexität berücksichtigen, wonach Maßnahmen der Gesundheitsförderung sowohl als isolierte, am Risikofaktorenkonzept orientierte Angebote denkbar sind, die den Arbeitsplatz als „Angebotsort" nutzen, als auch als integrale Bestandteile einer in die Unternehmenskultur implementierten Gesundheitsförderungsphilosophie vorstellbar sind.

Insofern sieht sich die Evaluationsthematik bei MSE zahlreichen Fragen gegenüber, auf die die allgemeine Evaluationsdiskussion nur teilweise Antworten bereithält. Dies schließt auch die Frage ein, inwieweit der in der Ottawa-Charta enthaltene „Empowerment"-Gedanke der Gesundheitsförderung auch bei den MSE-bezogenen Maßnahmen ein sinnvolles Element der Auseinandersetzung des Einzelnen mit seinem Vorsorgeverhalten bzw. der Auseinandersetzung mit seinen Beschwerden darstellt.

Ziel dieses Beitrags ist es deshalb, das spezifische Belastungs- und Beanspruchungsgeschehen bei MSE und dessen Berücksichtigung in den verschiedenen Gesundheitsförderungsansätzen hinsichtlich der Evaluierbarkeit und der bislang erzielten Ergebnisse einer kritischen Überprüfung zu unterziehen, um daraus Empfehlungen für zukünftige Evaluationsvorhaben im Bereich der MSE abzuleiten. Dabei werden wir uns wesentlich auf Erfahrungen stützen, die im internationalen Rahmen bei der Evaluation von MSE-Interventionen gewonnen wurden und die wir u.a. auch im Zusammenhang mit einem Auftrags-Projekt zur Entwicklung von Evaluationskriterien für Arbeitsplatzprogramme zur Prävention von MSE entwickelt haben (Stößel et al. 1998). Darüber hinaus sollen Meta-Analysen – z.B. über Rückenschulprogramme und deren evaluierte Effekte – Eingang in diese Darstellung finden, auch wenn diese Arbeiten zum Teil keinen unmittelbaren Bezug zu Arbeitsplatzprogrammen haben.

2. Präventionsansätze im Betrieb zur Verhütung arbeitsbedingter MSE

In weitgehender Übereinstimmung mit der in den beiden letzten Jahrzehnten veröffentlichten Literatur lassen sich die Präventionsansätze grob in solche mit eher *verhaltens-* und solche mit eher *verhältnispräventiver* Ausrichtung gliedern. Oft findet sich auch ein Mischtypus, der beide Strategieebenen zu verbinden sucht.

Für die *verhaltensbezogenen* Ansätze ist die aus der Verhaltenstherapie abgeleitete theoretische Grundannahme kennzeichnend, wonach ein erlerntes fehlangepasstes Verhalten auch wieder umerzogen werden kann. Dies bezieht sich insbesondere auf Haltungsmuster, Bewegungsabläufe, Hebe-, Trage- und Bewegungstätigkeiten, aber auch auf den Umgang mit psychosozialen Stressoren der Arbeitsumgebung. Wie Bongers/de Winter (1992) in einer Reviewarbeit zu den möglichen Zusammenhängen zwischen MSE und psychosozialen Belastungen herausfanden, können die nach dem Job-Strain-Modell von Karasek und Theorell (1990) bekannten Faktoren (Stress, zu hohe oder zu niedrige Arbeitsanforderungen, geringe Kontrollmöglichkeiten, Mangel an sozialer Unterstützung etc.) auf das Belastungsgeschehen und das Bewältigungshandeln Einfluss haben, ohne dass der genaue ätiologische Wirkzusammenhang mit Rückenschmerzen eindeutig geklärt werden kann.

Grundsätzlich zielen *verhaltenspräventive* Ansätze auf einen Lern- und Übungsprozess, bei dem die Steuerungsressourcen wesentlich bei der Person selbst gesehen werden. In diesem Sinne sind Maßnahmen wie Muskelaufbautraining, Gesundheitssport, Pausen- und Auflockerungsgymnastik, Funktionsgymnastik oder Entspannungskurse neben den zahlreichen Rückenschulangeboten diesem Ansatz zuzurechnen.

Davon abgrenzen lassen sich *verhältnispräventive* Ansätze, die im wesentlichen folgende Ebenen umfassen:

- ergonomische Verbesserungen des Arbeitsplatzes bzw. der Arbeitsumgebung (Hilfsmittel, Reduktion des Gewichts von Lasten),

- arbeitsorganisatorische Maßnahmen (Neustrukturierung der Arbeit, Arbeitszeiten etc.),

- Verbesserung betrieblicher Sozial- und Arbeitsbeziehungen (Stärkung positiver Ressourcen).

Zusammenfassend ist also die Auswahl von Maßnahmen (konkretes Angebot) und Strategien (Durchsetzung bzw. Implementation) abhängig von Begründungen, die einerseits aus dem analysierten Belastungsgeschehen heraus plausibel erscheinen, die andererseits aber auch einer bestimmten „Interventionsphilosophie" folgen, also bewusst ein eher organisationswissenschaftliches denn ein

Risikofaktoren-Konzept verfolgen. Beides hat Konsequenzen für die Gestalt der Evaluation.

3. Effekte verschiedener Typen betrieblicher Gesundheitsförderungsmaßnahmen bei MSE

Zur Bewertung der Erfolgsaussichten und Effekte unterschiedlicher betrieblicher Programme zur Primärprävention arbeitsbedingter Schädigungen des Bewegungsapparates wurden in den vergangenen Jahren mehrere Meta-Analysen oder Reviewarbeiten vorgelegt (Kilbom 1988; Wickström 1992; Osterholz 1993; Lenhardt 1994; Hagberg et al. 1995; Karas/Conrad 1996).

In einem neueren Review unserer Forschungsgruppe (Stößel et al. 1998) wurden 53 Interventionsstudien einer Bewertung nach methodischen Kriterien unterzogen, deren wichtigste Ergebnisse hier im folgenden zusammengefasst wiedergegeben werden sollen. Unterschieden wird in Rückenschulprogramme, Vermittlung von Arbeitstechniken, Fitness- und Muskeltraining und arbeitsplatzergonomische Maßnahmen.

3.1 Rückenschulprogramme

Die Definition der Interventionsmaßnahme „Rückenschule" folgt keiner international einheitlichen Konvention oder Theorie. Gleichwohl lässt sich als Basiselement eine „Treatment"-Komponente neben optionalen oder fakultativen Anteilen feststellen (Maier-Riehle/Härter 1996).

Grundsätzlich können bei *weniger intensiven* Rückenschulprogrammen (weniger als fünf Stunden Unterricht) keine Effekte irgendwelcher Art nachgewiesen werden. Aber auch *intensivere* Rückenschulprogramme (mehr als fünf Stunden Unterricht) scheinen im Hinblick auf die Häufigkeit von MSE *an sich* keine Reduktion zu versprechen. Dieses Ergebnis wird auch von anderen in jüngster Zeit durchgeführten Meta-Analysen zur Wirksamkeit von Rückenschulen bestätigt (Scheer et al. 1995; Maier-Riehle/Härter 1996; van der Weide et al. 1997). Gerade die Studie von Maier-Riehle/Härter (1996) (s. Tab. 2) kann wegen ihrer methodischen Stringenz als ein gutes Beispiel dafür angeführt werden, dass bei genauerer und methodisch sauberer Analyse einige der von den Anbietern selbst behaupteten Effekte keine Evidenz haben. Der für Rückenschulen unterstellte Wirkzusammenhang, wonach durch eine Verbesserung der kognitiven Voraussetzungen bei den Probanden eine Änderung hin zum rückengerechten Verhalten erfolge, das seinerseits dann mit einer geringeren verspürten Schmerzintensität, einer Verringerung alltäglicher Funktionseinschränkungen bis hin zu einer geringeren Inanspruchnahme medizinischer Behandlungen und Leistungen reiche, ist so nicht nachweisbar:

„Diese hypothetische Kausalkette kann durch die Ergebnisse der durchgeführten Metaanalyse nicht bestätigt werden: Obwohl die Rückenschule ein-

deutige Effekte beim Wissen über Rückenschulinhalte und beim rückengerechten Verhalten erzielt, ist bei der Schmerzintensität und der alltäglichen
Funktionseinschränkung keine Wirkung der Rückenschule zu verzeichnen"
(dies.: 215f.).

Zu ähnlichen Feststellungen kommt eine von der Forschungsgruppe um Raspe
(Lühmann et al. 1997) durchgeführte Studie, die Rückenschulprogramme als
medizinische Technologie evaluiert hat. Auch wenn in dieser Untersuchung
Arbeitsplatzprogramme unberücksichtigt blieben, kommt sie zu einem ähnlichen Ergebnis. Rückenschulen, ausschließlich aus dem Blickwinkel einer pri-
märpräventiven Maßnahme für die Allgemeinbevölkerung betrachtet, müssen
nach bisher vorliegenden Studienergebnissen als nicht effektiv erachtet werden.

Gleichwohl lassen sich für einige evaluierte Angebote, bei denen auch das Setting (ambulant oder während der stationären Rehabilitation) eine mögliche Rolle gespielt haben kann, Einzeleffekte belegen.

**Tab. 2: Ergebniskategorien für die Bewertung der Effekte von Rücken-
schulen (nach Maier-Riehle/Härter 1996)**

Kategorie	Inhalt
1	Schmerzintensität
2	Erneute Rückenbeschwerden
3	Alltägliche Funktionseinschränkungen
4	Ausfallzeiten
5	Inanspruchnahme des Gesundheitssystems
6	Schmerzmitteleinnahme
7	Spinale Mobilität
8	Muskelstärke im Rumpfbereich
9	Wissen über Rückenschulinhalte
10	Rückengerechtes Verhalten
11	Durchführung von Rückengymnastik
12	Schmerzbewältigung
13	Psychisches Befinden
14	Allgemeiner Gesundheitszustand

Einen nachweisbaren Effekt hatten manche intensive Rückenschulmaßnahmen
in unserem Review auf die Häufigkeit und Dauer der *Arbeitsunfähigkeit*, der
sich auch über einen längeren Zeitraum nach Beendigung des Programms als
stabil erwies und damit einen positiven Beitrag für das Kosten-

Nutzenverhältnis des Programms hatte. Auch scheinen intensive Rückenschulprogramme neben der *Steigerung der Rückenfunktionskapazität* einen Einfluss auf die *Schmerzintensität* und die Häufigkeit von *Arztbesuchen* im Zusammenhang mit MSE zu haben. Bemerkenswert ist die in der Regel *hohe Akzeptanz* des Programms durch die Teilnehmer. Die zeitliche Intensität scheint einen wesentlichen Beitrag zu den Erfolgen dieser Interventionsform zu leisten, wobei sogenannte „Auffrischungskurse" dazu geeignet sind, das Verhalten der geschulten Teilnehmer positiv zu beeinflussen. Das gleiche gilt für Ansätze, die die Arbeitnehmer bei der Arbeit am Arbeitsplatz beobachten, sie trainieren und ihnen dann eventuell mittels Videoanalyse eine Rückkopplung geben. Grundsätzlich lässt sich zu diesem Bereich der eher verhaltenspräventiven Maßnahmen zur Verhütung von MSE festhalten, dass die Feststellung der Erfolgshaftigkeit und der Nachhaltigkeit präventiver Effekte die Festlegung von Ergebniskategorien voraussetzt, wie sie beispielhaft von Maier-Riehle/Härter in ihrer Meta-Analyse zugrunde gelegt worden sind (s. Tab. 2).

3.2 Vermittlung von Arbeitstechniken und ergonomiebezogenes Training

Maßnahmen dieses Typs bilden oft eine gemeinsame Schnittfläche von verhaltens- und verhältnispräventiven Ansätzen.

Die Vermittlung von Arbeitstechniken etwa in der Krankenpflege setzt einerseits an der Ausbildung spezifischer, von der Verfügbarkeit ergonomischer Hilfsmittel teilweise unabhängigen Verhaltensweisen an und versucht, Hebe-, Trage- oder Bewegungsmuster im Sinne von Arbeitshaltungen anzutrainieren. Sie kann andererseits aber auch in Trainings für den gezielten Umgang mit ergonomischen Hilfsmitteln bestehen. So gibt es im Krankenpflegebereich neben den großen Hilfsmitteln wie Decken- oder Bodenliftern z.B. auch eine Palette kleinerer Hilfsmittel (Gleittücher, Rutschkissen etc.), deren Benutzung erlern- und trainierbar ist.

Die Durchsicht der allerdings nicht sehr zahlreichen Studien in diesem Bereich (Stößel et al. 1998) verweist darauf, dass die Wirksamkeit von Programmen dieses Typs sich ebenfalls weniger in der Senkung von Beschwerdenraten als von *Arbeitsunfähigkeitszeiten* und *Arztkonsultationen* zeigt, wobei auch hier die Intensität der Maßnahme eine entscheidende Rolle spielt. Besonders gute Erfolge konnten in der Pflegeausbildung etwa in den skandinavischen Ländern erzielt werden, was auf die Notwendigkeit hinweist, solche Trainingseinheiten auch im deutschen Ausbildungswesen in das Curriculum für Pflegekräfte zu integrieren.

3.3 Allgemeines Fitness- und Muskeltraining

Für die Verbesserung des *allgemeinen Gesundheitszustands* und die Steigerung der allgemeinen *Muskelkraft* bzw. Fitness scheinen diese Programme durchaus geeignet zu sein. Wie die Durchsicht von 16 Studien dieses Interventionstyps zeigt (Stößel et al. 1998), werden auch im Hinblick auf die Verringerung von *Fehlzeiten* und die Verbesserung des allgemeinen *Betriebsklimas* Effekte berichtet, sofern die Maßnahme in zeitlich intensiver Form angeboten wird. Zur Reduktion von MSE-Beschwerden gibt es unterschiedliche Ergebnisse, wobei die Dauer und Intensität der Maßnahme mit der Abnahme von Beschwerden bzw. Beschwerdeintensitäten korreliert.

Grundsätzlich gilt für diesen Interventionsansatz, dass er zwar mit einer hohen Plausibilität argumentieren kann, es aber mangels geeigneter Studien schwerfällt, ihm einen eindeutigen Effekt zuzusprechen. Die Erfassung körperlicher Leistungsfähigkeit mittels isokinetischer Messungen der Rumpfmuskulatur oder isometrischer Kraftmessungen lässt keine eindeutigen Schlussfolgerungen zu (Hildebrandt et al. 1996).

Interessant erscheinen die in zwei Studien berichteten Kosteneinsparungen, wonach je einer Stunde individueller Anleitung des Trainings durch einen Physiotherapeuten eine Einsparung von 1,3 AU-Tagen gegenüberstehe (Gundewall et al. 1993; Shi 1993).

3.4 Ergonomische Arbeitsplatzgestaltung

Maßnahmen mit ausschließlich verhältnispräventivem Charakter können erheblich zu einer Verringerung von MSE und der damit verbundenen Kosten durch hohe Arbeitsausfallzeiten beitragen. Es sollte jedoch darauf geachtet werden, dass eine angemessene Einweisung in die neuen Arbeitsgeräte bzw. die umgestalteten Arbeitsplätze erfolgt, um das gesamte Potenzial dieses Interventionstyps auch tatsächlich zu nutzen (Hagberg et al. 1995; Stößel et al. 1998).

3.5 Resümee

Zusammenfassend kann festgehalten werden, dass verschiedene Interventionsmaßnahmen zumindest in einigen Ergebnisparametern unter drei Voraussetzungen (hohe Frequenz, häufige Wiederholung und lange Dauer) erfolgreich zu sein scheinen. Dies gilt für intensive Rückenschulprogramme mit Arbeitsplatzbezug, für die Vermittlung von Arbeitstechniken und die ergonomische Arbeitsplatzumgestaltung, sofern eine angemessene Einweisung erfolgt. Bei allgemeinen Fitness- und Muskeltrainingsprogrammen unter den obengenannten Voraussetzungen kann von einem indirekten Effekt auf MSE bei einer Verbesserung des allgemeinen Gesundheitszustands ausgegangen werden.

Die mit Studienergebnissen belegten Effekte der verschiedenen Interventionen sprechen in ihrer Gesamtheit dafür, eher einen mehrdimensionalen Interventionsansatz (Verhaltens- und Verhältnisprävention) zu wählen, der wesentlich auf die Motivation durch Partizipation baut.

4. Empfehlungen für die Evaluation betrieblicher Gesundheitsförderungsmaßnahmen zu muskuloskelettalen Beschwerden und Erkrankungen

Die hier gemachten Aussagen zum Erfolg von Interventionsprogrammen müssen mit einer Einschränkung versehen werden: die Bewertung der Ansätze wird häufig erschwert durch das Fehlen von Vergleichsgruppen. Erschwerend kommen teilweise unzulängliche Indikatoren (z.b. im Hinblick auf die Auswahl von Ergebnisparametern oder unklare Abgrenzungskriterien bei der Definition von MSE) und zum Teil unzureichende methodische Standards hinzu (z.b. Auswahl ungeeigneter Vergleichsgruppen, fehlende Nacherhebungen zur längsschnittlichen Erfolgskontrolle etc.).

In Anlehnung an eine Reihe mittlerweile vorliegender und hinreichend elaborierter Evaluationsleitlinien (z.b. Riemann 1996; Meier 1997) lassen sich auch für den hier diskutierten Bereich Qualitätsmerkmale benennen, die als Planungs-, aber auch als Bewertungsfolie für Evaluationsmaßnahmen genutzt werden können:

Auf der Ebene des Studiendesigns:

- Bevorzugung längsschnittlicher (Kohorten-)Untersuchungen gegenüber querschnittlichen Designs,

- problemangemessene Wahl des Zeitintervalls bei Nacherhebungen,

- Durchführung von Ausfallanalysen zur Bestimmung von Verzerrungseffekten,

- Wahl eines angemessenen Kontrollgruppendesigns,

- Definition eines Evaluationsplans (einschließlich Zeitplans),

- Pretest der gewählten Erhebungsinstrumente,

- kontinuierliche und ausführliche Prozess-Evaluation.

Auf der Ebene der Outcomeparameter:

- Darlegung der gewählten Outcome-Parameter und ihrer Operationalisierung,

- Nutzung bereits validierter Erhebungsinstrumente,

- Verknüpfung subjektiver „Befindens"-Angaben mit objektivierenden Angaben (z.B. indikationsbezogene AU-Zeiten, Inanspruchnahme medizinischer Leistungen),

- Einschluss einer gesundheitsökonomischen Evaluation.

Für die eingehendere Erörterung der Evaluationsthematik verweisen wir im übrigen auf die an anderer Stelle ausführlicher abgehandelte Problematik (Stößel et al. 1998).

Literatur

Bernard, B. (1997): Musculosceletal Disorders (MSDs) and Workplace Factors. In: National Institute for Occupational Safety and Health - NIOSH (ed.): Online-Dokument *http://www.cdc.gov/niosh/ergosci1.html*

Bongers, P.M./de Winter, C.R. (1992): Psychosocial Factors and Musculoskeletal Disease. A Review of the Literature, Leiden: Nederlands Instituut voor Praeventieve Gezondheidszorg

Gundewall, B./Liljequist, M./Hansson, T. (1993): Primary prevention of back symptoms and absence from work. A prospective randomized study among hospital employees. In: Spine 18, 587-594

Hagberg, M./Silverstein, B./Wells, R./Smith, M.J./Hendrick, H.W./Carayon, P./Pérusse, M. (1995): Work-related Musculo-skeletal Disorders (WMSDs). A Referencebook for Prevention, London: Taylor & Francis

Hildebrandt, J./Pfingsten, M./Saur, P. (1996): Intervention und Prävention bei arbeitsbedingten Muskel-Skelett-Erkrankungen, Bremerhaven: Wirtschaftsverlag NW

Hoogendorn, W.E./von Poppel, M.N.M./Bongers, P.M./Koes, B.W./Bouter, L.M. (1999): Physical load during work and leisuretime as risk factors for back pain. In: Scand. J. Work Environ. Health 25, 387-403

Karas, B.E./Conrad, K.M. (1996): Back injury prevention interventions in the workplace: An integrative review. In: AAOHN J. 44, 189-196

Karasek, R./Theorell, T. (1990): Healthy Work. Stress, Productivity and the Reconstruction of Working Life, New York: Basic Books

Kilbom, A. (1988): Intervention programs for work-related neck and upper limb disorders: Strategies and evaluation. In: Ergonomics 31, 735-747

Lenhardt, U. (1994): Betriebliche Strategien zur Reduktion von Rückenschmerzen - Aspekte des Interventionswissens und der Interventionspraxis, Berlin: Wissenschaftszentrum Berlin für Sozialforschung

Lühmann, D./Kohlmann, T./Raspe, H. (1997) Die Evaluation von Rückenschulprogrammen als medizinische Technologie. Online-Dokument *http://www.dimdi.de/germ/ebvalua/hataendb*

Maier-Riehle, B./Härter, M. (1996): Die Effektivität von Rückenschulen aus empirischer Sicht - Eine Metaanalyse. In: Zeitschrift für Gesundheitspsychologie 4, 197-219

Meier, C. (1997): Leitfaden für die Selbstevaluation in der Projektarbeit. Lausanne: SFA - Schweizerische Fachstelle für Alkohol- und andere Drogenprobleme

Osterholz, U. (1993): Kritische Bewertung der Wirksamkeit verschiedener Maßnahmen zur Lösung des Problems "Rückenschmerz", Berlin: Wissenschaftszentrum Berlin für Sozialforschung

Riemann, K. (1996): Hilfestellungen für die praxisnahe Evaluation, Düsseldorf: Bundesvereinigung für Gesundheitserziehung

Sanders, S.H./Brena, S.F./Spier, C.J./Beltrutti, D./McConnell, H./Quintero, O. (1992): Chronic low back pain patients around the world: Cross-cultural similarities and differences. In: Clin. J. Pain 8, 317-323

Scheer, S.J./Radack, K.L./O'Brien, D.R.J. (1995): Randomized controlled trials in industrial low back pain relating to return to work. Part 1: Acute interventions. In: Arch. Phys. Med. Rehabil. 76, 966-973

Shi, L. (1993): A cost-benefit analysis of a California county's back injury prevention program. In: Public Health Reports 108, 204-211

Stößel, U./Michaelis, M./Nübling, M./Hofmann, F. (1998): Entwicklung von Evaluationskriterien für betriebliche Gesundheitsförderungsmaßnahmen zur Prävention ausgewählter arbeitsbedingter Muskel- und Skeletterkrankungen, Bremerhaven: Wirtschaftsverlag NW

Weide, W.E./van der Verbeek, J.H.A.M./von der Tulder, M.W. (1997): Vocational outcome of intervention for low-back pain. In: Scand. J. Work Environ. Health 23, 165-178

Weiser, S./Cedraschi, C. (1992): Psychosocial issues in the prevention of chronic low back pain. A literature review. In: Baillieres Clin. Rheumatol. 6, 657-684

Wickström, G. (1992): Evaluation of work-related intervention studies to prevent chronification of back disorders, Berlin: Wissenschaftszentrum Berlin für Sozialforschung

Wolfgang Slesina

Evaluation betrieblicher Gesundheitszirkel

1. Gesundheitszirkelkonzepte und Ziele

Gesundheitszirkel dienen dem Gesundheitsschutz und der Gesundheitsförderung in Organisationen. Sie ergänzen und unterstützen die bereits vorhandenen Strukturen und Maßnahmen der Krankheitsverhütung und Gesundheitsförderung im Betrieb. Noch nicht hinreichend beachtete oder erkannte gesundheitsrelevante Arbeitsbelastungen und Gesundheitsressourcen sollen benannt und verbessert werden.

Arbeitsschutz und Gesundheitsförderung umspannen ein breites Aufgabenfeld. Aufgabe des Arbeitsschutzes sind „Maßnahmen zur Verhütung von Unfällen bei der Arbeit und arbeitsbedingten Gesundheitsgefahren einschließlich Maßnahmen der menschengerechten Gestaltung der Arbeit" (§ 2 Abs. 1 ArbSchG). Angestrebt wird eine möglichst gefährdungs- und schädigungsfreie, menschengerechte Gestaltung der Arbeit und Arbeitsbedingungen. Dabei sind insbesondere Gefährdungen durch die Arbeitsstätten- und Arbeitsplatzgestaltung, durch physikalische, chemische, biologische Einwirkungen, durch Arbeitsmittel und ihre Handhabung (Arbeitsstoffe, Maschinen, Geräte, Anlagen), Arbeitsverfahren, -abläufe, Arbeitszeit u.a. zu berücksichtigen (§ 5 Abs. 3 ArbSchG).

Zu den Zielen betrieblicher Gesundheitsförderung zählen darüber hinaus generell die Verbesserung der physischen und psychischen Gesundheit und die Entwicklung von Rahmenbedingungen für psychisches und körperliches Wohlbefinden am Arbeitsplatz. Gesundheitsförderung orientiert sich am Belastungs-Ressourcen-Konzept (s. Badura 1981; Udris/Frese 1988; Ducki 1998; Metz 1998), während Arbeitsschutz auch in seiner weiterentwickelten rechtlichen Gestalt des Arbeitsschutzgesetzes in erster Linie der Gefährdungsabwehr verpflichtet ist. Stellt Arbeitsschutz eine Obligation für Unternehmen dar, bleibt Gesundheitsförderung in das Ermessen betrieblicher Entscheidungen gestellt. Moderne Unternehmensführung hat aber die Chancen erkannt, die sich für Beschäftigte wie Unternehmen mit betrieblicher Gesundheitsförderung verbinden können.

Gesundheitszirkel wurden in zwei unterschiedlichen Grundformen an der Universität Düsseldorf in Kooperation mit den Thyssen-Edelstahlwerken und an der Technischen Universität Berlin in Kooperation mit der Volkswagen AG entwickelt und mit öffentlichen Fördermitteln in zwei Modellprojekten erprobt (Förderprogramm Humanisierung des Arbeitslebens).

Das erste Gesundheitszirkelkonzept zielte auf die gesundheitsgerechte und gesundheitsförderliche Gestaltung der Arbeitssituation mit ihren Dimensionen der Arbeitsorganisation, der Technik, der Arbeitsmittel, der Kommunikation, der sozialen Beziehungen und der physikalisch-räumlichen Gegebenheiten. Dem Gesundheitszirkel kam die Funktion zu, aus der Erfahrung der Beschäftigten physisch und psychisch ungünstige Arbeitsaspekte zu identifizieren, sie im Gesundheitszirkel in ihren Ursachen zu klären sowie geeignete Verbesserungsmaßnahmen vorzuschlagen. Der Teilnehmerkreis der Gesundheitszirkel war heterogen zusammengesetzt gemäß dem Prinzip, alle für den Gesundheitsschutz zuständigen betrieblichen Positionen einschließlich der Beschäftigten an der Zirkelarbeit zu beteiligen (s. Slesina 1987; Slesina et al. 1998).

Zentraler Inhalt des anderen Modellprojekts war es, zunächst die Fähigkeiten und Möglichkeiten der Beschäftigten zur Belastungserkennung, zur Stressbewältigung und Problemlösung zu aktivieren und zu stärken, um dadurch stresshafte Arbeitssituationen besser zu bewältigen sowie eigene Verbesserungsaktivitäten der Zirkelteilnehmer anzuregen. Für diese verhaltensorientierten Ziele bildeten ein Seminar und anschließende Zirkeltreffen mit homogenem Teilnehmerkreis (damals: nur Meister) die Verfahrensgrundlage. Konkrete Maßnahmen zur Verbesserung von Arbeitsbedingungen waren ein weiteres Zielsegment unter Einbeziehung zusätzlicher Akteure (s. Friczewski et al. 1990; Brandenburg 1991).

Mitte der 90er Jahre wurden 300 abgeschlossene oder bestehende Gesundheitszirkel ermittelt, die einem der beiden Prototypen oder einer kombinierten Form entsprachen (s. Slesina 1996). Priester (1998) nannte Ende der 90er Jahre die Zahl von 100 bis 200 Unternehmen, die bisher Gesundheitszirkel einrichteten. Hinzu kommen (Gesundheits-)Zirkel, die wegen spezifischer Ziele, Ausgangsbedingungen oder Modifikationen als Arbeitsschutzzirkel, Ergonomie-, Werkstatt-, Arbeitszufriedenheits-, Betriebsklima- oder Gesprächszirkel u.a. firmieren (s..BZgA 1992; Westermayer/Bähr 1994).

2. Merkmale von Gesundheitszirkeln

Unter der Bezeichnung Gesundheitszirkel finden sich wie erwähnt etwas unterschiedliche Struktur- und Prozesskonzepte. Überwiegende Merkmale oder Merkmalsvariationen von Gesundheitszirkeln in ihrer heute meist praktizierten Form sind:

- Partizipation von Beschäftigten: Das Erfahrungswissen der Beschäftigten über ihre Arbeitsbelastungen, -beanspruchungen und über mangelnde Ressourcen bildet die wesentliche Grundlage der Gesundheitszirkelarbeit.

- Heterogene/homogene Zusammensetzung: Das Erfahrungswissen der Beschäftigten wird im Gesundheitszirkel mit dem Sachverstand von Arbeitsschutzexperten, Vorgesetzten und Betriebs-/Personalrat verknüpft. Der Maxime folgend, im Gesundheitszirkel die für den Gesundheitsschutz und die Gesundheitsförderung maßgeblichen Positionen zu repräsentieren, ergibt sich zumeist eine Zahl von 7 bis 10 Teilnehmern (Abb. 1): zwei bis drei Beschäftigte eines bestimmten Arbeitsbereichs, der unmittelbare Vorgesetzte, ggf. ein bis zwei Beschäftigte aus dem umfassenderen Kooperationssystem, eine höhere Leitungsebene, der Betriebsarzt, ein Betriebsratsmitglied und ggf. eine Sicherheitsfachkraft. Themenabhängig können Mitarbeiter aus Fachabteilungen zu einzelnen Punkten ergänzend hinzugezogen werden. - Eine Struktur- und Prozessvariante besteht darin, die Zirkelarbeit mit einigen Treffen im homogenen Kreis (nur Beschäftigte) zu beginnen und nach der Phase der Problemsammlung die weiteren Zirkeltreffen mit Vorgesetzten- und Expertenbeteiligung durchzuführen (z.B. Konzept der AOK Niedersachsen).

Abb. 1: Zusammensetzung des Gesundheitszirkels Kfz-Schlosserei, nach Pressel/Slesina 1994

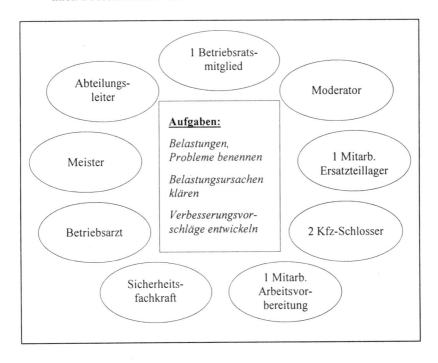

- Transparenz, Freiwilligkeit: Die Auswahl von Beschäftigten für den Gesundheitszirkel beruht auf einem transparenten Verfahren. Entweder erfolgt ihre Wahl direkt seitens der Beschäftigten des Arbeitsbereichs, oder ein Vorgesetzter und ein Betriebsratsmitglied strukturieren gemeinsam die Auswahl vor.

- Thematische Offenheit: Grundsätzlich steht die gesamte Bandbreite erlebter Belastungen und Ressourcenprobleme der Erörterung offen. Zumeist aber konzentriert sich die Zirkelarbeit auf muskuläre und psychosoziale Belastungen und Ressourcendefizite, physikalische Einwirkungen und Arbeitsmittel.

- Moderation: Gesundheitszirkel werden extern oder intern moderiert, wobei die Zuständigkeit des Moderators und ggf. Komoderators die Vorbereitung und Nachbereitung der Sitzungen, z.B. die Protokollerstellung, einschließt.

- Kommunikationsregeln: Die Zusammenarbeit im Gesundheitszirkel orientiert sich an Kommunikationsregeln, die zu Beginn der Gesundheitszirkelarbeit eingebracht und vereinbart werden. Sie dienen der themen- und sachoffenen, sanktionsfreien Problemerörterung.

- Zeitliche Befristung: Gesundheitszirkel werden zeitlich befristet eingerichtet, z.B. für acht bis zwölf Treffen mit jeweils eineinhalb- bis zweistündiger Dauer im Abstand von zwei bis drei Wochen. In dieser Hinsicht besteht eine beträchtliche Variationsbreite.

- Organisatorische Einbindung: Die Einrichtung eines Gesundheitszirkels sowie seine Einbindung in die betriebliche Aufbau- und Ablauforganisation erfolgt zumeist über einen „Arbeitskreis Gesundheit" als steuerndem und koordinierendem Gremium der betrieblichen Gesundheitsförderung. Eine wirkungsvolle Zirkelarbeit ist abhängig von der Anbindung an die Managementprozesse des Betriebs – und grundsätzlich von der Bereitschaft des Managements zur Unterstützung.

Gesundheitszirkel sind ein bestimmter Typus von Gesundheitsprojekten im Arbeitsschutz und in der betrieblichen Gesundheitsförderung. Ihr typischer Ablauf gliedert sich in die Schritte:

- Vorbereitung durch den Arbeitskreis Gesundheit.

- Datensammlung zur Fundierung der Zirkelarbeit: Die Beschäftigten eines Arbeitsbereichs werden mit Fragebogen über bestehende Belastungsfaktoren ihrer Arbeit und Arbeitssituation, über Ressourcenverfügbarkeit und gesundheitliche Beschwerden befragt.

- Darstellung der Befragungsergebnisse im Gesundheitszirkel.

- Vertiefende Besprechung der Befragungsergebnisse im Zirkel, der Belastungsursachen und gesundheitlichen Implikationen.

78

- Benennung konkreter Änderungsvorschläge im Zirkel und Abwägung ihrer Machbarkeit und Folgen.

- Prüfung und, soweit möglich, Umsetzung der Vorschläge durch Management und Fachabteilungen.

- Bewertung des Verlaufs und der Ergebnisse der Gesundheitszirkelarbeit, Auswertung im Arbeitskreis Gesundheit.

3. Dimensionen und Ansätze der Evaluation von Gesundheitszirkeln

3.1 Prozess- und Ergebnisziele

Die drei Dimensionen der Qualitätsprüfung und -bewertung von Dienstleistungen und Einrichtungen – Struktur, Prozess und Ergebnis (Donabedian 1966) – bilden auch die Grundlage für die Evaluation und Qualitätssicherung von Gesundheitszirkeln (differenzierte Zirkelevaluationskonzepte in Slesina 1993, 1995). Das vorrangige Interesse der Kostenträger, Nutzer und Beschäftigten gilt der *Wirksamkeit* von Gesundheitszirkeln. Sie ist nach mehreren Aspekten zu gliedern, was sich anhand des allgemeinen *Interventionsmodells* erläutern lässt, das Gesundheitszirkelprojekten zugrunde liegt. Das Interventionsmodell unterscheidet zwischen mehreren Teilzielen und den mit ihnen verbundenen Schritten (Abb. 2).

Gesundheitszirkel bezwecken eine gesundheitsbezogene Problemanalyse und -diagnose in Organisationen einerseits sowie die konkrete Problemlösungsfindung und -empfehlung andererseits. Es besteht ferner die Erwartung, dass die Problemlösungsempfehlungen eines Gesundheitszirkels im Betrieb bestmöglich umgesetzt werden. Wir wollen dies als die drei *Prozessziele* bezeichnen. Die Wirksamkeitsprüfung wird ihre Betrachtung zunächst hier ansetzen.

Davon zu separieren ist die eigentlich essenzielle Frage nach der Wirksamkeit des Gesundheitszirkels bzw. der Änderungsmaßnahmen für die faktische Verbesserung der Arbeitssituation (Belastungsverringerung, Ressourcenstärkung) und für die Gesundheit der Beschäftigten (Beanspruchungen, Beschwerden, Krankheitsprävalenz). Hinter die Prozessziele staffeln sich somit mehrere *Ergebnisziele*. Dabei ist die Wirksamkeit vorgeschlagener Änderungsmaßnahmen zum einen von ihrem Wirkungspotenzial abhängig, d.h. ihrem möglichen Effekt, und zum andern von der Intensität und Qualität der Vorschlagsumsetzung. Dass diese Unterscheidung kein reines Gedankenspiel, sondern für die Messung der „Ergebnis"wirksamkeit bedeutsam ist, soll noch etwas ausgeführt werden.

Gesundheitszirkel produzieren eine größere Zahl von Änderungsvorschlägen, die wiederum zu einem größeren oder geringeren Prozentsatz umgesetzt werden. Die Vorschläge enthalten ein gewisses Wirksamkeitspotenzial. Dieses Potenzial ist nicht als solches zu ermitteln, es entfaltet sich unter den spezifischen Feld- und Implementationsbedingungen. Daraus folgt: Die Wirksamkeitsmessung der Aktivitäten von Gesundheitszirkeln endet im Grunde bei der Prozesswirksamkeit, d.h. der Untersuchung des Erreichens der Prozessziele. Die „Ergebnis"wirksamkeit ist vermengt mit der Implementierungsweise von Änderungsmaßnahmen, die mit der betrieblichen Umsetzungsbereitschaft und Umsetzungskompetenz zusammenhängt.

Abb. 2: Allgemeines Interventionsmodell eines Gesundheitszirkelprojekts und einige Erhebungsmethoden der Evaluation

Prozessziele			*Ergebnisziele*		
Identifizierung gesundheitsrelevanter Arbeitsbelastungen, -beanspruchungen und Ressourcen	Lösungsfindung, Änderungsvorschläge	Durchführung von Änderungsmaßnahmen	Situationsverbesserung, Belastungsverbesserung, Ressourcenverbesserung	Verringerung arbeitsbedingter Beanspruchungen, Beschwerden; Verbesserung des Befindens	Verringerung der Krankheitsprävalenz und -inzidenz, von AU-Zeiten
Auswertung Zirkelprotokolle, Befragung	Auswertung Zirkelprotokolle, Befragung	Auswertung Zirkelprotokolle, Befragung	Befragung Beschäftigte, Experten; naturwiss. Messung	Befragung Beschäftigte, Experten; naturwiss. Messung	Sekundäranalyse von Betriebsdaten, GKV-Daten
Erhebungsmethoden			*Erhebungsmethoden*		

3.2 Ergebnismessung

Änderungsmaßnahmen sollten idealerweise *einzeln* auf ihre Wirksamkeit untersucht werden. Von einer Rückenschule sind andere Effekte zu erwarten als von einem verbesserten Lärmschutz oder einem verbesserten Informationsangebot für Mitarbeiter. Es interessieren bei der Wirksamkeit von Änderungsmaßnahmen insbesondere ihre

• Belastungs- und Ressourceneffektivität, d.h. die damit erreichten Belastungs- und Ressourcenverbesserungen,

- Gesundheitseffektivität, d.h. die erzielten Verbesserungen bei Befinden, Beschwerden, Arbeitszufriedenheit, Krankheitsprävalenz,

- Effizienz, d.h. die Relation von Aufwand und Ertrag,

- Effektdauer.

In Abb. 2 sind mögliche *Methoden* für die Erhebung von Wirksamkeitsindikatoren (Indikatoren der Zielerreichung) aufgeführt. Jede Methode kann unter dem Gesichtspunkt ihrer Stärken und Schwächen diskutiert werden. Für die Evaluation von Gesundheitszirkeln besonders bedeutsam sind die Selbstangaben der Beschäftigten, teils aus Gründen der Erhebungspragmatik, teils aus genuin methodischen Gründen, weil eine andere Form der Merkmalserhebung nicht möglich ist. Potenzielle Verzerrungsfaktoren wie Hawthorne-Effekt o.a. sind zu reflektieren.

Die faktischen Möglichkeiten einer (maßnahmenspezifischen) Ergebnisevaluation bleiben unter betrieblichen Alltagsbedingungen stark begrenzt: fehlende Möglichkeit eines strengen Kontrollgruppendesigns, der Randomisierung, kurzum keine Anwendbarkeit eines experimentellen, sondern allenfalls eines quasi-experimentellen Designs. Die Effekte und Nettoeffekte von Interventionsmaßnahmen lassen sich damit aber methodisch nicht streng sichern, es bleiben Interpretationsspielräume.

Auf die Schwierigkeiten einer wissenschaftlich hochrangigen Ergebnisevaluation von Gesundheitszirkeln im Sinne evidenzbasierter Medizin wurde an anderer Stelle eingegangen (Slesina 2001), und es wurden *Anforderungen* an eine methodisch und inhaltlich gehaltvolle sowie machbare Ergebnisevaluation genannt:

- Die Belastungen und Ressourcen der Arbeitssituation sollten vor Beginn sowie nach Abschluss der Zirkelarbeit und sechs bis zwölf Monate später erhoben sowie in ihren Veränderungen dargestellt werden. Die Datensammlung sollte sich erprobter Instrumente bedienen und möglichst mehrere Methoden nutzen, z.B. in Form einer „dualen" Erfassung der Arbeitssituation (Belastungen, Ressourcen) durch Befragung von Beschäftigten und Experten.

- Zu den drei genannten Messzeitpunkten sollten ferner die relevanten Beanspruchungs- und *Gesundheitsindikatoren* der Beschäftigten erhoben werden: Befinden, Beschwerden, Zufriedenheit. Der Krankenstand (AU-Stand) der Abteilung mit Gesundheitszirkel (Interventionsbereich) ist mit zu erfassen, wenngleich er multifaktoriell verursacht und nur bedingt als Ergebnisindikator geeignet ist. Bedeutsamer erscheint die Prävalenz bestimmter Krankheitsgruppen, z.B. der AU-Hauptdiagnosen.

- Trotz der Schwierigkeit, für den Interventionsbereich (Abteilung mit Gesundheitszirkel) eine angemessene Vergleichseinheit zu bestimmen, sollte ein bestmöglicher *Vergleichsbereich* gewählt werden. Dies könnte eine ähnliche Organisationsabteilung oder die Organisation als Ganze sein. Für den Vergleichsbereich sind die gleichen Merkmale zu denselben Zeitpunkten wie im Interventionsbereich (Abteilung mit Gesundheitszirkel) zu erheben.

- Bedeutsame Veränderungen im Interventionsbereich, die nicht mit dem Gesundheitszirkel zusammenhängen, und in dem Vergleichsbereich sollten registriert und für die Ergebnisinterpretation genutzt werden.

- Nach Abschluss der Gesundheitszirkelarbeit und vor Beginn der Datensammlung über Ergebnisse sollten *Annahmen* formuliert werden, von welchen Änderungsmaßnahmen welche Belastungs- und Gesundheitseffekte erwartet werden; die Ergebnisprüfung sollte erwartungsgeleitet erfolgen.

Die bisher durchgeführten Gesundheitszirkelevaluationen haben jedoch einen schlichteren, weniger anspruchsvollen Zuschnitt. Dieser Beitrag beschäftigt sich mit vorliegenden Evaluationsresultaten zu Prozessen und Ergebnissen von Gesundheitszirkeln und ihrer Interpretation.

4. Evaluationsmethodik und Evaluationsresultate von Gesundheitszirkelprojekten

4.1 Evaluationsmethodik

Wir beginnen mit einer Skizze der Evaluationsliteratur über Gesundheitszirkel, der verwendeten Studiendesigns und Erhebungsmethoden.

Über die Struktur, Durchführung und Ergebnisse von Gesundheitszirkeln liegen zum einen Erfahrungsberichte aus der Sicht des Moderators oder eines Beteiligten vor (z.B. die Beiträge von Brandenburg (1992), Morschhäuser (1992), Röbke (1992), Okoniewski et al. (1993), Friczewski/Görres (1994), Klauk/Ridder (1994), Peine (1994), Müller (1994), Weissinger/Knipp (1994), Heberle (1995), Panter (1995), Schrader (1996)). Sie werden hier nicht näher referiert. Überwiegend vermitteln sie ein positives Bild der Durchführungsqualität und der eingeleiteten Änderungsmaßnahmen.

Ferner gibt es eine Reihe mehr oder weniger differenzierter, z.T. bisher nicht publizierter Struktur- und Prozessevaluationen. Sie untersuchten u.a.

- Strukturaspekte wie die Zusammensetzung des Gesundheitszirkels, die zeitlich-räumlich-finanziellen Ressourcen der Zirkelarbeit, die Anzahl und Dauer der Treffen, die Moderationskompetenz,

- Prozessaspekte wie das Teilnahmeverhalten der Gesundheitszirkelmitglieder, die Interaktions- und Kommunikationsqualität im Zirkel, die Moderationsqualität, den Informationstransfer zwischen Zirkel und Belegschaft,

- das Erreichen der in Abb. 2 genannten Prozessziele der Belastungsidentifizierung, der Lösungsfindung und der Vorschlagsrealisierung.

Methodisch beruhte die Evaluation der *Struktur*aspekte sowie der *Interaktionen* und *Kommunikationen* im Gesundheitszirkel dabei wesentlich auf der Befragung der Gesundheitszirkelteilnehmer nach Abschluss des Gesundheitszirkelprojekts. Es sind Fragen des Typus: „War es Ihres Erachtens nützlich, dass folgende Personen an den Gesundheitszirkeltreffen teilnahmen?" Oder: „Hatten Sie das Gefühl, im Zirkel alles sagen zu können und sich unbefangen äußern zu können?" Oder: „War es in den Zirkelsitzungen möglich, offen über gesundheitliche Beschwerden zu sprechen?". – Selten wurden auch die Beschäftigten des Interventionsbereichs nach Aspekten der Prozessqualität befragt, z.B. über die Öffentlichkeitsarbeit des Zirkels, die Informiertheit über die Zirkelarbeit.

Bei den *Prozesszielen* der Belastungsidentifizierung, Lösungsfindung und Vorschlagsrealisierung stützte sich die Bewertung methodisch auf die Gesundheitszirkelprotokolle, denen Art und Anzahl der thematisierten Belastungen, der Änderungsvorschläge und realisierten Maßnahmen entnommen wurden, darüber hinaus auf die Befragung der Zirkelmitglieder und vereinzelt der Abteilungsbelegschaft zwecks qualitativer Bewertung der Inhalte und Ergiebigkeit der Zirkeltreffen. Es handelt sich um Fragen des Typus: „Wurden im Zirkel die für Sie wichtigen Arbeitsbelastungen besprochen?" Oder: „Haben Sie im Zirkel Neues über die Arbeitsbelastungen der Beschäftigten erfahren?" Oder: „Wurde im Zirkel genug über die gesundheitlichen Auswirkungen von Arbeitsbelastungen gesprochen?" Oder: „Wie beurteilen Sie die im Zirkel erarbeiteten Verbesserungsideen?".

Der Ergebnisevaluation (outcomes) wurde meist einer der beiden folgenden *Studientypen* (s. Rossi et al. 1988) zugrunde gelegt:

- Retrospektiver Vorher-Nachher-Vergleich: nach Abschluss des Gesundheitszirkelprojekts wurden die Zirkelmitglieder rückblickend nach ihrer Wahrnehmung und Bewertung der bewirkten Effekte befragt. Es handelt sich um Fragen des Typus „Wurden die Arbeitsbedingungen durch den Gesundheitszirkel verbessert?" Oder: „Welche Belastungen wurden durch die Änderungsmaßnahmen verringert?" Oder: „Welche Beschwerden haben sich durch die Änderungsmaßnahmen verringert?" – Zusätzlich wurden mitunter von den Beschäftigten des Interventionsbereichs Angaben über Belastungs-, Beanspruchungs- und Beschwerdeveränderungen infolge spezifischer durchgeführter Änderungsmaßnahmen erhoben.

- Pretest-Posttest-Messung: Die Beschäftigten des Interventionsbereichs wurden vor Beginn und nach Beendigung des Gesundheitszirkelprojekts über Arbeitsbelastungen, Ressourcen, Beschwerden u.a. befragt. Der Vergleich der Erst- und Schlussbefragung informiert über veränderte Belastungserfahrungen, Beanspruchungen, Ressourcen, Beschwerden. Veränderungen von Fehlzeiten und Krankenständen wurden anhand betrieblicher

Statistiken oder durch Krankenkassendaten erfasst. Einschränkungen in der Aussagekraft der durchgeführten Pretest-Posttest-Befragungen können sich dadurch ergeben, dass es sich nicht um Panelstudien handelte, d.h. die Probanden der Erst- und Schlussbefragung sich nicht einander zuordnen ließen, und dass die geringere Responserate bei der Schlussbefragung mit Selektionen verbunden sein kann.

4.2 Evaluationsresultate

Die folgende Darstellung von Evaluationsresultaten orientiert sich vornehmlich an den umfangreichen Evaluationen von Sochert einerseits (1998) und von Slesina in mehreren Kooperationsprojekten andererseits (Slesina 1994; ders. et al. 1995; ders./Härtig 1995; ders. et al. 1998; ders./Gerbecks 1998; ders./Winge 1999; Brandenburg/Slesina 1995; Bär/Slesina 1998). Weitere Gesundheitszirkelevaluationen erfolgten z.b. von Friczewski et al. (1990), Gerpott (1996), Müller et al. (1997), Riese (1998), Ramsauer (1999).

Die Daten von Sochert beruhen auf 41 Gesundheitszirkeln in 16 verschiedenen Unternehmen, in denen der BKK-Bundesverband seit 1995 Zirkelprojekte durchführte. Die Daten von Slesina et al. basieren teils auf 25, teils auf 27 Gesundheitszirkeln in insgesamt sieben Unternehmen im Zeitraum 1985 bis 1990 (Stahlwerk) und 1990 bis 1999 (andere Unternehmen); mit Ausnahme der Stahlwerksstudie wurden diese Projekte von den Unternehmen selbst finanziert.

Grundlage der in diesen Studien durchgeführten *Struktur-* und *Prozess*evaluationen waren weitgehend die Angaben der Zirkelteilnehmer sowie die Protokolle über die Gesundheitszirkeltreffen. Die *Ergebnis*evaluation von Sochert beruht im wesentlichen auf Protokollauswertungen, der Befragung der Zirkelteilnehmer und auf retrospektiven Vorher-Nachher-Vergleichsangaben der Beschäftigten der Interventionsbereiche. Die von Slesina et al. durchgeführten *Ergebnis*evaluationen stützen sich auf die Zirkelprotokolle, auf retrospektive Vorher-Nachher-Vergleiche seitens der Zirkelteilnehmer und in zwei Betrieben auf eine Pretest-Posttest-Mitarbeiterbefragung.

4.2.1 Struktur- und Prozessbewertung

Die Zusammensetzung des Teilnehmerkreises ist eines der zentralen Strukturelemente eines Gesundheitszirkelprojekts. Wurden die für das Ziel wichtigen Positionen und Personen im Zirkel repräsentiert? Die Mitglieder von 25 Gesundheitszirkeln bejahten mit großer Mehrheit die Zusammensetzung des Teilnehmerkreises (Tab. 1). Zu einem ähnlich positiven Bild gelangte Sochert (1998: 200f.).

Eine offene, sanktionsfreie Gesprächskultur bildet die Voraussetzung für die Belastungs- und Beanspruchungsartikulation der Beschäftigten, für die Erörterung der Belastungsursachen und den Prozess der Lösungsfindung. Die meisten Zirkelmitglieder bestätigten die Möglichkeit der offenen Meinungsäußerung im

Gesundheitszirkel (Tab. 2). Nach stark mehrheitlicher Auffassung wurden die Regeln der Zusammenarbeit im Gesundheitszirkel gut oder sehr gut eingehalten (Tab. 3). Allerdings sind unterschiedliche Sichtweisen, Interpretationen und Bewertungen von Sachverhalten im Gesundheitszirkel durchaus typisch. Eine Aufgabe besteht gerade in der Sachverhaltsklärung und -bewertung. In diesem Zusammenhang sahen sich Gesundheitszirkelmitglieder gelegentlich innerhalb oder außerhalb des Zirkels von anderen Teilnehmern angegriffen. Zusammengenommen ergaben die zahlreichen Prozessindikatoren aber das Bild einer zieldienlichen, produktiven Kommunikationskultur in den Zirkeln.

Tab. 1: War es Ihrer Meinung nach nützlich, dass folgende Personen an der Zirkelarbeit teilnahmen?

Teilnahme war nützlich von	GZ-Pilotprojekt 16 GZ[1]		GZ-Projekte 1990-1998 9 GZ	
	Beschäftigte n=69 (in %)	weitere Teilnehmer* n=19 (in %)	Beschäftigte n=39 (in %)	weitere Teilnehmer* n=41 (in %)
Beschäftigten	-**	95	94	95
direkten Vorgesetzten [1]	67	84	79	89
Abteilungs-/Betriebsleitung [2]	62	47	79	93
Betriebsratsmitglied [3]	75	84	82	85
Betriebsarzt [4]	72	68	85	90
Sicherheitsfachkraft o.a. [5]	88	95	83	76

[1] Slesina et al. 1998: 223; * Personen 1 bis 5; ** Frage nicht gestellt

Tab. 2: Hatten Sie das Gefühl, im Zirkel alles sagen zu können und sich unbefangen äußern zu können? (1)
Konnten Sie im Gesundheitszirkel frei Ihre Meinung äußern? (2)

	GZ-Pilotprojekt[1] 16 GZ[3]		GZ-Projekte 1990-1998[2] 9 GZ		BKK-Bundesverband[1] 41 GZ[4]	
	Beschäftigte n=69 (in %)	weitere Teilnehmer n=19 (in %)	Beschäftigte n=39 (in %)	weitere Teilnehmer n=41 (in %)	Beschäftigte n=198 (in %)	weitere Teilnehmer n=164 (in %)
ja	59	79	95	95	64	87
teils/teils	33	11	5	2	32	12
nein	6	11	-	-	2	-

[1] Die o. g. Frageformulierung (1) wurde verwendet; [2] Die o. g. Frageformulierung (2) wurde verwendet; [3] nach Slesina et al. 1998: 224; [4] nach Söchert 1998: 216

Tab. 3: Wurden die Regeln der Zusammenarbeit im Zirkel eingehalten?

	GZ-Pilotprojekt 16 GZ[1]		GZ-Projekte 1990-1998 9 GZ		BKK-Bundesverband 41 GZ[2]	
	Beschäftigte	weitere Teilnehmer	Beschäftigte	weitere Teilnehmer	Beschäftigte	weitere Teilnehmer
	n=69 (in %)	n=19 (in %)	n=39 (in %)	n=41 (in %)	n=163 (in %)	n=147 (in %)
sehr gut	26	11	36	29		
ziemlich gut	57	42	49	66	97	97
einigermaßen	16	42	13	5		
weniger gut	-	5	-	-		
nicht gut	-	-	-	-	3	3

[1] nach Slesina et al. 1998: 224; [2] nach Sochert 1998: 215

Fragen wir nach dem Umfang, in dem die Prozessziele der Belastungsidentifizierung und der Lösungsfindung erreicht wurden, so haben sich Gesundheitszirkel quer durch die Branchen in den Evaluationsstudien als außerordentlich wirkungsvoll erwiesen. Die BKK-moderierten Gesundheitszirkel griffen durchschnittlich 36 Belastungsthemen pro Zirkel auf, in der Pilotstudie Stahlwerk waren es durchschnittlich 79 Belastungsaspekte pro Zirkel und in sechs anderen Unternehmen 40 pro Zirkel (Tab. 4). Der hohe Zahlenwert in der Pilotstudie hängt wahrscheinlich mit dem hochdifferenzierten Auswertungsschema zusammen. Die Anzahl thematisierter Belastungen ist allerdings noch kein Garant der Sachrelevanz. Aber nach Auffassung fast aller Beschäftigten wurden ihre *wichtigen* Arbeitsbelastungen im Zirkel besprochen (Tab. 5). Erwähnung verdient auch, dass es sich in einem erheblichen Umfang um bisher für Vorgesetzte und Arbeitsschutzexperten nicht oder unzureichend bekannte Belastungen handelte.

Die durchschnittliche Anzahl der Änderungsvorschläge pro Zirkel belief sich auf ca. 50 in allen hier ausgewerteten Gesundheitszirkeln. Sochert berichtet von einer Umsetzungs-/Bearbeitungsquote von durchschnittlich 60% der Änderungsvorschläge in den BKK-moderierten Gesundheitszirkeln (1998: 204f.). In den anderen Unternehmen lag die Umsetzungsquote, bei großen Unterschieden zwischen den Unternehmen, meist niedriger, nur in einem Fall darüber. In zwei Unternehmen kamen nur wenige Änderungsmaßnahmen zustande, was in einem Fall mit einem drastischen Markteinbruch zusammenhing. Geringe Umsetzungsquoten beeinflussten die Ergebniszufriedenheit der Beschäftigten negativ.

Tab. 4: Anzahl der thematisierten Arbeitsbelastungen und der Änderungsvorschläge in Gesundheitszirkeln (GZ)

	GZ-Pilot-projekt 16 GZ[1]	GZ-Projekte 1990 - 1999 11 GZ	BKK-Bundes-verband 41 GZ[2]
Muskuläre Belastungen	228	86	382
Änderungsvorschläge	141	145	516
*Umgebungs*belastungen	349	106	528
Änderungsvorschläge	297	120	751
Psychosoziale Belastungen	337	176	337
Änderungsvorschläge	88	214	387
Sonstige Belastungen	348	72	221
Änderungsvorschläge	248	36	398

[1] Slesina et al. 1998: 199, 204; [2] Sochert 1998: 203f.

Tab. 5: Frage an die Beschäftigten: Wurden im Gesundheitszirkel die für Sie wichtigen Arbeitsbelastungen besprochen/angesprochen? (1) Wurden die wichtigen Arbeitsbelastungen benannt? (2)

	GZ-Pilotprojekt[1] 16 GZ[3] n=69 (in %)	GZ-Projekte 1990-1998[1] 9 GZ n=39 (in %)	BKK-Bundesverband[2] 41 GZ[4] n=201 (in %)
alle	38	23	30
viele	58	77	65
nur wenige	1	-	5

[1] Frageformulierung (1); [2] Frageformulierung (2); [3] nach Slesina et al. 1998: 226; [4] nach Sochert 1998: 206

Die Ursachen für die nur partielle Vorschlagsumsetzung sind nicht nur im Finanzierungsaufwand zu sehen (zum Aufwand siehe z. B. Pauwels 1998: 326). Ein Unternehmen nahm z.B. erhebliche Personaleinstellungen aufgrund der Erkenntnisse im Gesundheitszirkel vor, und es gibt zahlreiche Beispiele für erhebliche Investitionen zur Umsetzung von Vorschlägen der Zirkel. Aber bei manchen Änderungsvorschlägen handelte es sich um alternative Lösungsmöglichkeiten, die nicht insgesamt realisierbar waren, und manche Vorschläge

87

erwiesen sich bei näherer Betrachtung als organisatorisch oder technisch nicht machbar. Zusätzlich unterlag die Veränderungsquote aber auch der Änderungs- und Unterstützungsbereitschaft des zuständigen Managements sowie jeweiliger Fachabteilungen, die in zwei der Unternehmen nicht ausgeprägt war. Manche Änderungsmaßnahmen brauchen zudem Zeit. Ein Betrieb arbeitete drei Jahre nach Abschluss der Gesundheitszirkel noch an der Umsetzung zentraler arbeitsorganisatorischer und leitungsorganisatorischer Vorschläge (Teamarbeit, Vorgesetztenkommunikation).

4.2.2 Ergebnisbewertung

Das besondere Interesse gilt der Wirksamkeit von Gesundheitszirkeln für den Belastungsabbau, die Ressourcenverbesserung und für die psychisch-physische Gesundheit der Beschäftigten. Die Datenlage hierzu ist begrenzt, aber in der Tendenz eindeutig positiv. Dass es sich um graduelle Erfolge handelt, wird nicht überraschen.

Belastungs-/Ressourcenverbesserung:
Die von den Gesundheitszirkeln angeregten Änderungsmaßnahmen führten nach überwiegender Einschätzung der *Mitglieder* von 66 Gesundheitszirkeln zu stark oder mäßig positiven Veränderungen der Arbeitsbedingungen bzw. -belastungen (Tab. 6). Zwischen ca. 50% bis 70% der Beschäftigten und ca. 75% bis 90% der weiteren Teilnehmer sahen starke oder graduell positive Auswirkungen.

Tab. 6: Wenn man die verwirklichten Verbesserungsvorschläge betrachtet: Haben sich die Arbeitsbedingungen dadurch verbessert? (1) Haben sich dadurch einzelne Arbeitsbelastungen verbessert? (2)

	GZ-Pilotprojekt[1] 16 GZ[4]		GZ-Projekte 1990-1998[3] 9 GZ		BKK-Bundesverband[2] 41 GZ[5]	
	Beschäftigte n=69 (in %)	weitere Teilnehmer n=19 (in %)	Beschäftigte n=39 (in %)	weitere Teilnehmer n=41 (in %)	Beschäftigte n=190 (in %)	weitere Teilnehmer n=135 (in %)
stark	10	11	10	5	68	84
etwas	49	63	41	83		
kaum	28	21	18	10	32	16
gar nicht	10	5	26	2		

[1] Frageformulierung (1); [2] Frageformulierung (2); [3] sinngemäße Frageformulierungen; [4] nach Slesina et al. 1998: 230; [5] nach Sochert 1998: 223

In den BKK-moderierten Gesundheitszirkeln teilten zwischen 40% und 55% der *Belegschaft* der Interventionsbereiche starke oder partielle Verbesserungen ihrer Belastungs- und Ressourcensituation infolge der durchgeführten Maßnahmen mit (retrospektiver Vorher-Nachher-Vergleich). Im Vordergrund standen Verbesserungen der sozialen Unterstützung, der Arbeitsmittel, der Einflussmöglichkeiten am Arbeitsplatz (Gestaltungsspielräume), gefolgt von Verbesserungen der Umgebungsbedingungen und Tätigkeitsbelastungen (Sochert 1998: 253ff.).

In drei anderen Unternehmen sahen *Zirkelteilnehmer* vor allem eine Verbesserung körperlicher Belastungen, des Verhältnisses zu Kollegen und Vorgesetzten und des Betriebsklimas in den Abteilungen aufgrund der Zirkelarbeit (Tab. 7). Dabei überwog bei den Beschäftigten dieser Zirkel der Eindruck einer gewissen („etwas") oder starken Verbesserung, während die weiteren Teilnehmer teilweise etwas günstiger urteilten (Tab. 7).

Tab. 7: Angaben der Mitglieder der Gesundheitszirkel in drei Unternehmen (5 Zirkel) über erzielte Verbesserungen

Wenn durch den Gesundheitszirkel die Arbeitsbedingungen der Beschäftigten verbessert wurden: Was wurde verbessert?						
	Beschäftigte n[*]			weitere Teilnehmer n[**]		
	stark verbessert	etwas verbessert	kaum/ gar nicht verbessert	stark verbessert	etwas verbessert	kaum/ gar nicht verbessert
	%	%	%	%	%	%
Körperliche Belastungen[1)6)]	25	32	43	21	58	20
Arbeitsumwelt[2)7)]	0	4	96	7	49	44
Geistig-nervliche Belastungen[3)8)]	0	18	82	3	37	60
Verhältnis zu Kollegen und Vorgesetzten[4)9)]	26	31	43	7	62	27
Betriebsklima[5)10)]	8	49	43	0	41	59

[*] Beschäftigte: [1)] n = 19, [2)] n = 19, [3)] n = 19, [4)] n = 12, [5)] n = 12; bei [4)] und [5)] nur 3 Zirkel.

[**] weitere Teilnehmer: [6)] n = 30, [7)] n = 30, [8)] n = 30, [9)] n = 20, [10)] n = 20; bei [9)] und [10)] nur 3 Zirkel.

Quelle: Slesina 2001

In einem Unternehmen (A*) wurde die *Belegschaft* der Interventionsabteilung über die Wirksamkeit *spezifischer* durchgeführter Änderungsmaßnahmen befragt, was überwiegend positive Angaben erbrachte. Für die Arbeitsplätze und Tätigkeiten dieser Abteilung war eine durchgängige Sitzhaltung charakteristisch. Nach Einführung einiger Stehtische, um zwischen sitzender und stehender Haltung einen Wechsel zu ermöglichen, teilten 67% der Beschäftigten eine günstigere körperliche Belastungssituation mit (31% unverändert, 3% verschlechtert). Durch die Beschaffung neuer Stühle und die größere Auswahlmöglichkeit teilten 60% der Beschäftigten eine verbesserte körperliche Belastungssituation mit (19% unverändert, 21% verschlechtert).

Im selben Unternehmen gab die *Belegschaft* der Interventionsabteilung im Rahmen einer zweifachen Befragung (Pretest-Posttest-Befragung) signifikant seltener Beanspruchungen durch fehlende Informationen, fehlende Einweisungen, Nichtgewähren von freien Tagen bei persönlichen Anlässen, durch die Qualität der Stühle und die Qualität der Bildschirme an, jedoch öfter durch mangelnde Sauberkeit der Pausenräume (p < 0,05) (Tab. 8).

Tab. 8: Häufigkeit des Belastungsempfindens vor Beginn und nach Abschluss des Gesundheitszirkelprojekts: Beschäftigte des Interventionsbereichs

Es fühlten sich belastet durch	Befragung vor Beginn (n = 80)			Befragung nach Abschluss (n = 44)		
	nie %	manchmal %	oft %	nie %	manch-mal %	oft %
das Fehlen von Informationen	1,3	28,6	70,1	9,1	61,4	29,5**
das Fehlen von Einweisungen	13,3	45,3	41,3	18,6	62,8	18,6*
das Nichtgewähren von freien Tagen bei persönlichen Anlässen	12,8	65,4	21,8	25,0	68,2	6,8*
die Qualität der Stühle	12,8	42,3	44,9	20,9	62,8	16,3*
die Qualität der Bildschirme	31,6	40,8	27,6	76,7	18,6	4,7**
die mangelnde Sauberkeit der Pausenräume	23,4	48,1	28,6	13,6	31,8	54,5*

Chi-Quadrat-Tests auf Unterschiede zwischen Erst- und Schlussbefragung:
* p<0,05; ** p<0,01.
Quelle: Slesina 2001

Gesundheitliche Effekte:
Sochert ermittelte in 16 Unternehmen mit Gesundheitszirkeln positive Beurteilungen der *Beschäftigten* der Interventionsbereiche zur Beschwerdenverringerung ca. sechs Monate nach Abschluss der Zirkel (retrospektiver Vorher-Nachher-Vergleich). Es ergab sich durchgängig ein fast gleich hoher Prozentsatz an mitgeteilten Verbesserungen bei den verschiedenen Beschwerdearten (ca. 20%) (Sochert 1998: 267, Anhang 3).

In dem o. g. Unternehmen (A*) zeigte die Pretest-Posttest-Befragung der *Beschäftigten* des Interventionsbereichs prozentual deutliche, aber statistisch nicht signifikante Verringerungen der Beschwerdehäufigkeit für Nacken-, Schulter-, Kreuzschmerzen und Augenbeschwerden, während Schmerzen in Beinen/Füßen etwas öfter mitgeteilt wurden (Tab. 9).

Tab. 9: Häufigkeit des Beschwerdeempfindens vor Beginn und nach Abschluss des Gesundheitszirkelprojekts: Beschäftigte des Interventionsbereichs

Es empfanden	Befragung vor Beginn (n = 80)			Befragung nach Abschluss (n = 44)		
	nie/ selten (%)	manch- mal (%)	oft/ sehr oft (%)	nie/ selten (%)	manch- mal (%)	oft/ sehr oft (%)
Nackenschmerzen	30,0	23,8	46,3	41,9	27,9	30,2
Schulterschmerzen	22,6	30,0	47,5	34,9	27,9	37,3
Kreuzschmerzen	24,4	30,8	44,9	37,3	32,6	30,3
Geschwollene, steife oder schmerzende Gelenke	85,7	5,2	9,1	72,1	20,9	7,0
Augenbeschwerden	41,8	30,4	27,8	53,5	25,6	20,9
Schmerzen in Beinen oder Füßen	75,6	12,8	11,5	60,5	32,6	7,0

Chi-Quadrat-Tests auf Unterschiede zwischen Erst- und Schlussbefragung: kein $p<0,05$.
Quelle: Slesina 2001

Von positiven Veränderungen des Befindens und mehrerer kardiovaskulärer Risikofaktoren berichteten Friczewski et al. (1990).

Krankenstandssenkungen wurden als Folge von Gesundheitszirkeln mehrfach in der einschlägigen Literatur mitgeteilt, doch es besteht Bedarf an methodisch kontrollierten Aussagen hierzu.

5. Zusammenfassung und Ausblick

Gesundheitszirkel haben sich für die Erreichung der Prozessziele der Belastungsidentifizierung und Lösungsfindung als sehr produktiv erwiesen. Die stark variierende Intensität der Vorschlagsumsetzung ist an den betrieblichen Kontext gebunden. Gesundheitszirkel duplizieren nicht die Arbeit der Arbeitsschutzexperten und -zuständigen. Sie erschließen thematisch einen Zugang zu einem Feld der Belastungen, Beanspruchungen und Ressourcen, das in der Arbeit des betrieblichen Gesundheitsschutzes oft unbeachtet bleibt. Sie tragen zur

Ausfüllung des Arbeitsschutzes im Sinne des Arbeitsschutzgesetzes und zu seiner Ergänzung bei (s. Müller 2001).

Für das Ergebnisziel der faktischen Belastungsverringerung und Ressourcenverbesserung liegen gleichfalls Erfolgsbelege aus zahlreichen Projekten und Unternehmen vor. Des weiteren konnte die Wirksamkeit von zirkelbedingten Änderungsmaßnahmen für die Verringerung arbeits(mit)bedingter Beanspruchungen, Beschwerden und für die Zufriedenheitssteigerung wiederholt belegt werden, wenngleich hier wichtige Differenzierungs- und Vertiefungsaufgaben für künftige Untersuchungen liegen. Die Abschätzung des Beitrags zur Krankenstandssenkung bereitet methodisch große Probleme, wenn auch Praktiker erfahrungsgestützt vielfach die Auffassung einer positiven Krankenstandsentwicklung vertreten. Außer den Gesundheitseffekten können Gesundheitszirkel, wie Praxisberichte ausführen, positive Auswirkungen auf Mitarbeitermotivation, Qualität und Betriebskosten haben. Effizienzanalysen sind noch zu leisten.

Im Sinne der strengen methodischen Anforderungen evidenzbasierter Medizin (s. Altenhofen 2000) gehen die bisherigen Resultate der Gesundheitszirkelevaluation nicht über Evidenzstufe 4 hinaus.

Bei Gesundheitszirkeln handelt es sich, wie vorn erwähnt, um zeitlich befristete Projekte des betrieblichen Gesundheitsschutzes und der Gesundheitsförderung. Ihre Einrichtung als *ständige* Maßnahme erscheint im Lichte der Aufwands-Ertragsrelation nicht notwendig, ihre Fortsetzung und Wiederaufnahme nach einem gewissen Zeitraum jedoch sinnvoll.

Mehrere Unternehmen haben Gesundheitszirkel auf zwei Hierarchieebenen eingerichtet, indem parallel oder zeitlich versetzt zum Gesundheitszirkel mit Beschäftigten der Ausführungsebene zusätzlich auch ein Zirkel der direkten oder zweiten Vorgesetztenebene (Vorarbeiter, Schichtführer, Meister) installiert wurde. Eine solche Verknüpfung hat sich aufgrund der Komplexität und Vernetztheit vieler Sachverhalte als nützlich erwiesen.

Eine wesentliche Voraussetzung für den Ertrag von Gesundheitszirkeln besteht in ihrer An- und Einbindung in die Managementprozesse des Betriebs (s. Badura et al. 1999: 51) sowie ihrer Förderung durch die betrieblichen Schlüsselpersonen (Europäisches Netzwerk 1997).

Literatur

Altenhofen, L. (2000): Anlage und Aussagekraft empirischer Untersuchungen. In: Rennen-Allhoff, B. (Hrsg.): Handbuch Pflegewissenschaften, Weinheim/München: Juventa, 105-128
Badura, B. (1981): Soziale Unterstützung und chronische Krankheit, Frankfurt/M.: Suhrkamp
Badura, B./Ritter, W./Scherf, M. (1999): Betriebliches Gesundheitsmanagement – ein Leitfaden für die Praxis, Berlin: Edition Sigma

Bär, W./Slesina, W. (1998): Gesundheitszirkel in einer Niederlassung der Deutschen Post AG: Briefpost. Projektbericht, Halle: Universität Halle-Wittenberg

Brandenburg, U. (1991): Gesundheitszirkel im Betrieb. In: ErgoMed 5, 158-163

Brandenburg, U. (1992): Gesundheitsförderung im Betrieb durch Gesundheitszirkel – Konzept und Erfahrungen der Volkswagen AG. In: BZgA (Hrsg.): Gesundheitsförderung in der Arbeitswelt, Tauberbischofsheim: Fränkische Nachrichten, Druck- und Verlags-GmbH, 66-68

Brandenburg, U./Kuhn, K./Marschall, B. (Hrsg.) (1998): Verbesserung der Anwesenheit im Betrieb, Bremerhaven: Wirtschaftsverlag NW

Brandenburg, U./Slesina, W. (1995): Gesundheitszirkel in einem Automobilunternehmen: Bandmontage. Projektbericht

BZgA – Bundeszentrale für gesundheitliche Aufklärung (Hrsg.) (1992): Gesundheitsförderung in der Arbeitswelt, Tauberbischofsheim: Fränkische Nachrichten, Druck- und Verlags-GmbH

Donabedian, A. (1966): Evaluating the quality of medical care. In: Milbank Memorial Fund Quarterly 44, 166-203

Ducki, A. (1998): Ressourcen, Belastungen und Gesundheit. In: Bamberg, E./Ducki, A./Metz, A.-M. (Hrsg.): Handbuch betriebliche Gesundheitsförderung, Göttingen: Verlag für Angewandte Psychologie, 145-153

Europäisches Netzwerk für betriebliche Gesundheitsförderung/BKK-Bundesverband (Hrsg.) (1997): Luxemburger Deklaration zur betrieblichen Gesundheitsförderung in der Europäischen Union, verabschiedet am 27./28.11.1997 in Luxemburg

Friczewski, F./Brandenburg, U./Jenewein, R./Lieneke, A./Schiwon-Spieß, L./Westermayer, G. (1990): Betriebliche Gesundheitszirkel als Instrument für den Abbau von gesundheitsschädlichem Streß am Arbeitsplatz. In: Brandenburg, U./Kollmeier, H./Kuhn, K./Marschall, B./Oehlke, P. (Hrsg.): Prävention und Gesundheitsförderung im Betrieb, Bremerhaven: Wirtschaftsverlag NW, 290-314

Friczewski, F./Görres, H.J. (1994): Gesundheitsförderung in der Arbeitswelt bei ITT TEVES, Werk Gifhorn. In: Westermayer, G./Bähr, B. (Hrsg.): Betriebliche Gesundheitszirkel, Göttingen/Stuttgart: Hogrefe, 157-166

Gerpott, T.J. (1996): Wirkungen von Gesundheitszirkeln in einem großen Industrieunternehmen: Eine explorative Evaluationsstudie in der Automobilindustrie, In: Zeitschrift für Personalforschung 10, 8-32

Heberle, L. (1995): Modell „Zukunftswerkstatt". In: Bundesanstalt für Arbeitsschutz (Hrsg.): Mehr Sicherheit und Gesundheit durch inner- und überbetriebliche Zusammenarbeit und gruppenorientierte Problemlösungen, Bremerhaven: Wirtschaftsverlag NW, 115-124

Klauk, J.B./Ridder, T. (1994): Erfahrungen mit der Durchführung von Gesundheitszirkeln bei der Hoesch-Rothe-Erde-AG. In: Westermayer, G./Bähr, B. (Hrsg.): Betriebliche Gesundheitszirkel, Göttingen/Stuttgart: Hogrefe, 121-133

Metz, A.-M. (1998): Belastungen und Ressourcen in der Arbeit und Fehlzeiten. In: Brandenburg, U./Kuhn, K./Marschall, B. (Hrsg.): Verbesserung der Anwesenheit im Betrieb, Bremerhaven: Wirtschaftsverlag NW, 73-83

Morschhäuser, M. (1992): Arbeitsschutzzirkel bei der Deutschen Lufthansa. In: BZgA (Hrsg.): Gesundheitsförderung in der Arbeitswelt, Tauberbischofsheim: Fränkische Nachrichten, Druck- und Verlags-GmbH, 76

Müller, B./Münch, E./Badura, B. (1997): Gesundheitsförderliche Organisationsgestaltung im Krankenhaus, Weinheim/München: Juventa

Müller, K.-W. (1994): Gesundheitszirkel bei Opel Bochum. In: Westermayer, G./Bähr, B. (Hrsg.): Betriebliche Gesundheitszirkel, Göttingen/Stuttgart: Hogrefe, 144-149

Müller, R. (2001): Arbeitsbedingte Gesundheitsgefahren und arbeitsbedingte Erkrankungen als Aufgaben des Arbeitsschutzes, Bremerhaven: Wirtschaftsverlag NW

Okoniewski, U./Friczewski, F./Flathmann, H./Görres, H.J./Bader, I. (1993): Gesundheitszirkel als zentrales Element in der betrieblichen Gesundheitsförderung. In: DOK 18-19, 629-638

Panter, W. (1995): Gestaltung von Arbeitsbedingungen durch Gesundheitszirkel: Beispiel aus der Stahlindustrie. In: Bundesanstalt für Arbeitsschutz (Hrsg.): Mehr Sicherheit und Gesundheit durch inner- und überbetriebliche Zusammenarbeit und gruppenorientierte Problemlösungen, Bremerhaven: Wirtschaftsverlag NW, 93-114

Pauwels, A. (1998): Gesundheitsförderung im Betrieb als unternehmerische Aufgabe. In: Brandenburg, U./Kuhn, K./Marschall, B. (Hrsg.): Verbesserung der Anwesenheit im Betrieb, Bremerhaven: Wirtschaftsverlag NW, 321-330

Peine, M. (1994): Gesundheitszirkel bei Schering. In: Westermayer, G./Bähr, B. (Hrsg.): Betriebliche Gesundheitszirkel, Göttingen/Stuttgart: Hogrefe, 134-143

Pressel, G./Slesina, W. (1994): Gesundheitszirkel im Dienstleistungsbereich. In: Arbeitsmed.Sozialmed.Umweltmed. 29, 387-392

Priester, K. (1998): Betriebliche Gesundheitsförderung. Voraussetzungen – Konzepte – Erfahrungen, Frankfurt/M.: Mabuse-Verlag

Ramsauer, F. (1999): Entwicklung eines Präventionskonzeptes zur Verbesserung der Arbeitssicherheit und des Gesundheitsschutzes, Bremerhaven: Wirtschaftsverlag NW

Riese, I. (1998): Evaluation eines Gesundheitszirkels – Eine quasi-experimentelle Felduntersuchung, Diplomarbeit, Technische Universität Berlin

Röbke, R. (1992): Zirkelarbeit zur Gesundheitsförderung – betriebliche Erfahrungen bei der Mannesmann AG. In: BZgA (Hrsg.): Gesundheitsförderung in der Arbeitswelt, Tauberbischofsheim: Fränkische Nachrichten, Druck- und Verlags-GmbH, 74-75

Rossi, G.H./Freeman, H.E./Hofmann, G. (1988): Programm-Evaluation, Stuttgart: Enke

Schrader, K. (1996): Betriebliche Gesundheitsförderung – Erfahrungen aus einem Unternehmen der Eisen- und Stahlindustrie. In: Bundesanstalt für Arbeitsmedizin (Hrsg.): Betriebliche Gesundheitsförderung, Bremerhaven: Wirtschaftsverlag NW, 43-57

Slesina, W. (1987): Gesundheitszirkel – eine präventive Strategie in Betrieben. In: Drogalkohol 11, 203-222

Slesina, W. (1993): Kriterien für die Evaluation von Gesundheitszirkeln. Gutachten für den BKK-Bundesverband

Slesina, W. (1994): Gesundheitszirkel bei einem Großflughafen. Projektbericht, Köln: Universität zu Köln

Slesina, W. (1995): Evaluation von Maßnahmen der Gesundheitsförderung im Betrieb. Gutachten für den AOK-Bundesverband

Slesina, W. (1996): Betriebliche Gesundheitszirkel – eine Zwischenbilanz. In: Brandenburg, U./Kuhn, K./Marschall, B./Verkoyen, C. (Hrsg.): Gesundheitsförderung im Betrieb, Bremerhaven: Wirtschaftsverlag NW, 362-374

Slesina, W. (2001): Evaluation von Gesundheitszirkeln. In: Badura, B./Litsch, M./Vetter, C. (Hrsg.): Fehlzeiten-Report 2000, Berlin: Springer, 199-212

Slesina, W./Bassenge, H./Gortheil, C./Kügler, A. (1995): Gesundheitszirkel bei einem Postamt der Deutschen Bundespost/Deutschen Post AG, Köln/Halle: Universität zu Köln, Universität Halle-Wittenberg

Slesina, W./Härtig, S. (1995): Gesundheitszirkel bei einer Reederei der Binnenschiffahrt. Projektbericht, Köln: Universität zu Köln

Slesina, W./Beuels, F.R./Sochert, R. (1998): Betriebliche Gesundheitsförderung, Weinheim/München: Juventa

Slesina, W./Gerbecks, B. (1998): Gesundheitszirkel in einer Niederlassung der Deutschen Telekom AG: Projektbericht, Halle: Universität Halle-Wittenberg

Slesina, W./Winge, S. (1999): Gesundheitszirkel in einem kommunalen Unternehmen: Stadtreinigung. Projektbericht, Halle: Universität Halle-Wittenberg

Sochert, R. (1998): Gesundheitsbericht und Gesundheitszirkel, Bremerhaven: Wirtschaftsverlag NW

Udris, I./Frese, M. (1988): Belastung, Stress, Beanspruchung und ihre Folgen. In: Frey, D./Hoyos, C. Graf/Stahlberg, D. (Hrsg.): Angewandte Psychologie, München: Psychologie Verlags Union, 427-447

Weissinger, V./Knipp, G. (1994): Baustellengespräche. Gesprächszirkel im Bauhandwerk. In: Prävention 17, 82-92

Westermayer, G./Bähr, B. (Hrsg.) (1994): Betriebliche Gesundheitszirkel, Göttingen/Stuttgart: Hogrefe

Gerhard Westermayer, Jens Wellendorf

Evaluation betrieblicher Stressprävention

1. Stressprävention als Ansatz betrieblicher Gesundheitsförderung

„Um die Verkettung von überlastenden Arbeitsanforderungen einerseits und gesundheitsgefährdenden Bewältigungsmustern andererseits aufzubrechen, erscheint in Anlehnung an Siegrist (1996) ein mehrstufiges, auf der personalen, der interpersonalen und der strukturellen Ebene ansetzendes Modell der betrieblichen Gesundheitsförderung angemessen. Zielgruppenspezifisch sind die Bewältigungs- und Gesundheitskompetenzen der Beschäftigten zu stärken, deren Reflexion von Leistungsanforderungen, Verausgabungsbereitschaft und beruflichen Zielen anzuregen und soziale Unterstützung zu ermöglichen. In Verbindung hiermit sind Maßnahmen der Arbeitsgestaltung, des Konfliktmanagements, der Personalentwicklung und der Gratifikation (Vermeidung von beruflichem Statusverlust) erforderlich, um langfristig die Gesundheit, die Leistungsfähigkeit und die Kreativität der Beschäftigten zu erhalten" (Junghanns et al. 1998).

Dieses lange Eingangszitat steht stellvertretend für einen in der Fachwelt geäußerten Konsens bezüglich der Art und Weise von effektiver und effizienter Stressprävention (ganz ähnlich siehe hierzu Siegrist 1996; Spitzenverbände der Krankenkassen 2000; Lenhardt 2000; Badura et al. 2000, 2001). Prävention und insbesondere Stressprävention sollte immer dort ansetzen, wo der größte Handlungsbedarf nach Datenlage vorzufinden ist, und sowohl individuelle Gesundheitskompetenz als auch interpersonale und strukturelle Gesundheitsrisiken in gesundheitsförderliche Arbeitsmerkmale transformieren. Hierzu ist eine Strategie der Organisationsentwicklung erforderlich. Eine solche soll auf den folgenden Seiten beschrieben werden.

Wie neue Stressforschungsergebnisse zeigen (Hüther 1997; Ertel 2000; Lenhardt 2000; Maintz et al. 2000; McEwen 2000), führen dauerhaft negative Erfahrungen zu einer deutlichen Erhöhung von Gesundheitsgefährdungen, insbesondere im Bereich von Muskel-Skeletterkrankungen, psychisch-psychiatrischen Erkrankungen sowie Herz-Kreislauferkrankungen (Osterholz 2000; Siegrist 2000).

97

Mit den neuen Erkenntnissen aus der Stressforschung kommen verstärkt die Gesundheitsressourcenansätze in den Blick, die Gesundheitsrisiken nicht nur von der individuellen Verhaltensweise von Personen abhängig sehen, sondern insbesondere von den Gesundheitschancen/-ressourcen, die in der Umwelt und insbesondere in der betrieblichen Umwelt verfügbar sind.

Der Begriff „Stress" wird auf den folgenden Seiten verwendet, um ein spezifisches Erleben zu beschreiben, das Arbeitnehmer zunehmend äußern. Er bezeichnet eine subjektive Befindlichkeit und nicht die komplexen biopsychologischen Wechselwirkungsprozesse, wenn auch diese den beschriebenen Erlebensweisen zugrunde liegen mögen. Am nächsten scheint die von Lenhardt gegebene Definition für „chronischen Distress" dem zu entsprechen, was im betrieblichen Alltag als „Stress" beschrieben wird:

„Erfahrung fortgesetzter Erfolglosigkeit bzw. mangelnder Kontrolle in Situationen, die als Herausforderung oder Bedrohung erlebt werden.

Zwei Formen:

aktiver Distress: Erfolglosigkeit/Kontrolldefizit bei fortgesetzter Verausgabung (dauerhafte angstbetonte Gespanntheit, psychische und physiologische Überaktiviertheit)

passiver Distress: Erfolglosigkeit/Kontrolldefizit bei blockiertem bzw. aufgegebenem Handeln (Hilflosigkeit, Depression, Verzweiflung)" (Lenhardt 2000: 2).

Wenn im Folgenden von betrieblicher Stressprävention gesprochen wird, dann sind damit Aktivitäten gemeint, die geeignet sind, die Ursachen für die „Erfahrung fortgesetzter Erfolglosigkeit und mangelnder Kontrolle" systematisch zu beschreiben, zu analysieren und nachhaltig auszuschalten.

2. Evaluation betrieblicher Stressprävention

Mit Evaluation sind im vorliegenden Beitrag alle Aktivitäten gemeint, die geeignet sind, den Einsatz von Präventionsinstrumenten mit Blick auf ihre Effektivität (Zielgerichtetheit), Effizienz (Sparsamkeit, Zeit und Geld) und Akzeptanz (Erfassung des Ausmaßes von Konsens über Effektivität und Effizienz bei den verschiedenen betrieblichen Akteuren und Statusgruppen) zu bewerten (s. Wellendorf et al. 2001).

Auf den ersten Blick fällt es manchmal schwer, bei den auf dem Markt angebotenen Stressmanagement- oder Stresspräventionstrainings einen gemeinsamen Nenner zu finden. Von Sportveranstaltungen über Meditationswochenenden, von Rückenkursen bis zu Konflikt- oder Zeitmanagementseminaren, von der Konzentration auf die spirituelle Ebene bis hin zur Reduzierung von Organisationsstress durch Prozessoptimierung oder Businessredesign lässt sich hier alles finden.

Aus unserer Sicht ist betriebliche Stressprävention im Prinzip ein systematischer Aktions- und Evaluationsprozess, der ein als Stress beschriebenes, aufgrund von Datenanalysen identifiziertes Phänomen zum Ausgangspunkt eines systematischen Problemlöseprozesses macht (s. hierzu auch Wagner-Link 2000). Die Datenanalyse soll dabei nach den Kriterien betrieblicher Gesundheitsförderung möglichst viele Datenquellen mit einbeziehen:

1. Ist-Analyse

2. Zielfestlegung

3. Definition des Wegs vom Ist zum Ziel

4. Auswahl der Instrumente (kognitiv, emotional, körperlich, betrieblich etc.)

5. Anwendung der Instrumente mit Prozessbeschreibung und Dokumentation

6. Regelmäßige Überprüfung des Zielerreichungsgrades

7. Analyse der Ursachen von Abweichungen vom festgelegten Ziel

8. Zielüberprüfung

9. Maßnahmen zur Korrektur der Zielabweichungsprozesse

10. Neue Ist-Analyse

11. Neue Zielfestlegung.

Dieses Vorgehen lässt sich auf jeder Betrachtungs- bzw. Interventionsebene durchführen. Wir unterscheiden vier Ebenen:

• körperliche Ebene

• kognitive, geistige, emotionale Ebene der Person

• Team-/Gruppen-/Klimaebene

• Ebene der Organisation (physikalische, ergonomische Umgebungsbedingungen, Regeln der Aufbau- und Ablauforganisation, Führungskräfte, Informationsmanagement etc.).

Jeder Ebene entsprechen andere Formen der Datenerhebung, wobei der Befragung hier eine besondere Rolle zukommt. Jeder Ebene entsprechen ferner im betrieblichen Alltag andere Formen der Zuständigkeiten, Kompetenzen und Verantwortlichkeiten.

Alle Maßnahmen, ob diese nun Stressprävention, Gesundheitszirkel, Rückenschule, Führungskräftetraining oder Ernährungsberatung heißen, werden darauf geprüft, inwiefern sie von Unternehmensleitung und Mitarbeitern, den Fachvertretern von Krankenkassen und Unfallversicherungsträgern, den anderen mit Fragen der Gesundheit befassten betrieblichen Akteuren gleichermaßen als Unterstützung erlebt werden und auf eine gemeinsame Analyse des Ist-Zustandes und Zielzustandes zurückgeführt werden können.

3. Das Analyse- und Interventionssystem der Gesellschaft für betriebliche Gesundheitsförderung („BGF")

Nach mehreren Jahren Praxis in der betrieblichen Gesundheitsförderung mit begleitender Evaluation lässt sich das „BGF"-Konzept wie folgt beschreiben (Abb. 1):

Abb. 1: Vorgehen bei der betrieblichen Gesundheitsförderung

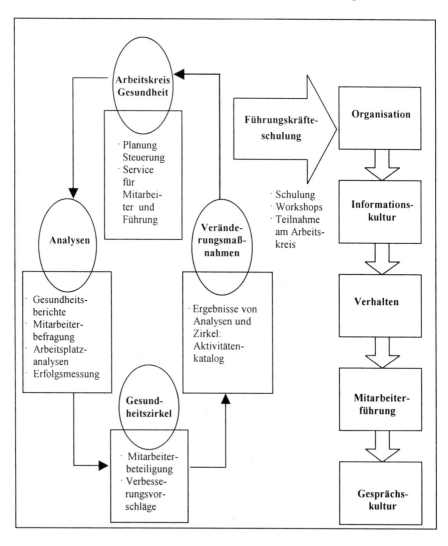

Die „BGF" hat in Kooperation mit der AOK Berlin sechs verschiedene Analyseverfahren entwickelt, erprobt und kontinuierlich verbessert, die es ermöglichen, statistische Daten zu Fehlzeiten in einen systematisch angelegten Analyse- und Interventionsprozess zu integrieren.

Unternehmenseigene Statistiken werden mit Kassendaten, Fragebogen- und Interviewergebnissen, Workshop- und Gesundheitszirkeldaten in Beziehung gesetzt. Dabei werden die Analyseverfahren auf die konkreten Fragen von Unternehmensmitgliedern zugeschnitten, die in einem „Arbeitskreis Gesundheit" (Unternehmensleitung, Personalleitung, Mitarbeitervertretung, Betriebsarzt, Arbeitssicherheitsexperte, AOK-Vertreter) nach bewährten Regeln den gesamten Analyse- und Veränderungsprozess steuern.

4. Evaluation als Analyse-/Interventionskette

Im Prinzip handelt es sich bei einem Projekt der betrieblichen Gesundheitsförderung und seiner Evaluation in den Einzelbestandteilen um eine zyklisch angelegte Interventions- und Evaluationskette (Abb. 2).

Abb. 2: Prozesssteuerungscontrolling zur Korrektur von Zielabweichungen

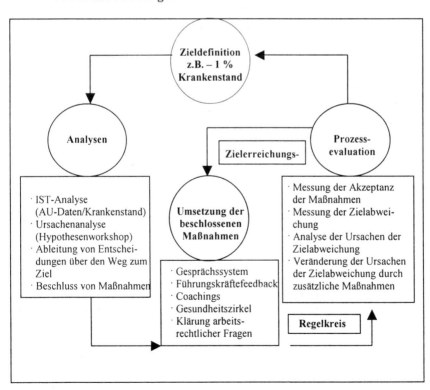

Es werden Hypothesen formuliert über Ursachen für ein bestimmtes Phänomen. Diese Hypothesen werden mit den zur Verfügung stehenden Analyseinstrumenten überprüft. Die Ergebnisse der Überprüfung fixieren Interventionsschwerpunkte örtlich und thematisch. So finden wir insbesondere in den letzten drei Jahren in verschiedenen Unternehmen eine deutliche Häufung von Muskel-Skeletterkrankungen sowie eine deutliche Steigerung von Arbeitsunfähigkeitstagen, die bedingt sind durch psychisch-psychiatrische Diagnosen. Die Ergebnisse dieser Analysen lassen sich verfeinern und für einzelne Betriebsbereiche erstellen. So erhält man ein Bild des Unternehmens, das nach Diagnosen, Befragungsergebnissen, Krankenstandsverläufen in der Regel große Unterschiede aufweist. Diesen Unterschieden folgt man in Analyseaktivitäten und Interventionen. Die einzelnen Interventionen selbst werden evaluiert und mit Zielen in Beziehung gesetzt. Die Abweichung vom definierten Hauptziel wird erneut analysiert, und hieraus werden neue Interventionsziele gebildet. Im Überblick betrachtet, gleicht das Vorgehen einem zyklischen Anpassungsprozess, der an technische Feedbackprozesse erinnert.

Bei einem größeren Unternehmen werden möglichst viele differenzierte Vergleichsdaten in Anspruch genommen. Wie Abbildung 3 zeigt, werden diejenigen Abteilungen des Unternehmens in eine Rangreihe zueinander gebracht, die zu einer Erhöhung des Krankenstandes unternehmensweit beitragen. Sie werden sodann den Abteilungen mit geringem, unter dem Durchschnitt liegenden Krankenstand gegenübergestellt. Ferner werden in einer weiteren Vergleichsgraphik (Abb. 4) Langzeiterkrankungen den Kurzzeiterkrankungen gegenüber-

Abb. 3: Abteilungen mit überdurchschnittlichem Krankenstand: ihr Beitrag (in %) zum erhöhten Krankenstand des Unternehmens

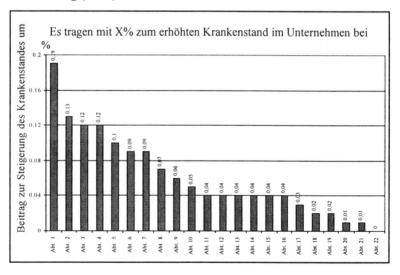

gestellt und so diejenigen Abteilungen identifiziert, die einen überdurchschnittlichen Kurzzeitkrankenstand haben.

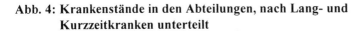

Abb. 4: Krankenstände in den Abteilungen, nach Lang- und Kurzzeitkranken unterteilt

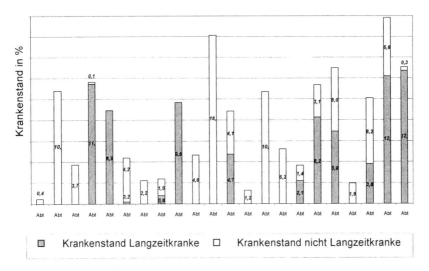

Anschließend werden „bottom up" und „top down" verschiedene Initiativen ergriffen: Einmal werden Führungskräfte von „Extrem"abteilungen (hoher bzw. geringer Krankenstand) zu Kurzworkshops über das gemeinsame bzw. unterschiedliche Verständnis von Führungsrichtlinien, Führungsstilen und der Umsetzung von beschlossenen Mitarbeitergesprächen zusammengebracht. Bei erfolgreichem Erfahrungsaustausch werden Vereinbarungen zu Aktivitäten getroffen, die geeignet erscheinen, Stress zu senken, und die bereits erfolgreich in den Abteilungen der Gesprächspartner umgesetzt werden. Dort, wo keine Vereinbarungen getroffen werden können und ein über längere Zeit hoher Kurzzeitkrankenstand herrscht, werden den Führungskräften Gesundheitszirkel als Analyse- und Problemlöseinstrument vorgeschlagen, die wir in den letzten Jahren in der Regel mit einem Führungskräfte-Feedbackprozess verbinden: Eine Gruppe von 10 Mitarbeitern bestreitet den Zirkel, alle Mitarbeiter werden in einem Kurzfragebogen gebeten, allen Führungskräften ein Feedback zu geben (s. hierzu Westermayer/Wellendorf 2000). Dadurch werden Führungskompetenzen erweitert, wird Partizipation von Mitarbeitern aktiv umgesetzt.

Ergänzende Maßnahmen sind Stressmanagementseminare, wobei zu berücksichtigen ist, dass auch jedes Seminar für Führungskräfte und jeder Gesundheitszirkel einen praktischen Teil zur Stressbewältigung und einen theoretischen Teil zum Thema Arbeit und Gesundheit enthält. Stressmanagementseminare werden immer erst nach eingehender Bedarfsanalyse aufgrund von Befragungen, Krankenstands- und AU-Datenanalysen angeboten und dann speziell auf die gegebenen Probleme bezogen. So kann sich ein Stressmanagementseminar mehr auf Probleme im Rahmen von Kommunikationsprozessen beziehen (Killerphrasen, Vermeiden bzw. konstruktives Lösen von Konflikten), während in anderen Stresspräventionsveranstaltungen der Schwerpunkt auf Möglichkeiten adäquater körperlicher Entspannung gelegt wird.

Insofern verstehen wir unter betrieblicher Stressprävention nicht nur die in einem Projekt durchgeführten Stress-Seminare für Führungskräfte und Mitarbeiter, sondern den systematisch und regelgeleiteten Analyse- und Interventionsprozess mit Struktur-, Prozess- und Ergebnisevaluation. Aus einem zu Beginn des Projektes sehr abstrakt und vage definierten negativen Zustand „hoher Krankenstand" wird systematisch und allmählich ein strukturiertes Problemfeld mit vielen, sehr konkreten Handlungsmöglichkeiten. Man könnte pointiert formulieren: Das für Distress typische Gefühl des Kontrollverlustes wird systematisch auf allen Ebenen des Unternehmens reduziert. Belastungen wie etwa Monotonie, Zeitdruck, Schichtarbeit etc. können oft nicht vollständig abgeschafft werden. Durch die Möglichkeit, in Gesprächen mit Vorgesetzten, in Gesundheitzirkeln oder im Arbeitskreis Gesundheit über solche Belastungen als zu lösende Probleme zu sprechen, verringert sich die subjektive Stressempfindung, „das andauernde Gefühl des Kontrollverlustes", deutlich, wenn das Unternehmen glaubwürdig demonstriert, dass es diejenigen Probleme auch tatsächlich löst, die nach den betrieblichen Gegebenheiten gelöst werden können. Für alle Probleme, die nicht oder nicht sofort gelöst werden können, werden die Gründe deutlich gemacht, weshalb dies im Moment nicht geschehen kann. Auch diese Kommunikation kann erheblich zur Stressreduktion beitragen.

5. Storck – Aktion „Sicher und Gesund"

Zur Illustration des oben beschriebenen Vorgehens sollen der Verlauf und die Ergebnisse eines Projektes in knapper Form dargestellt werden.

Ausgangspunkt für das Gesundheitsförderungsprojekt bei Storck in Berlin war 1995 der seit längerem hohe Krankenstand von über 10%. Nach mehreren nicht erfolgreichen Maßnahmen zur Senkung des Krankenstands (Abteilungsleiterseminar, Süßwarenpräsente für Dauerkranke und Gesunde, „Krankenbriefe", Rückkehrgespräche durch Abteilungsleiter, Einschaltung der Betriebsärztin, Fehlzeitengespräche in der Personalabteilung unter Mitwirkung des Betriebsrats, Fehlzeitengespräche unter Kündigungsandrohung, Kündigung) nahm die Firma Kontakt zur AOK Berlin auf.

Der Arbeitskreis „Sicher und Gesund" wurde gegründet. Im Arbeitskreis waren alle relevanten Interessengruppen vertreten.

Im Arbeitskreis wurde zunächst der Ist-Zustand differenziert erhoben und im Betrieb bekannt gemacht. In diesem Schritt wurde genau analysiert, in welchen Bereichen die Lage besonders problematisch war. Anschließend wurden anhand dieser Datenbasis Hypothesen über Ursachen für den hohen Krankenstand entwickelt, und in einem dritten Schritt einigte man sich auf konkrete Ziele für das Projekt. Der vierte Schritt bestand darin, sich für Maßnahmen zu entscheiden, mit denen die Ziele erreicht werden sollten, im fünften Schritt wurden die Maßnahmen umgesetzt und ihr Erfolg in einem sechsten Schritt überprüft.

Der Ist-Zustand wurde mit eigenen Statistiken von Storck sowie drei Gesundheitsberichten der AOK Berlin für die Jahre 1993 und 1994 analysiert. Ein Gesundheitsbericht bezog die diagnosebezogenen Arbeitsunfähigkeits-Daten der AOK hierbei auf betriebsinterne Daten, d.h. auf Abteilungen, Tätigkeiten, festen oder befristeten Beschäftigungsstatus sowie die Dauer der Betriebszugehörigkeit (s. exemplarisch Abb. 5).

Abb. 5: Krankheitsarten in den Abteilungen

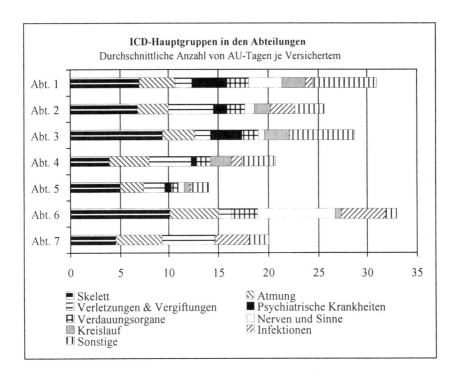

Eine Befragung aller Mitarbeiter (Rücklaufquote 78%) wurde durchgeführt. Es gab u. a. folgende ausgewählte Ergebnisse:

105

1. Es wurde festgestellt, dass bei der Befragung Rücken- und Kreuzschmerzen zu r = 0,4 mit Überforderung korrelierten. Eine Ursache für die bei Storck nach dem AU-Bericht sehr stark vertretenen Affektionen des Rückens war somit offensichtlich häufige Überforderung bei der Arbeit. Auch Erschöpfung nach der Arbeit korrelierte zu r = 0,42 mit Rücken- und Kreuzschmerzen.

2. Hingegen hingen Rücken- und Kreuzschmerzen nicht wie vermutet mit der Möglichkeit zusammen, zwischen verschiedenen Arbeitsmitteln auswählen zu können (Ressource Handlungsspielraum).

3. Augen- und Hautprobleme korrelierten in der Befragung zu r = 0,28 miteinander. Dies war vermutet worden, weil als eine mögliche Krankheitsursache Staub genannt wurde, der beide Beschwerdearten hervorrufen kann.

4. Die Höhe des Krankenstands war über vier Tätigkeitsgruppen deutlich mit Störungen des Allgemeinbefindens und negativ mit Arbeitszufriedenheit verknüpft. Ein weiterer auffälliger Zusammenhang bestand über sechs Abteilungen zwischen einer als positiv wahrgenommenen Führung und einem relativ niedrigen Krankenstand (s. Abb. 6).

5. Messungen zur Feststellung von Lärmquellen, Zugluft und Staubentwicklung wurden durchgeführt, ergaben aber keine objektiv überhöhten Belastungen, die subjektiv in der Befragung mitgeteilt wurden.

5.1 Ziele

Nach diesen Analyseergebnissen wurden Ziele formuliert. Die Arbeitszufriedenheit sollte gesteigert werden, ergonomische Verbesserungen an den Arbeitsplätzen sowie Verbesserungen von Kommunikationsbeziehungen und Führungsverhalten erreicht werden, um Störungen des Allgemeinbefindens zu reduzieren.

Zusätzliche Ziele der Funktionsgruppen im Arbeitskreis Gesundheit waren:

Betriebsrat: Ergonomische Verbesserungen, Zugluft vermindern, menschlicher Umgang.

Werksleitung: Transparenz schaffen, Krankenstand reduzieren.

Personalabteilung: Kosten senken, krankmachende Strukturen abbauen, Verantwortungsbewusstsein der Mitarbeiter stärken, mehr Gespräche mit den Mitarbeitern darüber führen, dass alle an einem Strang ziehen müssen.

Werksärztlicher Dienst: Impulse für das Gesundheitsverhalten geben.

Arbeitssicherheit: Wertschätzung der Mitarbeiter, Einbezug in Entscheidungen, bessere Information der Mitarbeiter.

Abb. 6: Zusammenhang zwischen Führung und Krankenstand

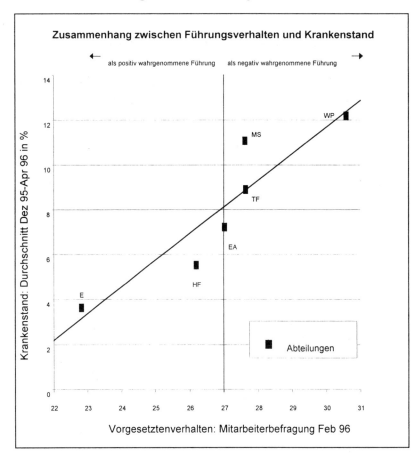

Abteilungsgrößen: E: n = 13; HF: n = 19; EA: n = 76; TF: n = 110; MS: n = 339;
WP: n = 79

5.2 Maßnahmen

Als konkrete Maßnahmen wurden aus den von allen geteilten Zielen abgeleitet und durchgeführt:

Allgemein:

- Systematisierung der Fehlzeitenstatistiken nach verschiedenen Kriterien

- Seminar und Workshops mit den Top-Führungskräften

107

- Klausur für leitende Angestellte
- regelmäßige Infobriefe für die Belegschaft.

Führung:

- Entwicklung eines Systems „Gesprächskultur" mit Rückkehr- und Fürsorgegesprächen
- Schulung und Coaching von Führungskräften in den Bereichen „Gesprächsführung" und „Gesundheit und Qualitätssicherung".

Arbeitsorganisation/Ergonomie:

- Veränderung verschiedener technischer und ergonomischer Bedingungen (Klimaanlagen, Bestuhlung etc.)
- Erneuerung von Pausenräumen
- Gesundheitszirkel in einer Pilotabteilung.

Später wurden nach einer Zwischenbilanz im Arbeitskreis Gesundheit folgende weitere Maßnahmen beschlossen:

- Evaluation
- Zwei weitere Gesundheitszirkel.

Außer den oben explizit genannten Aktivitäten hat das Unternehmen Storck insgesamt seine Personalpolitik und Personalbetreuung durch erweiterte Aktivitäten im betriebsärztlichen Dienst, der Arbeitssicherheit, der Personalführung und des Managements auf die Ziele der betrieblichen Gesundheitsförderung eingestellt.

Abbildung 7 zeigt die wesentlichen Maßnahmen, die im Rahmen des Gesundheitsförderungsprojektes bei Storck durchgeführt wurden, im Überblick.

5.3 Projektevaluation

Die Evaluation des Projekts wurde in drei Schritten durchgeführt:

1. Die Entwicklung des Krankenstandes wurde verfolgt und mit den Zeitpunkten der Interventionen abgeglichen.

2. Es wurden Experteninterviews durchgeführt.

3. Der Gesundheitszirkel in der ersten Pilotabteilung wurde multimethodisch evaluiert.

Abb. 7: Projektverlauf bei Storck

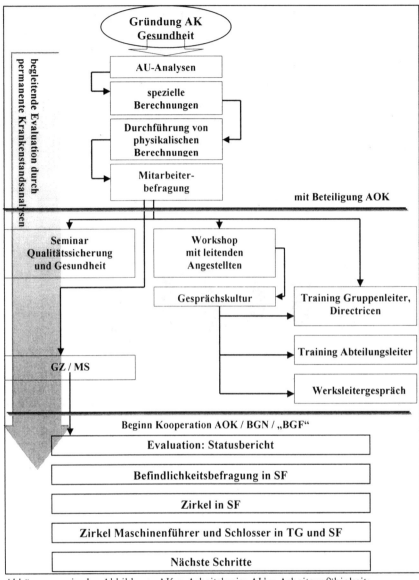

Abkürzungen in der Abbildung: AK = Arbeitskreis; AU = Arbeitsunfähigkeit;
MS, SF, TG = Produktionsabteilungen; GZ = Gesundheitszirkel;
BGN = Berufsgenossenschaft Nahrungsmittel und Gaststätten.

5.4 Krankenstand

Wie die folgende Abbildung 8 zeigt, sank der Krankenstand bei Storck nach leichten Rückgängen in den zwei Jahren zuvor im Jahr 1997 plötzlich deutlich auf 7% ab. 1998 gab es noch einmal einen Anstieg auf 8,4%, und 1999 sank der Krankenstand dann wieder auf 6,8%.

Die Befragung der insgesamt 773 Mitarbeiter bei Storck erfolgte im Februar 1996. Der Rücklauf betrug 606 Fragebögen (78,4%), die Ergebnisse lagen im April 1996 vor. Zu diesem Zeitpunkt wurden also erstmals alle Mitarbeiter bei Storck aktiv in das Gesundheitsförderungsprojekt einbezogen. Die Trendwende in der Fehlzeitenentwicklung erfolgte genau in diesem Zeitraum.

Abb. 8: Entwicklung des Krankenstandes bei Storck[1]

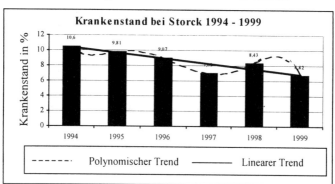

[1] Während der lineare Trend die langfristige Entwicklung des Krankenstandes anzeigt (z.B. fallend), dient der polynomische Trend im vorliegenden Fall zur Interpolation der diskreten Messwerte. Eine polynomische Funktion zweiten Grades hat z.B. die Form: $ax^2 + bx + c$, Funktionen höherer Grade haben entsprechend höhere Exponenten.

5.5 Interviews

Es wurden 14 Experteninterviews durchgeführt und am Rande dreier Seminare auch Meinungen zur Wirksamkeit von Rückkehrgesprächen für den Krankenstand erhoben:

– Positiv wurde eine Veränderung der *Informationspolitik* eingeschätzt.

– Vereinzelt wurde auch eine deutliche Verbesserung im Bereich *Führung* registriert.

– Eine allgemeine Verbesserung des *Betriebsklimas* wurde mehrfach hervorgehoben.

– Die verbesserten Angebote des *betriebsärztlichen Dienstes* wurden sehr positiv vermerkt.

– Es gab Verbesserungen im Bereich *physikalischer Umgebungsbelastungen.*

Angst vor Arbeitslosigkeit

In den Interviews wurde der rückläufige Krankenstand häufig auf die zunehmende Angst vor Arbeitslosigkeit in der Belegschaft zurückgeführt sowie teilweise auf Maßnahmen im Bereich der Lohnfortzahlung. Mit Hilfe der vorliegenden Daten konnte die „BGF" allerdings zeigen, dass die weit verbreitete Meinung, Arbeitsplatzunsicherheit würde den Krankenstand senken, zumindest im Falle von Storck nicht zutrifft.

Die Abbildung 9 setzt die Ergebnisse über Arbeitsplatzunsicherheit aus der Mitarbeiterbefragung zur Höhe krankheitsbedingter Fehlzeiten in Beziehung.

Abb. 9: Zusammenhang zwischen Arbeitsplatzunsicherheit und Krankenstand

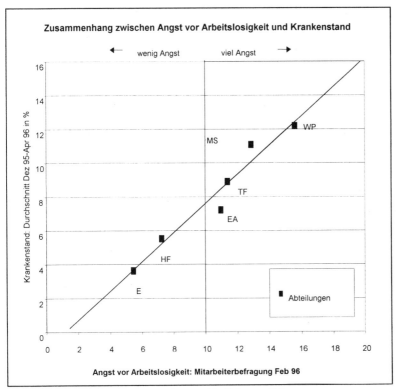

Abteilungsgrößen: E: n = 13; HF: n = 19; EA: n = 76;
TF: n = 110; MS: n = 339; WP: n = 79

111

Es wird deutlich, dass in den Abteilungen, in denen die Beschäftigten sich am meisten Sorgen um ihren Arbeitsplatz machten, auch der Krankenstand besonders hoch war.

Interessant ist auch, dass körperlich harte Arbeitsbedingungen *keinen* deutlichen Zusammenhang mit der Höhe des Krankenstandes aufwiesen.

Führung

Auf die Frage nach Auswirkungen der Mitarbeitergespräche wurde von Führungskräften zwar durchgängig positiv vermerkt, dass man nun alle Mitarbeiter systematisch ansprechen könne, auf der anderen Seite wurde aber eine Wirkung von Gesprächen auf die Gesundheit insgesamt in Frage gestellt. Von 26 befragten Führungskräften schätzten 20 den Einfluss als gering bzw. nicht gegeben ein.

Empirisch zeigte sich hingegen, dass in den Abteilungen, wo sich *Führung* als mitarbeiterorientierte Kommunikationskultur versteht, wo Zeit aufgewendet wird, um zu informieren, wo sich Mitarbeiter anerkannt und gerecht behandelt fühlen, der Krankenstand am niedrigsten war und umgekehrt.

5.6 Zusammenfassung

1. Die Reduzierung des Krankenstandes auf unter 8% wurde erreicht und beibehalten. Die in das „BGF"-Projekt investierten Kosten haben sich somit bereits nach einem Jahr um ein Vielfaches ausgezahlt.

2. Der Rückgang im Krankenstand setzte genau zu dem Zeitpunkt der Mitarbeiterbefragung und damit der Einbeziehung der Mitarbeiter in das Gesundheitsförderungsprojekt ein.

3. Die angestrebten Ziele aller beteiligten Gruppen wurden erreicht.

4. In den Interviews wurden Verbesserungen in den Bereichen ergonomische Gestaltungen, Informationspolitik, Führung, Betriebsklima und betriebsärztlicher Dienst konstatiert.

5. Die Alternativerklärung, dass der rückläufige Krankenstand auf zunehmende Angst vor Arbeitslosigkeit zurückzuführen sei, konnte durch statistische Analysen der „BGF" ausgeschlossen werden.

6. Der Zusammenhang zwischen guter Führung und niedrigem Krankenstand wurde ebenfalls statistisch belegt.

7. Der erste durchgeführte Gesundheitszirkel wurde sehr sorgfältig evaluiert und zeigte ausgesprochen gute Ergebnisse in der Struktur- und Prozessevaluation. Die Ergebnisevaluation fiel ebenfalls gut aus.

6. Ausblick

Betriebliche Stressprävention wurde in diesem Artikel als umfassendes Konzept betrieblicher Gesundheitsförderung beschrieben. Stresspräventionsmaßnahmen für einzelne Personen werden nur nach Bedarfsanalyse durchgeführt. Die Prinzipien der Stressprävention: Ist-Analyse, Distanzierung von der belastenden Situation, Analyse der eigenen Bewältigungsmöglichkeiten, systematischer Problemlöseprozess, Planung der Vermeidung von zukünftigen Stress-Situationen werden jedoch in einem umfassenden zyklischen Prozess von Analysen, Interventionen und Interventionsbewertungen auch auf anderen Ebenen des Betriebes umgesetzt. Hierdurch lässt sich kurz-, mittel- und langfristig tatsächlich eine Gesundheitskultur aufbauen, die darüber hinaus auch den Bedarfen des Betriebes nach höherer Flexibilität, Kosteneinsparungen und besserer Steuerungsfähigkeit entgegenkommt. Denn hat der Betrieb einmal eine solche Analyse- und Interventionskette etabliert und die Vorteile des zyklischen, zielorientierten Vorgehens angenommen, verfügt er über ein ausgezeichnetes Controllingsystem, das nicht nur an Kennzahlen orientiert ist, sondern systematisch auch sogenannte „weiche" Daten integrieren kann.

Literatur

Badura, B./Litsch, M./Vetter, C. (Hrsg.) (2000): Fehlzeiten-Report 1999. Psychische Belastung am Arbeitsplatz, Berlin: Springer

Badura, B./Litsch, M./Vetter, C. (Hrsg.) (2001): Fehlzeiten-Report 2000. Zukünftige Arbeitswelten: Gesundheitsschutz und Gesundheitsmanagement, Berlin: Springer

Ertel, M. (2000): Telearbeit – eine Herausforderung für den Gesundheitsschutz. In: MedReview 1, 4-7

Hüther, G. (1997): Biologie der Angst. Wie aus Stress Gefühle werden, Göttingen: Vandenhoeck

Junghanns, G./Ertel, M./Ullsperger, P. (1998): Anforderungsbewältigung und Gesundheit bei computergestützter Büroarbeit. Schriftenreihe der Bundesanstalt für Arbeitsschutz und Arbeitsmedizin, Bremerhaven: Wirtschaftsverlag NW

Lenhardt, U. (2000): Neue Arbeitsformen zwischen Gesundheitsrisiken und -ressourcen: Anforderungen an eine gesundheitsförderliche Arbeitspolitik, Handout zum Vortrag, IG Metall, Stuttgart, 21.9.2000

Maintz, G./Ullsperger, P./Junghanns, G. (2000): Psychische Arbeitsbelastung und Prävention von Muskel-Skelett-Erkrankungen. Beitrag für das Multiplikatoren-Kolloquium „Gemeinsam gegen Muskel-Skelett-Erkrankungen" am 24.10.2000 in Potsdam

McEwen, B.S. (2000): Allostasis and allostatic load: Implications for neuropsychopharmacology. In: Neuropsychopharmacology 22, 108-124

Osterholz, U. (2000): Der Einfluß von psycho-sozialen Faktoren am Arbeitsplatz auf die Genese von Muskel- und Skeletterkrankungen. In: Badura, B./Litsch, M./Vetter, C. (Hrsg.): Fehlzeiten-Report 1999. Psychische Belastung am Arbeitsplatz, Berlin: Springer, 153-170

Siegrist, J. (1996): Soziale Krisen und Gesundheit: Eine Theorie der Gesundheitsförderung am Beispiel von Herz-Kreislauf-Risiken im Erwerbsleben, Göttingen: Hogrefe

Siegrist, J. (2000): Psychosoziale Arbeitsbelastungen und Herz-KreislaufRisiken: internationale Erkenntnisse zu neuen Stressmodellen. In: Badura, B./Litsch, M./Vetter, C. (Hrsg.): Fehlzeiten-Report 1999. Psychische Belastung am Arbeitsplatz, Berlin: Springer, 142-152

Spitzenverbände der Krankenkassen (2000): Gemeinsame und einheitliche Handlungsfelder und Kriterien der Spitzenverbände der Krankenkassen zur Umsetzung von § 20 Abs. 1 und 2 SGB V vom 21. Juni 2000

Wagner-Link, A. (2000): Betriebliches Streßmanagementtraining. In: Badura, B./Litsch, M./Vetter, C. (Hrsg.): Fehlzeiten-Report 1999. Psychische Belastung am Arbeitsplatz, Berlin: Springer, 236-253

Wellendorf, J./Westermayer, G./Riese, I. (2001): Die Aktion „Sicher und Gesund" der Firma Storck. In: Badura, B./Litsch, M./Vetter, C. (Hrsg.): Fehlzeiten-Report 2000. Zukünftige Arbeitswelten: Gesundheitsschutz und Gesundheitsmanagement, Berlin: Springer, 231-248

Westermayer, G./Wellendorf, J. (2000): Führungskräftefeedback bei der AOK Berlin. In: Busch, R. (Hrsg.): Mitarbeitergespräch – Führungskräftefeedback. Instrumente in der Praxis. Forschung und Weiterbildung für die betriebliche Praxis, München: Hampp, 159-173

Teil 3:

Ansätze und Konzepte
der Qualitätssicherung

Hieronyma M. Schell, Stefanie Schlichtherle, Karl W. Lauterbach

Evidenzbasierte Medizin zur Sicherung der Qualität der betrieblichen Gesundheitsförderung

1. Einleitung

Das Europäische Netzwerk für betriebliche Gesundheitsförderung hat 1997 in der Luxemburger Deklaration zur betrieblichen Gesundheitsförderung (BGF) herausgestellt, dass der zukünftige Erfolg von Unternehmen von gut qualifizierten, motivierten und gesunden Mitarbeitern abhängen wird. Betriebliche Gesundheitsförderung spiele eine entscheidende Rolle dabei, Mitarbeiter und Unternehmen auf diese Herausforderungen vorzubereiten. Dabei umfasst betriebliche Gesundheitsförderung im Vergleich zu den traditionellen Aufgaben von Arbeitsschutz und Prävention von Berufskrankheiten alle gemeinsamen Maßnahmen von Arbeitgebern, Arbeitnehmern und Gesellschaft zur Verbesserung von Gesundheit und Wohlbefinden am Arbeitsplatz. Neben der persönlichen Einschränkung an Lebensqualität haben Krankheit und Arbeitsunfähigkeit immense finanzielle Folgen für Unternehmen, Sozialversicherung und Volkswirtschaft. Aus Sicht von Unternehmen kann sich die gesundheitsförderliche Arbeits- und Organisationsgestaltung und die damit verbundene Erhöhung der Arbeitszufriedenheit durch langfristige Senkung der Krankenstände, Verringerung der innerbetrieblichen Fluktuation und Erhöhung der Arbeitsproduktivität positiv auswirken. Neben der daraus resultierenden Steigerung der Produkt- bzw. Dienstleistungsqualität kann auch eine Imageaufwertung des Unternehmens resultieren, so dass sich BGF als ein wichtiger Wettbewerbsfaktor darstellt (Homepage Sozialnetz Hessen 2000). Das Interesse der Sozialversicherungen an Maßnahmen zur betrieblichen Gesundheitsförderung liegt neben der Reduzierung von Krankenständen insbesondere in der Verhinderung krankheitsbedingter Frühberentungen.

Der Nordische Rat geht in einer Schätzung von 1993 davon aus, dass „Arbeit" am allgemeinen Krankheitsgeschehen einen hohen Anteil hat. Nach dieser Schätzung sollen Hauterkrankungen zu 45%, Erkrankungen des Bewegungsapparates zu 33%, Atemwegserkrankungen zu 25% und Herz-Kreislauf-

Erkrankungen zu 20% arbeitsbedingt sein. Des Weiteren sind hier Erkrankungen der Nerven und Sinnesorgane, psychische Erkrankungen sowie maligne Erkrankungen aufgeführt (Demmer 1995). Die beschriebenen Aspekte verdeutlichen, dass BGF nicht nur aus humanitärer, sondern auch aus ökonomischer Sicht von hoher Relevanz ist.

Die Notwendigkeit der Qualitätssicherung in diesem gesundheitlich und ökonomisch wichtigen Bereich liegt auf der Hand. Soll verhindert werden, dass Maßnahmen im Rahmen der betrieblichen Gesundheitsförderung undifferenziert durchgeführt werden, ohne langfristige Auswirkungen mit zu berücksichtigen, so ist eine Prüfung der Wirksamkeit und Wirtschaftlichkeit der Verfahren unerlässlich. Zur Erfüllung dieser Aufgabe sind die Methoden der evidenzbasierten Medizin und der Gesundheitsökonomie heranzuziehen. Der Begriff „evidenzbasierte Medizin (evidence-based medicine, EBM)" bedeutet, dass im Rahmen medizinischer Maßnahmen jeweils die diagnostischen und therapeutischen Verfahren mit der wissenschaftlich am besten belegten Wirksamkeit angewendet werden sollen.

2. Aktueller Stand

Durch die Neuregelungen des SGB V ergibt sich, dass neben den Unternehmen und den Unfallversicherungsträgern auch die gesetzlichen Krankenkassen wieder an der betrieblichen Gesundheitsvorsorge beteiligt sind. In § 20 Abs. 2 SGB V heißt es u. a.: „Die Krankenkassen können den Arbeitsschutz ergänzende Maßnahmen der betrieblichen Gesundheitsförderung durchführen; .... Die Krankenkassen arbeiten bei der Verhütung arbeitsbedingter Gesundheitsgefahren mit den Trägern der gesetzlichen Unfallversicherung zusammen und unterrichten diese über die Erkenntnisse, die sie über Zusammenhänge zwischen Erkrankungen und Arbeitsbedingungen gewonnen haben." In § 20 Abs. 1 SGB V wird gefordert, dass Leistungen zur Primärprävention „den allgemeinen Gesundheitszustand verbessern und insbesondere einen Beitrag zur Verminderung sozial bedingter Ungleichheit von Gesundheitschancen erbringen" sollen. Weiter heißt es: „Die Spitzenverbände der Krankenkassen beschließen gemeinsam und einheitlich unter Einbeziehung unabhängigen Sachverstandes prioritäre Handlungsfelder und Kriterien für Leistungen nach Satz 1, insbesondere hinsichtlich Bedarf, Zielgruppen, Zugangswegen, Inhalten und Methodik." Diese Forderung ergibt sich daraus, dass die für Verfahren der betrieblichen Gesundheitsförderung zur Verfügung stehenden Mittel, insbesondere von Seiten der Krankenkassen, begrenzt sind. Sowohl aus ethischen als auch ökonomischen Überlegungen ist eine möglichst hohe nachgewiesene Effektivität und Effizienz der Verfahren zu fordern. Dieser Nachweis steht jedoch in den meisten Projekten noch aus. Eine 1997 durchgeführte Studie, in der eine repräsentative Befragung von Betrieben mit eigener Betriebskrankenkasse in der Bundesrepublik Deutschland zu Maßnahmen der betrieblichen Gesundheitsförderung und Krankheitsprävention durchgeführt wurde, ergab, dass in 60% der befragten

Betriebe Maßnahmen zur Gesundheitsförderung und Krankheitsprävention angeboten wurden (Hartmann/Traue 1997). Von den Betrieben mit Gesundheitsförderung wurde nur in 27% die Effektivität der Angebote evaluiert. Diese Evaluation fand in erster Linie anhand von Fragebögen statt. Eine Kontrolle mittels medizinischer Untersuchungen fand nur in 5,9%, eine Untersuchung über die Veränderung der Ausfallzeiten und Krankheitstage nur in 11,8% der Betriebe statt. Nur ein einziger Betrieb gab an, eine Kosten-Nutzen-Analyse durchgeführt zu haben.

3. Evidenzbasierte Medizin zur Sicherung der Qualität

Gemäß der Luxemburger Deklaration zur betrieblichen Gesundheitsförderung in der Europäischen Union zielt betriebliche Gesundheitsförderung darauf ab, „Krankheiten am Arbeitsplatz vorzubeugen (einschließlich arbeitsbedingter Erkrankungen, Arbeitsunfälle, Berufskrankheiten und Stress), Gesundheitspotenziale zu stärken und das Wohlbefinden am Arbeitsplatz zu verbessern" (Homepage BKK 2000).

Im Rahmen der Prävention wird unterschieden zwischen Maßnahmen der Primärprävention, der Sekundärprävention und der Tertiärprävention. Unter Primärprävention versteht man die Ausschaltung von gesundheitsschädigenden Faktoren vor ihrem Wirksamwerden, die sekundäre Prävention bezeichnet die Sicherstellung frühestmöglicher Diagnose und Therapie von Krankheiten durch Vorsorgeuntersuchungen und die tertiäre Prävention die Begrenzung bzw. den Ausgleich von Krankheitsfolgen. Prinzipiell kann betriebliche Gesundheitsförderung in allen drei genannten Feldern der Vorsorge tätig werden. Gemäß § 20 SGB V „Prävention und Selbsthilfe" ist jedoch bezüglich einer Förderung durch die Krankenkassen nur die Primärprävention genannt. Bei Patienten, bei denen eine Sekundärprävention oder Tertiärprävention sinnvoll wäre, handelt es sich um bereits Erkrankte, und diese haben Anspruch auf die Regelleistungen der GKV.

Die Primärprävention kann zum einen die Prävention arbeitsbedingter Erkrankungen, zum anderen aber auch die Prävention anderer – nicht unmittelbar arbeitsbedingter – Erkrankungen mit signifikanter Morbidität, wie z. B. Herz-Kreislauf-Erkrankungen, umfassen. Im Hinblick auf die nicht-arbeitsbedingten Erkrankungen bietet die betriebliche Gesundheitsförderung eine gute Möglichkeit, auch die Patienten zu erreichen, die ansonsten keinen Arzt aufsuchen und deshalb u. U. auch keine Aufklärung über etwaige Gesundheitsrisiken sowie Präventionsmöglichkeiten erhalten würden. Somit kann betriebliche Gesundheitsförderung auch über ihre Einflussnahme auf arbeitsbedingte Erkrankungen hinaus durch die Stärkung des allgemeinen Gesundheitspotenzials in der Bevölkerung einen wichtigen Beitrag zu Public Health leisten.

Zur Umsetzung der Inhalte des § 20 SGB V ist die Vorgabe eines Verfahrens notwendig, welches es ermöglicht, die Präventionsmaßnahmen zu benennen, die wirksam und wirtschaftlich sind und somit für eine Förderung durch die Krankenkassen in Frage kommen. Dazu wird ein dreistufiges Verfahren vorgeschlagen: Die erste Stufe umfasst die Beantragung auf Förderungsfähigkeit auf der Grundlage der Dokumentation von Wirksamkeit und Effizienz der Maßnahme gemäß den Kriterien der evidenzbasierten Medizin und der Kosten-Nutzen-Analyse, auf der zweiten Stufe werden Effektivität und Kosten-Nutzen-Relation der Maßnahme unter Alltagsbedingungen durch prospektive Evaluation individueller Umsetzungsstrategien in Modellprojekten getestet und die dritte Phase bedeutet die Übernahme als Regelleistung. Die als Regelleistung übernommenen Verfahren sind jedoch erneut zu überprüfen, wenn sich neue Alternativen für die jeweilige Prävention um eine Übernahme als Regelleistung bewerben.

Das Bewertungsverfahren in der Antragsphase der zu fördernden Maßnahme umfasst folgende Punkte:

- Krankheitslast- und Krankheitskostendokumentation

- Wirksamkeitsnachweis des geplanten Verfahrens

- Nachweis der Kosten-Nutzen-Relation des Verfahrens

- Qualitätssicherungskonzept

- Evaluationskonzept.

Das für die Bewertung zuständige Gremium wertet eingehende Anträge auf Förderung in Bezug auf die genannten fünf Kriterien aus und greift dabei auch auf die Methoden der evidenzbasierten Medizin zurück. Für die sich anschließende Phase der praktischen Umsetzung sollten allenfalls weitgefasste Vorgaben für die Umsetzungsstrategien ausgesprochen werden. Dadurch ergeben sich für die Krankenkassen und Leistungsanbieter Anreize für die Entwicklung besonders wirksamer, individueller Umsetzungsstrategien. Aus dem beschriebenen Tandemverfahren von Prüfung der Wirksamkeit und nachfolgender Evaluation der Projekte ergibt sich eine Kombination aus maximaler Qualität bei der Auswahl der Verfahren und maximaler Kreativität bei deren Umsetzung.

Möchte ein Unternehmen auf dem Gebiet der betrieblichen Gesundheitsförderung tätig werden, so empfiehlt sich eine Orientierung an den folgenden vier Arbeitsschritten: Analyse, Konzeption, Durchführung und Qualitätssicherung (Homepage Sozialnetz Hessen 2000).

1. Aufgrund der begrenzt zur Verfügung stehenden Mittel einerseits und der großen Zahl der möglichen Maßnahmen andererseits gilt es, vor Einführung neuer Maßnahmen zur betrieblichen Gesundheitsförderung zunächst mittels einer Analyse herauszufinden, bei welchen gesundheitlichen Störungen der größte Bedarf an Präventionsmaßnahmen besteht, d.h. – wie im Gesetz vorgesehen – eine Priorisierung vorzunehmen. Dabei sollte auch die ökonomische Bedeutung der Gesundheitsstörung Berücksichtigung finden.

In einem ersten Entwurf der Spitzenverbände der Krankenkassen zu den prioritären Handlungsfeldern für die Primärprävention werden für die betriebliche Gesundheitsförderung folgende Handlungsfelder als prioritär definiert: Arbeitsbedingte körperliche Belastungen, Betriebsverpflegung, psychosozialer Stress und Genuss- und Suchtmittelkonsum. Als die wesentlichen Instrumente der betrieblichen Gesundheitsförderung gelten im Hinblick auf die Analyse der Gegebenheiten Gesundheitsberichte auf Grundlage von Unternehmensdaten und/oder Krankenkassendaten, Gesundheitszirkel, Mitarbeiterbefragungen, Screeningaktionen, Diagnose von Gesundheitsrisiken der Mitarbeiter, ergonomische Analysen, Schadstoffanalysen und Kantinendiagnose. Die Analyse sollte auch einen Wirksamkeitsnachweis des geplanten Verfahrens umfassen, welcher, wie bereits erläutert, für das Bewertungsverfahren in der Antragsphase gefordert wird. Dieser Wirksamkeitsnachweis sollte neben einer ausführlichen Darstellung des beantragten Präventionsverfahrens eine Darstellung der aktuell eingesetzten Verfahren, eine Darstellung der Alternativen zu dem beantragten Verfahren, internationale Erfahrungen mit dem beantragten Verfahren, eine Dokumentation der Studien zur Wirksamkeit des beantragten Verfahrens und eine Angabe der Suchstrategie und der Bewertungsmethode umfassen.

2. Sobald die Bewertung der vorhandenen Daten abgeschlossen und die Entscheidung für eine bestimmte Maßnahme getroffen wurde, schließt sich auf der Grundlage der Analysedaten die Konzeption des Präventionsprogrammes an.

3. Steht die Konzeption, so ist der nächste Schritt die Durchführung bzw. Umsetzung (Implementierung) des Programmes. Instrumente der Umsetzung können die folgenden sein: Informationsveranstaltungen, Führungskräfteseminare, Optimierung der Aufbau- und Ablauforganisation, Optimieren der Arbeitszeit, Arbeitsplatzgestaltung, Einrichtung von Ernährungs-, Entspannungs- oder Bewegungskursen, Entwicklung von Suchtprophylaxe und Durchführung von Pressekampagnen.

4. Schon während der Umsetzung eines Präventionsprogrammes kann die Qualitätssicherung beginnen. Die Qualitätssicherung erfolgt durch Coaching im Gesundheitsmanagement, Implementierung von Steuerungs- und Kontrollinstrumenten und Evaluation der Maßnahmen. In diesem Bereich der Qualitätssicherung fällt auch die evidenzbasierte Medizin.

Bereits im Rahmen der zur Ermittlung der am besten geeigneten Maßnahme durchgeführten Analyse kann die evidenzbasierte Medizin (EBM) einen Beitrag leisten. Ein Ziel der EBM ist es, mit ihren Methoden zu ermitteln, für welche medizinischen Verfahren oder Therapien zur Prävention oder Behandlung einer bestimmten Erkrankung die beste Evidenz vorliegt bzw. welche Maßnahmen die höchste Wirksamkeit erbringen. Zu dem Komplex der EBM zählt aber auch die Entwicklung von Instrumenten, die dazu beitragen, die Maßnahmen mit bester Evidenz unter Berücksichtigung gesundheitsökonomischer Aspekte in die Praxis umzusetzen. Dazu können auch evidenzbasierte Leitlinien zur Prävention einer bestimmten Gesundheitsstörung entwickelt bzw. herangezogen werden. Außerdem sollte die Evaluation gemäß den Kriterien der EBM durchgeführt werden, so dass später ein Vergleich mit anderen Studien zu dieser Maßnahme, die die Kriterien der EBM erfüllen, möglich ist.

Die wesentlichen Methoden der EBM sind standardisierte medizinische Reviews, standardisierte ökonomische Reviews und, wie bereits erwähnt, evidenzbasierte Leitlinien (Lauterbach 1999).

Bei standardisierten medizinischen Reviews handelt es sich um systematische medizinische Übersichtsarbeiten, die eine Zusammenfassung des aktuellen Wissensstandes z. B. zur Therapie einer bestimmten Erkrankung geben. Die Erstellung eines solchen Reviews hat im Sinne der EBM nach bestimmten Kriterien zu erfolgen, die prospektiv festzulegen sind. Die wichtigsten standardisierten medizinischen Reviews im Rahmen der EBM sind die des Cochrane Collaboration Networks. In Deutschland wurde unter Leitung von Dr. G. Antes 1998 an der Universität Freiburg ein solches Cochrane Center gegründet. Außer standardisierten medizinischen Reviews umfasst die Datenbank der Cochrane Collaboration Group auch die größte Sammlung von klinischen Studien.

In standardisierten ökonomischen Reviews wird zusätzlich zur Übersicht über den medizinischen Nutzen bestimmter Maßnahmen auch eine Kosten-Nutzen-Relation dargestellt. Bei dieser Form der Reviews werden sowohl der Nutzen als auch die Kosten nach prospektiv festgelegten Kriterien ermittelt.

Das wichtigste Instrument der EBM sind evidenzbasierte Leitlinien. Ebenso wie im Rahmen der Erstellung von standardisierten Reviews wird auch bei der Erstellung von evidenzbasierten Leitlinien eine Bewertung der zur Verfügung stehenden Literatur nach bestimmten Kriterien vorgenommen. Häufig erfolgt dabei eine Einteilung in die Evidenzgrade der Agency of Health Care Policy and Research (AGCPR): Ia, Ib, IIa, IIb, III, IV. Dabei weist Grad Ia den höchsten Härtegrad auf und Klasse IV den geringsten. Härtegrad Ia bedeutet, dass Evidenz aufgrund von Metaanalysen von randomisierten, kontrollierten Studien vorliegt, Härtegrad IV steht für Evidenz von Berichten der Experten-Ausschüsse, Expertenmeinungen und/oder klinischer Erfahrung anerkannter Autoritäten. Die Ergebnisse der Literatur mit der höchsten Evidenz finden schließlich Eingang in die zu erstellende Leitlinie. Solche evidenzbasierten Leitlinien liegen z. B. auch für folgende Zivilisationserkrankungen unserer Zeit vor: Adipositas, Diabetes mellitus Typ II, Dyslipidämie und arterielle Hypertonie. Das Ausmaß, in dem eine Leitlinie auch gesundheitsökonomische Kriterien berücksichtigt, ist jedoch sehr unterschiedlich.

Wesentliches Anliegen der Gesundheitsökonomie ist es, aus einer Anzahl verschiedener Maßnahmen mit einem Minimum an Kosten einen bestimmten Gesundheitseffekt zu erreichen oder aber mit einem vorgegebenen Budget sozusagen ein Maximum an Gesundheit. Kosten-Effektivitäts-Analysen, Kosten-

Nutzwert-Analysen und Kosten-Nutzen-Analysen ermöglichen eine Gegenüberstellung der Kosten medizinischer Maßnahmen mit bestimmten medizinischen Outcome-Parametern (Kosten-Effektivitäts-Analysen), mit einem Nutzwert wie den gewonnenen qualitätsadjustierten Lebensjahren (Kosten-Nutzwert-Analyse) oder mit einem monetären Nutzen (Kosten-Nutzen-Analyse).

Wie bereits dargestellt, kann bei der Einführung von Maßnahmen der betrieblichen Gesundheitsvorsorge in einem Betrieb einerseits – im Sinne der evidenzbasierten Medizin – auf die Verfahren zur Prävention zurückgegriffen werden, die mit den Instrumenten der EBM unter gesundheitsökonomischen Aspekten als die wirksamsten und kostengünstigsten evaluiert wurden. Andererseits darf durch dieses Verfahren aber die Umsetzung innovativer Ideen nicht verhindert werden. Neue Verfahren sollten vielmehr so gestaltet und evaluiert werden, dass sie später im Hinblick auf ihre Wirksamkeit und Kosten-Effektivität mit anderen zur Verfügung stehenden Vorgehensweisen verglichen werden können.

3.1 Erläuterung des Konzeptes an zwei Anwendungsbeispielen

Anhand von zwei Beispielen soll im folgenden erläutert werden, wie betriebliche Gesundheitsförderung unter Einbeziehung der evidenzbasierten Medizin aussehen könnte.

Muskel- und Skeletterkrankungen nehmen mit über 20% den größten Anteil an Arbeitsunfähigkeitstagen in der Erwerbsbevölkerung ein (Badura et al. 2000: 395) und sind häufig arbeitsbedingt. Ergibt z. B. eine Analyse der Daten eines Unternehmens oder eine Mitarbeiterbefragung, dass ein großer Anteil der Beschäftigten unter Rückenbeschwerden leidet, so kann die Einführung einer Präventionsmaßnahme gegen Rückenleiden sinnvoll sein. An die Datenanalyse muss sich dann – wie weiter oben dargelegt – die Konzeption eines Präventionsprogrammes anschließen. An dieser Stelle sollte eine Literaturrecherche durchgeführt werden, um zu ermitteln, ob bereits evaluierte Programme dieser Art mit nachgewiesener Wirksamkeit existieren. Ideal wäre natürlich, wenn bereits standardisierte medizinische und/oder ökonomische Reviews existieren. Der Förderantrag sollte neben der Darstellung des beantragten Verfahrens zur Prävention von Rückenleiden und der Dokumentation der Studien zur Wirksamkeit auch eine Darstellung der aktuell eingesetzten Verfahren, der Alternativen zu dem beantragten Verfahren und der internationalen Erfahrungen mit dem beantragten Verfahren umfassen. Ferner sollte eine Angabe zur Suchstrategie und Bewertungsmethode erfolgen. Es ist dann die Aufgabe des zuständigen Gremiums, die Stärke der vorgelegten Evidenz gemäß den Methoden der EBM zu prüfen. Den nächsten Schritt stellt die Umsetzung des Konzeptes in die Praxis dar. Dazu können in diesem Falle z. B. Informationsveranstaltungen, Bewegungskurse und Arbeitsplatzgestaltung beitragen. Auch die Entwicklung einer evidenzbasierten Leitlinie zur Prävention von Rückenleiden käme hier in

Betracht. Im Sinne der Qualitätssicherung sollte eine den Methoden der EBM entsprechende Evaluation stattfinden.

Das folgende Beispiel soll verdeutlichen, dass betriebliche Gesundheitsförderung auch im Bereich nicht unmittelbar arbeitsbedingter Erkrankungen einen wichtigen Beitrag leisten kann. So ist die arterielle Hypertonie ein Risikofaktor für zahlreiche gravierende Erkrankungen, wie z. B. die koronare Herzerkrankung einschließlich Myokardinfarkt oder apoplektische Insulte. Mit einer Prävalenz von ca. 46% (Daten des Gesundheitswesens 1999) handelt es sich auch um eine sehr häufige Erkrankung. Die Statistiken der Kassenärztlichen Bundesvereinigung (Köhler 1999) belegen ferner, dass die arterielle Hypertonie die häufigste Diagnose in der hausärztlichen Praxis ist. Somit sind wichtige Voraussetzungen gegeben, die eine Erkrankung aufweisen sollte, um Präventionsmaßnahmen sinnvoll erscheinen zu lassen: Es liegen eine signifikante Morbidität und Prävalenz vor, und ferner handelt es sich um eine gut therapierbare Erkrankung. Die Screening-Untersuchung, nämlich die Blutdruckmessung, ist einfach und ohne Risiken durchführbar. Nach der Literaturanalyse zu dem geplanten Präventionsprogramm und der Konzeption würde sich die Durchführungsphase anschließen, welche eine Screeningaktion, die Durchführung von Informationsveranstaltungen sowie die Einrichtung von Ernährungs- und Entspannungskursen umfassen könnte. Bereits im Rahmen der Konzeption könnte auch auf evidenzbasierte Leitlinien zur Hypertonie zurückgegriffen werden, in denen die zur Therapie wichtigen Allgemeinmaßnahmen dargestellt werden, welche auch im Rahmen einer Primärprävention sinnvoll sind. Aus dem letztgenannten Grunde könnte auch für ein solches Programm bzw. für bestimmte Anteile eines solchen Programmes eine Förderungsfähigkeit im Sinne von § 20 SGB V vorliegen.

4. Schlussfolgerung

Die evidenzbasierte Medizin stellt auf dem wichtigen Gebiet der betrieblichen Gesundheitsförderung eine geeignete Methode zur Qualitätssicherung dar. Ihre Anwendung sollte jedoch nicht dazu führen, innovativen – noch nicht evaluierten – Ideen den Eingang in die Praxis der betrieblichen Gesundheitsförderung zu verwehren. Allerdings sollten auch solche innovativen Präventionsprogramme gemäß den Methoden der evidenzbasierten Medizin und der Gesundheitsökonomie evaluiert werden, um insbesondere hinsichtlich Evidenz und Effizienz einen Vergleich mit anderen Programmen zu ermöglichen.

Literatur

Badura, B./Litsch, M./Vetter, C. (2000): Fehlzeiten-Report 1999 – Psychische Belastung am Arbeitsplatz, Berlin/Heidelberg: Springer

BKK Bundesverband. BKK Homepage. Europäisches Netzwerk für betriebliche Gesundheitsförderung. *http://www.bkk.de/gesundheit/netzwerk/texte/main_luxemburg.shtm* (Zugang am 14.04.2000)

Daten des Gesundheitswesens (1999). Schriftenreihe des Bundesministeriums für Gesundheit, Band 22, Baden-Baden: Nomos Verlagsgesellschaft

Demmer, H. (1995): Betriebliche Gesundheitsförderung – von der Idee zur Tat. In: WHO-Europa/Bundesverband der Betriebskrankenkassen (Hrsg.): Europäische Serie zur Gesundheitsförderung, Nr. 4, Kopenhagen/Essen

Hartmann, S./Traue, H.C. (1997): Betriebliche Gesundheitsförderung in Deutschland – Teil 1: Programmangebot und Einfluß betrieblicher Rahmenbedingungen. In: Gesundheitswesen 59, 504-511

Köhler, A. (1999): Der neue EBM soll Hausärzten und Fachärzten gerecht werden. In: Deutsches Ärzteblatt 96, 2862–2864

Lauterbach, K.W. (1999): Evidenzbasierte Medizin: Hintergrund, Ziele und Methoden. In: Lauterbach, K.W./Ziegenhagen, D.J. (Hrsg.): Diabetes mellitus – Evidenz-basierte Diagnostik und Therapie, Stuttgart: Schattauer

Sozialnetz Hessen – ein Modellprojekt der Landesinitiative hessen-media. Projektträger: Hessisches Sozialministerium, Dostojewskistraße 4, 65189 Wiesbaden. *http://www.sozialnetz-hessen.de* (Zugang am 13.3.2000)

Gregor Breucker

Qualitätssicherung betrieblicher Gesundheitsförderung

Ergebnisse aus dem Europäischen Netzwerk für betriebliche Gesundheitsförderung

1. Einleitung

Mit dem GKV-Gesundheitsreformgesetz 2000 wurden die gesetzlichen Anforderungen im Bereich Gesundheitsförderung und Prävention neu geregelt. Die Änderungen des § 20 SGB V beziehen sich sowohl auf Maßnahmen der allgemeinen Primärprävention als auch auf die den Arbeitsschutz ergänzenden Maßnahmen der betrieblichen Gesundheitsförderung[1].

Der Nachweis von Qualität und Wirksamkeit wird auch von Gesundheitsförderung und Prävention gefordert. Gesundheitsförderung und Prävention müssen besondere Anstrengungen unternehmen, um bei politischen Entscheidungen über die Allokation öffentlicher Finanzmittel auf den unterschiedlichen Ebenen berücksichtigt zu werden.

In diesem Beitrag werden die bisherigen Ergebnisse einer Europäischen Initiative zum Thema „Qualitätssicherung in der betrieblichen Gesundheitsförderung" vorgestellt, die auch für eine Bewertung der Praxis betrieblicher Gesundheitsförderung in Deutschland nützlich sein können.

---

[1] Gesetz zur Reform der gesetzlichen Krankenversicherung ab dem Jahr 2000 (GKV Gesundheitsreformgesetz 2000) Bundesgesetzblatt Jahrgang 1999 Teil I Nr. 59, ausgegeben zu Bonn am 29. Dezember 1999.

2. Gesundheits- und arbeitsschutzpolitische Grundlagen der betrieblichen Gesundheitsförderung

Der Gesetzgeber hat mit dem Arbeitsschutzgesetz[2] die Präventionspflicht für die Betriebe erweitert. Der Arbeitgeber muss auf der Basis von Gefährdungsbeurteilungen ermitteln, welche Maßnahmen des Arbeitsschutzes ggf. erforderlich sind. Im Rahmen der Verhütung arbeitsbedingter Gesundheitsgefahren sind neben dem Arbeitgeber drei weitere Akteure angesprochen:

- die zuständige Behörde für den Vollzug des Arbeitsschutzgesetzes (Staatliche Ämter für Arbeitsschutz),

- die gesetzliche Unfallversicherung nach dem SGB VII sowie

- die gesetzliche Krankenversicherung nach dem SGB V.

Der Gesetzgeber hat 1996 die erforderlichen gesetzlichen Grundlagen für eine präventionsorientierte Zusammenarbeit der gesetzlichen Unfall- und Krankenversicherung geschaffen[3,4]. Letztere unterrichten dabei die Unfallversicherungsträger über Erkenntnisse, die sie über die Zusammenhänge zwischen Erkrankungen und Arbeitsbedingungen gewonnen haben, sowie über Hinweise auf berufsbedingte gesundheitliche Gefährdungen oder Berufskrankheiten. Zur Umsetzung dieses gesetzlichen Auftrags haben die Spitzenverbände der Krankenkassen und Unfallversicherungsträger eine Rahmenvereinbarung zur Zusammenarbeit bei der Verhütung arbeitsbedingter Gesundheitsgefahren verabschiedet.[5]

Die Unfallversicherungsträger haben eine Reihe von Instrumenten zur Gefährdungsbeurteilung entwickelt und stellen diese den Betrieben zur Verfügung. Sie beraten Betriebe bei der Anwendung dieser Instrumente und unterstützen sie bei der Planung und Umsetzung von Präventionsmaßnahmen. Hinzu kommen Aus- und Fortbildungsangebote. Die Krankenkassen bringen ihre Kompetenz im Bereich der Erkenntnisgewinnung über mögliche Ursachen arbeitsbedingter

---

[2] Gesetz zur Umsetzung der EG-Rahmenrichtlinie Arbeitsschutz und weiterer Arbeitsschutz-Richtlinien vom 7. August 1996, Bundesgesetzblatt S. 1246 Artikel 1: Gesetz über die Durchführung von Maßnahmen des Arbeitsschutzes zur Verbesserung der Sicherheit und des Gesundheitsschutzes der Beschäftigten bei der Arbeit (Arbeitsschutzgesetz – ArbSchG).

[3] Gesetz zur Entlastung der Beiträge in der gesetzlichen Krankenversicherung vom 1. November 1996, Bundesgesetzblatt I S. 1631 Artikel 2: Änderung des Fünften Buches Sozialgesetzbuch (SGB); § 20 Abs. 2 SGB V.

[4] Gesetz zur Einordnung des Rechts der gesetzlichen Unfallversicherung in das Sozialgesetzbuch (Unfallversicherungs-Einordnungsgesetz – UVEG) vom 7. August 1996, Bundesgesetzblatt I, Nr. 43 vom 20.8.1996 Artikel 1: Siebtes Buch Sozialgesetzbuch (SGB VII); § 14 Abs. 2 SGB VII.

[5] Rahmenvereinbarung der Spitzenverbände der Krankenkassen und der Träger der gesetzlichen Unfallversicherung zur Zusammenarbeit bei der Verhütung arbeitsbedingter Gesundheitsgefahren vom 28. Oktober 1997.

Gesundheitsgefahren ein, eventuell ergänzt durch Informationen des betrieblichen Arbeits- und Gesundheitsschutzes, der Personalverwaltung oder der Unfallversicherung.

Die betriebliche Gesundheitsförderung lässt sich einerseits in die Maßnahmen zur Verhütung arbeitsbedingter Gesundheitsgefahren einordnen, andererseits geht sie über die gesetzlich vorgeschriebenen Aufgaben im Bereich des betrieblichen Arbeits- und Gesundheitsschutzes weit hinaus. Eine eindeutige Definition des Konzeptes betrieblicher Gesundheitsförderung existiert nicht, statt dessen werden je nach Akteurs- und Interessenlage unterschiedliche Interpretationen zugrunde gelegt. Das GKV-Gesundheitsreformgesetz 2000 definiert die betriebliche Gesundheitsförderung als solche Maßnahmen, die den Arbeitsschutz ergänzen, und damit nicht als originären Bestandteil des gesetzlich geregelten Arbeitsschutzes.

Praktiker wie Experten gehen heute von einem interdisziplinären Verständnis betrieblicher Gesundheitsförderung aus und betrachten diese als Querschnittaufgabe aller Akteure in einem Unternehmen.

Das Gesundheitsreformgesetz 2000 verpflichtet die gesetzlichen Krankenkassen auf die Grundsätze der Wirksamkeit und Wirtschaftlichkeit auch im Bereich der Gesundheitsförderung. Hierzu sollen sich die Krankenkassen unter Beteiligung unabhängiger Experten auf Verfahren zur Prüfung der Wirksamkeit und Wirtschaftlichkeit angebotener Maßnahmen verständigen. Die Qualitätssicherung erhält dadurch einen sehr hohen Stellenwert. Anhand der Kriterien „Bedarf", „Zielgruppen", „Zugangswege", „Inhalt" und „Methodik" soll ein entsprechender Leistungskatalog entwickelt werden, wobei alle Maßnahmen in eine fortlaufende Qualitätssicherung einzubeziehen sind. Im Sommer 2000 haben die Spitzenverbände der Krankenkassen einen entsprechenden Leitfaden verabschiedet.[6]

3. Das Chamäleon „Qualitätssicherung"

„Qualität" ist ein schillernder Begriff. Die DIN EN ISO 8402 von 1995 definiert Qualität als „die Gesamtheit von Merkmalen einer Einheit bezüglich ihrer Eignung, festgelegte und vorausgesetzte Erfordernisse zu erfüllen". Eine „Einheit" kann dabei sowohl ein Produkt, eine Tätigkeit, ein Prozess wie auch eine Organisation sein. Nach Garvin (1984) lassen sich mehrere Bedeutungen des Qualitätsbegriffes voneinander abgrenzen:

• Die *transzendente* Sichtweise: Qualität ist danach absolut und universell erkennbar und lässt sich nicht präzise definieren.

---

[6] Gemeinsame und einheitliche Handlungsfelder und Kriterien der Spitzenverbände der Krankenkassen zur Umsetzung von § 20 Abs. 1 und 2 SGB V vom 21. Juni 2000.

- Die *produktbezogene* Sichtweise definiert Qualität durch Eigenschaften oder Bestandteile eines Produktes, Qualität ist messbar. Dieses Verständnis spiegelt das Alltagsverständnis am ehesten wider. „Qualität" erkennt man an besonders guten Eigenschaften und Merkmalen eines Gebrauchsgegenstandes.

- Die *nutzerbezogene* Sichtweise definiert Qualität aus der Sicht des Kunden. Er bestimmt, was Qualität ist. Diese Auffassung spielt vor allem im Dienstleistungssektor eine große Rolle.

- Die *prozessbezogene* Sichtweise definiert Qualität durch das Einhalten von spezifizierten Verfahren. Qualität entsteht durch eine gute Arbeitsausführung, die die Anforderungen zuverlässig und sicher erfüllt.

- Die *Preis-Nutzen-bezogene* Sichtweise verknüpft Produkt-, Kunden- und Prozessansatz mit der wirtschaftlichen Dimension.

Obwohl Gesundheitsförderungsmaßnahmen Dienstleistungen darstellen und daher eine nutzerbezogene Qualitätsauffassung nahe liegt, haben sich in der Vergangenheit in Deutschland die Ansätze zur Qualitätssicherung von Gesundheitsförderungsmaßnahmen stärker am Produkt-Ansatz orientiert. Sowohl der Kunde oder „Nutzer" von Gesundheitsförderungsdienstleistungen als auch die Prozesse der Leistungserstellung – sieht man von den Vorgaben hinsichtlich geforderter Qualifikationen bei bestimmten verhaltensbezogenen Kursprogrammen einmal ab – wurden bislang nur ungenügend berücksichtigt.

Betriebliche Gesundheitsförderung (BGF) kann in zweifacher Hinsicht von Konzepten des Qualitätsmanagements profitieren (Breucker et al. 1996):

Zum einen können zentrale Elemente der betrieblichen Gesundheitsförderung (wie z.B. das Prinzip der Mitarbeiterbeteiligung an Gesundheitsfragen am Arbeitsplatz) prinzipiell in bestehende Qualitäts- und Arbeitsschutzmanagementsysteme integriert werden. Dazu eignen sich vor allem Verfahren des Total Quality Management (TQM), die konzeptionelle Parallelen zur Gesundheitsförderung aufweisen (Betonung der Mitarbeiterbeteiligung, Prinzip der internen Kundenorientierung, Personalentwicklung und Arbeitsorganisation). Der wesentliche Vorteil einer Integration der betrieblichen Gesundheitsförderung in bestehende Managementsysteme besteht darin, dass der mit dem Nebeneinander mehrerer Systeme verbundene Zusatzaufwand für Steuerung und Koordination vermieden werden kann. Zum andern kann die betriebliche Gesundheitsförderung wesentliche Prinzipien der Qualitätssicherung einsetzen, um ihre Ziele besser zu erreichen. Dazu gehören u.a. das Prinzip der kontinuierlichen Verbesserung, die Entwicklung von Qualitätskriterien bis hin zu Standards für Maßnahmen, ferner das Prinzip der internen Kundenorientierung.

4. Ansätze zur Qualitätssicherung betrieblicher Gesundheitsförderung in Deutschland

Nachdem 1989 den gesetzlichen Krankenkassen in Deutschland erstmals auf der Grundlage des Gesundheitsreformgesetzes die Gesundheitsförderung als Handlungsfeld eröffnet wurde, wurde das Thema „Qualität" Anfang der 90er Jahre insbesondere im Rahmen von nationalen oder regionalen Preisverleihungen aufgegriffen. Diesen Preisverleihungen lag ein Jury-Auswahlmodell zugrunde, wozu eine definierte Anzahl von Good-practice-Kriterien herangezogen wurde. Die gesetzlichen Krankenkassen haben in den vergangenen Jahren mit diesen öffentlichkeitswirksamen Maßnahmen sehr dazu beigetragen, dass die betriebliche Gesundheitsförderung als innovatives und wirksames Instrument des betrieblichen Gesundheitsschutzes bei betrieblichen Entscheidern bekannt und anerkannt wurde.

Qualitätskriterien für die betriebliche Gesundheitsförderung wurden u.a. im System der Betriebskrankenkassen unter Einbezug betrieblicher Praktiker entwickelt. Ergebnis war eine Idealnorm-Liste. Sie enthielt bereits viele Aspekte, die später in Ansätzen aufgenommen wurden, die sich an Qualitätsmanagementsystemen orientieren (z.B. das Bonus-Modell der AOK Niedersachsen, s. Thul/Zink in diesem Buch, oder die Qualitätskriterien des Europäischen Netzwerkes für betriebliche Gesundheitsförderung, s. dieser Beitrag).

Es erscheint zweckmäßig, bei der Qualitätssicherung betrieblicher Gesundheitsförderung vier Ebenen voneinander abzugrenzen (s. Abb. 1):

Abb. 1: Ebenen der Qualitätssicherung betrieblicher Gesundheitsförderung

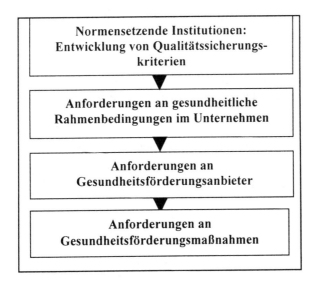

131

Ebene 1: Von aktuellem Interesse ist die erste Ebene, wobei hier insbesondere die gesetzlichen Krankenkassen angesprochen sind. Sie sind verpflichtet, die erforderlichen Voraussetzungen für den Aufbau eines Qualitätssicherungssystems für primärpräventive Maßnahmen sowie Maßnahmen der betrieblichen Gesundheitsförderung zu schaffen.

Im Bereich des staatlichen Arbeitsschutzes hat das Bundesministerium für Arbeit und Sozialordnung gemeinsam mit den obersten Arbeitsschutzbehörden der Länder, den Trägern der gesetzlichen Unfallversicherung sowie den Sozialpartnern ein Eckpunktepapier zur Entwicklung und Bewertung von Arbeitsschutzmanagementsystemen vorgelegt, in dem die betriebliche Gesundheitsförderung berücksichtigt wurde (s. Bundesministerium 1999).

Ebene 2: Es geht um Anforderungen an die Rahmenbedingungen im Unternehmen bzw. der Organisation für eine dauerhafte Verankerung des Themas „Gesundheit am Arbeitsplatz". Hierzu gehören z. B. das Bonus-Modell der AOK Niedersachsen (s. Drupp/Osterholz und Thul/Zink in diesem Buch), die Ergebnisse eines von der Hans-Böckler-Stiftung geförderten Projektes (s. Badura et al. 1999) sowie die Ergebnisse des Europäischen Netzwerks für betriebliche Gesundheitsförderung (s. dieser Beitrag).

Ebene 3 und 4: In der Vergangenheit standen Qualitätsanforderungen an Anbieter und an einzelne Maßnahmen der Gesundheitsförderung im Vordergrund. So haben etwa die gesetzlichen Krankenkassen mit Gütesiegeln für Fitnessstudios gearbeitet. Ein anderes Beispiel ist eine Zusammenstellung von Qualitätsanforderungen für Maßnahmen im Bereich der Gewichtsreduktion (Adipositasraster), die von der Bundeszentrale für gesundheitliche Aufklärung entwickelt wurde.

Ansätze zur Qualitätssicherung, wie sie z. B. in Australien, Kanada (s. National Quality Institute 1999) und Großbritannien (s. Health Education Authority 1999) praktiziert werden, zeichnen sich durch folgende Merkmale aus:

- Sie konkretisieren, welche Eigenschaften eine gesundheitsförderliche Organisation kennzeichnen (Ebene 2 in Abb. 1).

- Sie betonen die Bedeutung und Rolle des Managements für eine dauerhafte Verankerung gesundheitsförderlicher Prozesse in der Organisation.

- Sie verknüpfen Top-down- mit Bottom-up-Prinzipien.

- Sie sind prozessorientiert, methoden- und ergebnisoffen.

- Sie basieren auf organisationstheoretischen Modellen und lassen sich den Verfahren der Organisationsentwicklung zuordnen.

5. Europäische Qualitätskriterien betrieblicher Gesundheitsförderung

5.1 Das Europäische Netzwerk für betriebliche Gesundheitsförderung (ENBGF)

Das Europäische Netzwerk für betrieblichen Gesundheitsförderung, ein Zusammenschluss von Institutionen des staatlichen Arbeitsschutzes und des öffentlichen Gesundheitswesens aus allen Mitgliedsstaaten der Europäischen Gemeinschaft sowie des Europäischen Wirtschaftsraumes, hat in den zurückliegenden zwei Jahren einen Konsens über Minimalanforderungen an Maßnahmen der betrieblichen Gesundheitsförderung entwickelt.

Das Netzwerk gehört zu einer Reihe von Gesundheitsförderungsinitiativen, die von der Europäischen Kommission im Rahmen des Aktionsprogrammes zur Gesundheitsförderung, -aufklärung, -erziehung und -ausbildung unterstützt werden.[7] Mit diesem Aktionsprogramm leistet die Kommission einen Beitrag zur Umsetzung der Vorgaben des Amsterdamer Vertrages, der in Artikel 152 fordert, dass bei der Festlegung und Implementierung aller Gemeinschaftspolitiken und -maßnahmen ein hohes Gesundheitsschutzniveau sichergestellt wird.[8]

Das Europäische Netzwerk für betriebliche Gesundheitsförderung stellt eine informelle Infrastruktur für den zwischenstaatlichen Informationsaustausch zu allen Fragen der Gesundheitsförderung am Arbeitsplatz dar. Im Unterschied zur Europäischen Agentur für den Sicherheits- und Gesundheitsschutz am Arbeitsplatz arbeiten die Mitgliedsstaaten hier auf einer informellen Basis zusammen. Beschlüsse, Stellungnahmen und Arbeitsergebnisse dieses Netzwerkes sind somit für die jeweilig zuständigen Regierungsstellen der einzelnen Mitgliedsstaaten nicht bindend.

Das ENBGF wird koordiniert durch ein Liaison-Office, das bei der Bundesanstalt für Arbeitsschutz und Arbeitsmedizin (BAuA) Anfang 1996 eingerichtet wurde (s. Bundesanstalt für Arbeitsschutz 1997). Jährlich finden zwei Sitzungen des Netzwerkes statt. Auf nationaler Ebene organisiert die zuständige nationale Kontaktstelle einmal pro Jahr einen nationalen Informationstag. Das Liaison Office koordiniert darüber hinaus die Öffentlichkeitsarbeit, produziert einen Newsletter, führt ein Internet-gestütztes Informationssystem und sorgt für

---

[7] Beschluss Nr. 645/96/EG des Europäischen Parlaments und des Rates vom 29. März 1996 über ein Aktionsprogramm der Gemeinschaft zur Gesundheitsförderung, -aufklärung, -erziehung und -ausbildung innerhalb des Aktionsrahmens im Bereich der öffentlichen Gesundheit (1996-2000). Amtsblatt der Europäischen Gemeinschaften L 95.

[8] Kommission der Europäischen Gemeinschaften (1998): Mitteilung der Kommission an den Rat, das Europäische Parlament, den Wirtschafts- und Sozialausschuss und den Ausschuss der Regionen über die Entwicklung der Gemeinschaftspolitik im Bereich der öffentlichen Gesundheit. Brüssel, den 15.04.1998, KOM(1998) 230 endg.

einen reibungslosen Informationsaustausch mit dem zuständigen Dienst der Kommission (Generaldirektion Gesundheit und Verbraucherschutz).

Zu den wichtigsten *Aktionen* des Netzwerks gehört die Durchführung europäischer Projekte, an denen alle Netzwerkmitglieder teilnehmen (s. Breucker 1998; BKK Bundesverband 1999b). Zwischen 1997 und 1999 wurde das erste Gemeinschaftsprojekt des Netzwerks „Erfolgsfaktoren und Qualität betrieblicher Gesundheitsförderung: Identifizierung und Verbreitung guter Praxis betrieblicher Gesundheitsförderung" realisiert. Von Anfang 1999 bis Mitte 2001 wurde die zweite Gemeinschaftsinitiative „Betriebliche Gesundheitsförderung in Klein- und Mittelunternehmen" durchgeführt.

Das Netzwerk engagiert sich in folgenden Aktionsfeldern:

- Aufbau und kontinuierliche Weiterentwicklung einer europäischen und nationalen Infrastruktur für den gegenseitigen Informationsaustausch auf der Basis der Zusammenarbeit von nationalen Kontaktstellen,

- Identifizierung und Verbreitung vorbildlicher Praxis betrieblicher Gesundheitsförderung in den Mitgliedsstaaten der Gemeinschaft,

- Werbung für eine moderne betriebliche Gesundheitspolitik bei allen relevanten Akteuren (Sozialpartnern, zuständigen Ministerien, Experten des betrieblichen Arbeits- und Gesundheitsschutzes),

- Beratung der zuständigen Stellen bei der Europäischen Kommission sowie dem Europäischen Rat in Fragen der Gesundheitsförderung am Arbeitsplatz,

- Kooperation mit relevanten internationalen Institutionen.

5.2 Arbeitsprogramm des Europäischen Netzwerks

Das *Arbeitsprogramm* des ENBGF gliedert sich in folgende, überwiegend bereits durchgeführte Teilaufgaben:

- Entwicklung eines gemeinsamen Verständnisses von betrieblicher Gesundheitsförderung. Dies erfolgte in der Luxemburger Deklaration zur betrieblichen Gesundheitsförderung in der Europäischen Gemeinschaft Ende 1997 sowie im Cardiff Memorandum zur betrieblichen Gesundheitsförderung in Klein- und Mittelunternehmen im Mai 1998 (s. BKK Bundesverband 1998; Bundesanstalt für Arbeitsschutz 1998).

- Erstellung eines Statusberichts zum Stand betrieblicher Gesundheitsförderung in den Mitgliedsstaaten (s. Bundesanstalt für Arbeitsschutz 1997). Diese Berichte werden anhand der jährlichen Statusberichte der Netzwerkmitglieder an das Liaison Office regelmäßig aktualisiert.

- Durchführung eines Literaturreviews zu den Erfolgsfaktoren betrieblicher Gesundheitsförderung (s. Breucker 1998).

- Entwicklung eines Kriterienkatalogs für gute Praxis betrieblicher Gesundheitsförderung; siehe die europäischen Qualitätskriterien betrieblicher Gesundheitsförderung (s. BKK-Bundesverband 1999a).

- Identifizierung und Verbreitung guter betrieblicher Gesundheitsförderungspraxis in Europa im Anschluss an die Europäische Konferenz des Netzwerkes im Mai/Juni 1999 in Bonn (s. BKK-Bundesverband 1999b).

- Entwicklung eines Konzeptes betrieblicher Gesundheitsförderung für Klein- und Mittelunternehmen (KMU) einschließlich der Definition von Anforderungen an gute Praxis:

  - Erhebung des Status betrieblicher Gesundheitsförderung in KMU in den beteiligten Mitgliedsstaaten,

  - Identifizierung und Verbreitung guter Praxisbeispiele betrieblicher Gesundheitsförderung in KMU.

- Entwicklung eines Europäischen Prozessmodells betrieblicher Gesundheitsförderung.

In der Durchführung dieses Arbeitsprogramms versucht das Netzwerk, einen möglichst breiten Konsens sowohl zwischen den vertretenen Mitgliedsländern wie auch zwischen den repräsentierten Institutionen (staatlichen Arbeitsschutzinstitutionen, öffentlichen Gesundheitsagenturen) herzustellen. Seine Aktivitäten schaffen einen allgemeinen Orientierungsrahmen, um die unterschiedlichen Ansätze und Verfahrensweisen der Gesundheitsförderung und ihrer Qualitätssicherung unter einem „europäischen Dach" zusammenzuführen.

5.3 Europäische Qualitätskriterien für BGF

Die Europäischen Qualitätskriterien für betriebliche Gesundheitsförderung beschreiben Anforderungen an Organisationen (s. BKK-Bundesverband 1999a). Sie definieren, welche Kriterien erfüllt sein müssen, damit sich eine Organisation als „gesundheitsfördernde Organisation" entwickelt. Die Zusammenstellung der Kriterien ist angelehnt an das Modell der European Foundation for Quality Management (EFQM).

Von Anfang an wurde ein enger Bezug zu dem Total Quality Management-Ansatz der Europäischen Stiftung für Qualitätsmanagement (EFQM) hergestellt. Dafür sprachen folgende Argumente:

- Das EFQM-Modell lässt sich konzeptionell gut mit den wesentlichen Prinzipien betrieblicher Gesundheitsförderung vereinbaren.

- Eine Anlehnung des Qualitätssicherungsmodells betrieblicher Gesundheitsförderung an ein bestehendes Total Quality Management-Modell erhöht die Akzeptanz in der Praxis und erleichtert die generelle Anschlussfähigkeit des Kriterienrahmens.

Zunächst werden kurz die Schritte bei der Entwicklung der europäischen Qualitätskriterien dargestellt, bevor die sechs Qualitätsdimensionen und die Qualitätskriterien selbst beschrieben werden.

- *Schritt 1:* Identifizierung und Analyse existierender nationaler Ansätze zur
  Bewertung der Qualität von betrieblichen Gesundheitsförderungsmaßnahmen.

- *Schritt 2:* Analyse der vorliegenden Ergebnisse von Prozessevaluationen
  zu Programmen betrieblicher Gesundheitsförderung auf der Grundlage eines Literaturreviews.

- *Schritt 3:* Entwicklung eines Kriterienmodells.

- *Schritt 4:* Abstimmung und Diskussion im Europäischen Netzwerk.

- *Schritt 5:* Erste Revision des Kriterien-Modells.

- *Schritt 6:* Entwicklung von weiteren Materialien zur Instruktion der nationalen Berichterstatter für die Identifizierung, Auswahl und Dokumentation
  von vorbildlichen Praxisbeispielen.

- *Schritt 7:* Identifizierung, Auswahl und Dokumentation von guten Praxisbeispielen.

- *Schritt 8:* Auswertung der Erfahrungen bezüglich der Anwendung des Kriterien-Modells im Europäischen Netzwerk.

- *Schritt 9:* Zweite Revision des Kriterien-Modells.

Die beschriebenen Entwicklungsschritte wurden über einen Zeitraum von zwei
Jahren (Juli 1997 bis Juni 1999) umgesetzt. In diesem Prozess waren Mit-
gliedsorganisationen aus 18 europäischen Ländern unmittelbar beteiligt, außerdem eine Reihe von Partnerorganisationen des Netzwerkes auf internationaler
Ebene.

Dem EFQM-Modell entsprechend wurden sechs Qualitätsdimensionen unterschieden und diese mit Kriterien unterlegt (Abb. 2).

1. Dimension: Betriebliche Gesundheitsförderung und Unternehmenspolitik.
Eine wesentliche Voraussetzung für den Erfolg betrieblicher Gesundheitsförderung besteht darin, dass sie als Führungsaufgabe wahrgenommen wird und in
bestehende Managementsysteme integriert wird. Erkennbar ist dies an folgenden Kriterien:

- Existenz einer schriftlichen Unternehmensleitlinie zur BGF,

- vorbildhaftes Führungsverhalten,

- ausreichende Ressourcen für BGF,

Abb. 2: Europäisches Qualitätsmodell für betriebliche Gesundheitsförderung (BGF)

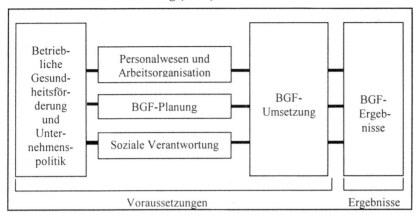

- regelmäßige Prüfung des Fortschritts von BGF-Maßnahmen durch das Management,

- Berücksichtigung der BGF im Rahmen von Aus- und Fortbildungen (speziell der Führungskräfte),

- Zugang zu wichtigen gesundheitsrelevanten Einrichtungen für alle Mitarbeiter.

2. Dimension: Personalwesen und Arbeitsorganisation.
Die wichtigste Aufgabe gesundheitsförderlicher Personalarbeit und Arbeitsorganisation besteht darin, die Fähigkeiten der Mitarbeiter bei der Arbeitsgestaltung zu berücksichtigen. Ausschlaggebend ist dabei, dass alle Mitarbeiter möglichst weitgehend an Planungen und Entscheidungen beteiligt werden. Hier sind folgende einzelne Kriterien zu beachten:

- Ausreichende Kompetenzen auf Seiten der Mitarbeiter im Hinblick auf die Bewältigung der Arbeitsanforderung,

- Förderung von Entwicklungsmöglichkeiten für die Mitarbeiter im Rahmen der Arbeitsorganisation,

- aktive Beteiligungsmöglichkeiten für Mitarbeiter in Gesundheitsfragen,

- Förderung eines positiven Arbeitsklimas durch Vorgesetzte,

- Unterstützung zur Wiedereingliederung von Mitarbeitern nach längerer Arbeitsunfähigkeit,

- Maßnahmen zur Verbesserung der Vereinbarkeit von Familie und Berufstätigkeit.

137

3. Dimension: BGF-Planung.

Betriebliche Gesundheitsförderung ist dann erfolgreich, wenn sie auf einem klaren Konzept basiert, das fortlaufend überprüft, verbessert und allen Mitarbeitern bekannt gemacht wird. Kriterien sind:

- Flächendeckende Umsetzung von BGF-Maßnahmen,

- Ableitung von Maßnahmen auf der Grundlage von regelmäßig aktualisierten Ist-Analysen,

- BGF-Vorhaben werden ausreichend intern kommuniziert.

4. Dimension: Soziale Verantwortung.

Gesundheitsförderung schließt auch ein, ob und wie Organisationen ihrer Verantwortung im Umgang mit den natürlichen Ressourcen gerecht werden. Hierzu gehören zwei Kriterien:

- Schädigende Umwelteinflüsse werden vermieden,

- Unterstützung von gesundheitsbezogenen, sozialen, kulturellen und fürsorgerischen Initiativen.

5. Dimension: BGF-Umsetzung.

Betriebliche Gesundheitsförderung umfasst Maßnahmen zur gesundheitsgerechten Arbeitsgestaltung und Unterstützung gesundheitsgerechten Verhaltens. Erfolgreich ist sie dann, wenn diese Maßnahmen dauerhaft miteinander verknüpft sind und systematisch durchgeführt werden. Kriterien sind:

- Existenz von Steuerungsstrukturen (Projektgruppe, Arbeitskreis Gesundheit),

- systematische Informationserhebung im Rahmen der Planung,

- Festlegung von Zielgruppen und quantifizierbaren Zielen,

- Kombination von Maßnahmen zur gesundheitsgerechten Arbeits- und Organisationsgestaltung mit Maßnahmen zur Förderung gesundheitsgerechten Verhaltens.

6. Dimension: BGF-Ergebnisse.

Der Erfolg betrieblicher Gesundheitsförderung kann an einer Reihe von gesundheitsbezogenen und wirtschaftlichen Indikatoren gemessen werden. Hierzu gehören folgende Kriterien:

- Beitrag der BGF zur Kundenzufriedenheit,

- Beitrag der BGF zur Mitarbeiterzufriedenheit,

- verbesserte Gesundheitsindikatoren,

- Beitrag der BGF zum wirtschaftlichen Unternehmensergebnis.

Für jedes einzelne Kriterium ist jeweils das Ausmaß an Systematik der Maßnahmen und ihrer Planung sowie der Verbreitungsgrad im Unternehmen zu prüfen.

Der hier vorgestellte Ansatz verknüpft die nutzer- und prozessbezogene Sichtweise von Qualität. Folgt man diesem Verständnis, so lassen sich Wirksamkeit und Qualität von einzelnen Maßnahmen nicht losgelöst von den Bedingungen und Abläufen des Unternehmens beurteilen. Auch eine Rückenschule, die den Anforderungen der evidenzbasierten Medizin genügt, kann im Ergebnis unwirksam sein, wenn sie nicht in den betrieblichen Abläufen verankert ist.

Prinzipiell lassen sich diese Kriterien für die Entwicklung eines echten Audit-Verfahrens heranziehen. Aufgrund von Rückmeldungen aus einer Reihe von Unternehmen ist bekannt, dass in der Mehrzahl der Fälle das entwickelte Instrumentarium benutzt wird, um eigene Checklisten zu verbessern.

5.4 Das Selbstbewertungsverfahren

In Anlehnung an die Selbstbewertungsmethode, die im Rahmen der Zertifizierung nach EFQM verwendet wird, wurden die europäischen Qualitätskriterien in einen Selbstbewertungsfragebogen umgesetzt (s. BKK Bundesverband 1999 c). Für die Entwicklung wurde folgendes Vorgehen gewählt:

• Entwicklung einer Testform,

• Pilotierung.

Für die Pilotierungsphase konnten drei deutsche Unternehmen gewonnen werden. In allen drei Fällen wurden halbtägige Workshops durchgeführt, an denen jeweils Vertreter der relevanten betrieblichen Gruppen teilnahmen (Personalabteilung, Arbeitssicherheit, Arbeitsmedizin, Personalvertretung/Betriebsrat). Im Rahmen dieser Workshops wurden nach einer kurzen Einführung in das Bewertungsverfahren getrennte Einzelbewertungen durchgeführt. Die Einzelergebnisse wurden danach visualisiert dargestellt und bildeten so die Grundlage für eine moderierte Diskussion, in deren Verlauf sowohl Gründe für abweichende und übereinstimmende Urteile besprochen als auch mögliche Konsequenzen für einzuleitende Maßnahmen erörtert wurden.

5.5 Europäisches Prozessmodell für betriebliches Gesundheitsmanagement

Mit dem Europäischen Prozessmodell wird der Versuch unternommen, ein allgemeingültiges Handlungsmodell für die Organisation betrieblicher Gesundheitsförderungsmaßnahmen vorzulegen, in das sich die vorliegenden praktischen Ansätze in Europa integrieren lassen.

Vorbild für dieses Konzept sind die Erfahrungen, die in Kanada mit der nationalen Implementierung betrieblicher Gesundheitsförderung gemacht wurden.

Der kanadische Ansatz ist als „Workplace Health System" bekannt geworden (s. Health Canada 1996; Health Canada o. J.). Vergleichbare Ansätze wurden in Australien, England und Finnland entwickelt. In Deutschland lässt sich der Gesundheitszirkelansatz (Westermayer/Bähr 1994; Demmer 1995; Slesina et al. 1998) als relativ weit entwickeltes allgemeines Handlungsmodell betrieblicher Gesundheitsförderung interpretieren.

Abb. 3 zeigt den gegenwärtigen Entwicklungsstand des allgemeinen europäischen Handlungsmodells. Es werden folgende Elemente unterschieden: Befähiger, Aktionsfelder, Prozesse, Ergebnisse.

Das Element „Befähiger" bezieht sich auf den Stand der Integration gesundheitsbezogener Kriterien in die Struktur der Organisation. Dabei sind zwei Aspekte zu unterscheiden:

- die Verankerung gesundheitsbezogener Kriterien in der Führungsstruktur sowie in der täglichen Führungspraxis,

- die Art der Mitarbeiterbeteiligung (insbesondere in Bezug auf gesundheitsrelevante Vorgänge).

Abb. 3: Betriebliches Gesundheitsmanagement (BGM)

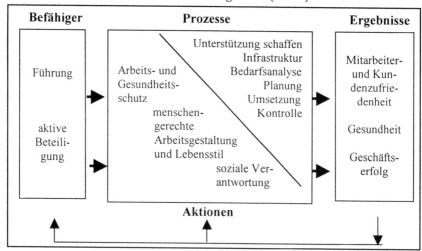

Beim Element „Aktionsfelder" werden drei Ebenen unterschieden:

- Maßnahmen des betrieblichen Arbeits-, Umwelt- und Gesundheitsschutzes. In diese Kategorie fallen alle gesetzlich geforderten Schutzmaßnahmen.

- Maßnahmen der menschengerechten Arbeitsgestaltung und lebensstilbezogene Maßnahmen. In diese Kategorie fallen alle diejenigen Maßnahmen, die über das gesetzlich geforderte Niveau hinausgehen und von den betrieblichen Akteuren auf freiwilliger Basis vereinbart werden.

- Maßnahmen im Bereich „sozialer Verantwortung". Zu dieser Kategorie gehören zum einen Maßnahmen, die spezifische soziale Lebenslagen der Beschäftigten berücksichtigen (z.b. betriebliche Schuldnerberatung, Maßnahmen zur Vereinbarkeit von Familie und Berufstätigkeit), zum anderen Maßnahmen, mit denen eine Organisation sozial-, umwelt- oder gesundheitspolitische Initiativen in der Gemeinde, auf regionaler Ebene bzw. darüber hinausgehend unterstützt.

Das Element „*Prozesse*" wird in folgende Teilprozesse untergliedert:

- Unterstützung schaffen durch Marketing und Öffentlichkeitsarbeit, Aufbau von Infrastrukturen, Bedarfsanalyse, Maßnahmenplanung, Maßnahmenumsetzung, Auswertung und fortlaufende Verbesserung (Kontrolle). Mit welchen Methoden diese Teilprozesse realisiert werden, hängt von nationalen bzw. regionalen Besonderheiten ab.

Das Element „*Ergebnisse*" differenziert zwischen drei Ergebnisdimensionen:

- Mitarbeiter- und Kundenzufriedenheit, gesundheitsbezogene Ergebnisse, Geschäftserfolg.

Dieses allgemeine Handlungsmodell lässt eine Integration der existierenden nationalen bzw. regionalen Ansätze zu, da es methodenoffen angelegt ist und lediglich die heute von Praktikern wie Experten übereinstimmend feststellbaren Erfolgsfaktoren in einen Handlungsrahmen überführt, der zudem vollständig kompatibel mit den bisherigen Ergebnissen zu den Qualitätsanforderungen an betriebliche Gesundheitsförderung ist.

6. Zusammenfassung und Ausblick

In Deutschland ist die betriebliche Gesundheitsförderung auf dem Wege, ein fester Bestandteil des betrieblichen Arbeits- und Gesundheitsschutzes zu werden. Ihre Entwicklung nahm ihren Anfang bei Lebensstilansätzen auf der Grundlage des medizinischen Risikofaktorenmodells und ist heute gekennzeichnet durch integrierte Managementsysteme, in denen auch Gesundheitsfragen berücksichtigt werden. Diese Entwicklung lässt sich nicht nur für Deutschland feststellen, sie verläuft in ähnlicher Weise in fast allen Ländern der Europäischen Union, wenngleich sich die einzelnen Etappen in jedem Land aufgrund unterschiedlicher Traditionen und professioneller Perspektiven stark unterscheiden.

Das gegenwärtige große Interesse an Qualitätsfragen in Bezug auf die Gesundheitsförderung generell und die betriebliche Gesundheitsförderung im besonderen ist Ausdruck der zunehmenden Professionalität und Akzeptanz auf Seiten der maßgeblichen Entscheider.

Der in diesem Beitrag vorgestellte Ansatz der Qualitätssicherung beschreibt die Minimalanforderungen an gesundheitsförderliche Organisationen. Diese Merkmale sind notwendige Voraussetzungen für den Erfolg von einzelnen Maßnahmen. Aus ihnen lassen sich prinzipiell Mindeststandards für Organisationen ableiten, die als Grundlage für Förderungsentscheidungen von Trägern betrieblicher Gesundheitsförderung herangezogen werden können.

Eine Herausforderung stellt nach wie vor der Bereich der Klein- und Mittelunternehmen dar. Die in diesem Beitrag vorgestellten Ansätze sind hauptsächlich für den Bereich der mittleren und großen Unternehmen entwickelt worden, hier existiert zumeist die notwendige interne Infrastruktur für die Organisation von Programmen zur Gesundheitsförderung am Arbeitsplatz.

Es ist davon auszugehen, dass für den KMU-Bereich ein anderes Konzept betrieblicher Gesundheitsförderung erst entwickelt werden muss. Die Strategie der Vereinfachung von Modellen, die im großbetrieblichen Bereich funktionieren, scheint wenig erfolgversprechend. Zu unterschiedlich sind hier die Rahmenbedingungen.

Das Europäische Netzwerk für betriebliche Gesundheitsförderung hat hierzu eine entsprechende Initiative gestartet (s. den Beitrag von Breucker/Sochert in diesem Buch).

Literatur

Badura, B. (1999): Evaluation und Qualitätsberichterstattung im Gesundheitswesen - Was soll bewertet werden und mit welchen Maßstäben? In: Badura, B./Siegrist, J. (Hrsg.): Evaluation im Gesundheitswesen: Ansätze und Ergebnisse, Weinheim/München: Juventa, 15-42

Badura, B./Ritter, M./Scherf, M. (1999): Betriebliches Gesundheitsmanagement - ein Leitfaden für die Praxis, Berlin: Edition Sigma

Beschluß Nr. 645/96/EG des Europäischen Parlaments und des Rates vom 29. März 1996 über ein Aktionsprogramm der Gemeinschaft zur Gesundheitsförderung, -aufklärung, -erziehung und -ausbildung innerhalb des Aktionsrahmens im Bereich der öffentlichen Gesundheit (1996-2000). Amtsblatt der Europäischen Gemeinschaften L 95

BKK Bundesverband/Europäisches Informationszentrum (Hrsg.) (1998): Luxemburger Deklaration zur betrieblichen Gesundheitsförderung in der Europäischen Union, Essen: BKK Bundesverband

BKK Bundesverband/Europäisches Informationszentrum (Hrsg.) (1999a): Qualitätskriterien für die betriebliche Gesundheitsförderung, Essen: BKK Bundesverband

BKK Bundesverband/Europäisches Informationszentrum (Hrsg.) (1999b): Beispiele guter Praxis betrieblicher Gesundheitsförderung, Essen: BKK Bundesverband

BKK Bundesverband/Europäisches Informationszentrum (Hrsg.) (1999c): Fragebogen zur Selbsteinschätzung der Qualität betrieblicher Gesundheitsförderung, Essen: BKK Bundesverband

Breucker, G. (1998): Review and evaluation of success factors in workplace health promotion. In: Breucker, G./Kloppenburg, H./Menckel, E./Orfeld, B./Thomsson, H./Wynne, R. (Hrsg.): Success Factors of Workplace Health Promotion, Bremerhaven: Wirtschaftsverlag NW, 27-84

Breucker, G./Anderson, R./Kuhn, K. (1996): Qualitätsmanagement in der betrieblichen Gesundheitsförderung. Konferenzbericht, Berlin/Erkner, 27.-29. November 1996

Bundesanstalt für Arbeitsschutz und Arbeitsmedizin (BAuA) (1997): Endbericht 1997. Koordinierungsstelle des Europäischen Netzwerkes für betriebliche Gesundheitsförderung

Bundesanstalt für Arbeitsschutz und Arbeitsmedizin (BAuA) (1998): Cardiff Memorandum on Workplace Health Promotion in Small and Medium Sized Enterprises. In: WHP-Net-News 4

Bundesministerium für Arbeit und Sozialordnung (1999): Arbeitsschutzmanagementsysteme. Eckpunkte des BMA, der obersten Arbeitsschutzbehörden der Bundesländer, der Träger der gesetzlichen Unfallversicherung und der Sozialpartner zur Entwicklung und Bewertung von Konzepten für Arbeitsschutzmanagementsysteme. In: Bundesarbeitsblatt 2, 43-46

Demmer, H. (1995): Betriebliche Gesundheitsförderung – von der Idee zur Tat, Wuppertal: Ley/Wiegand

Garvin, D.A. (1984): What does product quality really mean? In: Sloan Management Review, 25-43

Gesetz zur Einordnung des Rechts der gesetzlichen Unfallversicherung in das Sozialgesetzbuch (Unfallversicherungs-Einordungsgesetz – UVEG) vom 7. August 1996, Bundesgesetzblatt I, Nr. 43 vom 20.8.1996 Artikel 1: Siebtes Buch Sozialgesetzbuch (SGB VII)

Gesetz zur Entlastung der Beiträge in der gesetzlichen Krankenversicherung vom 1. November 1996, Bundesgesetzblatt I S. 1631 Artikel 2: Änderung des Fünften Buches Sozialgesetzbuch (SGB)

Gesetz zur Reform der gesetzlichen Krankenversicherung ab dem Jahr 2000 (GKV-Gesundheitsreformgesetz 2000), Bundesgesetzblatt Jahrgang 1999 Teil I Nr. 59, ausgegeben zu Bonn am 29. Dezember 1999

Gesetz zur Umsetzung der EG-Rahmenrichtlinie Arbeitsschutz und weiterer Arbeitsschutz-Richtlinien vom 7. August 1996, Bundesgesetzblatt S. 1246 Artikel 1: Gesetz über die Durchführung von Maßnahmen des Arbeitsschutzes zur Verbesserung der Sicherheit und des Gesundheitsschutzes der Beschäftigten bei der Arbeit (Arbeitsschutzgesetz – ArbSchG)

Health Canada (Hrsg.) (1996): Workplace Health System. Small Business Health Model. Minister of Supply and Services Canada

Health Canada (Hrsg.) (o.J.): The Farm Business Health Model. Getting Started

Health Education Authority (Hrsg.) (1999): Framework for Action. Health at Work in the NHS

Kommission der Europäischen Gemeinschaften (1998): Mitteilung der Kommission an den Rat, das Europäische Parlament, den Wirtschafts- und Sozialausschuss und den Ausschuss der Regionen über die Entwicklung der Gemeinschaftspolitik im Bereich der öffentlichen Gesundheit. Brüssel, den 15.04.1998, KOM(1998) 230 endg.

National Quality Institute and Health Canada (Hrsg.) (1999): Canadian Healthy Workplace Criteria

Rahmenvereinbarung der Spitzenverbände der Krankenkassen und der Träger der gesetzlichen Unfallversicherung zur Zusammenarbeit bei der Verhütung arbeitsbedingter Gesundheitsgefahren vom 28. Oktober 1997

Slesina, W./Beuels, F.-R./Sochert, R. (1998): Betriebliche Gesundheitsförderung. Entwicklung und Evaluation von Gesundheitszirkeln zur Prävention arbeitsbedingter Erkrankungen, Weinheim/München: Juventa

Westermayer, G./Bähr, B. (Hrsg.) (1994): Betriebliche Gesundheitszirkel, Göttingen: Hogrefe

Michael Drupp, Uwe Osterholz

Das "Bonusprojekt" der AOK Niedersachsen

Kontext, Grundzüge, Möglichkeiten und Grenzen

1. Warum engagieren sich gesetzliche Krankenversicherungen im betrieblichen Gesundheitsmanagement?

Gesetzliche Krankenversicherungen engagieren sich im betrieblichen Gesundheitsmanagement, weil systematisch angelegte Präventionsmaßnahmen Nutzen stiften für die beteiligten Akteure im betrieblichen Alltag und Umfeld. Es gibt eine Schnittmenge von Nutzen und Interessen, die sich beispielhaft wie folgt darstellen lässt.

Die Mehrzahl der Betriebe in der Bundesrepublik Deutschland ist einem zunehmenden Wettbewerbsdruck ausgesetzt, der erhöhte Anforderungen an Produktivität und Rentabilität stellt, zugleich jedoch den Kunden und die Kundenzufriedenheit in den Mittelpunkt des Interesses rücken lässt. Eine wesentliche Voraussetzung für zufriedene Kunden sind exzellente Produkte oder Dienstleistungen, deren Herstellung und Erbringung wiederum besondere Anforderungen an die Motivation, Ausbildung und Qualität der Beschäftigten und Prozessverantwortlichen stellt. Auf der betrieblichen Alltagsebene bestehen Zusammenhänge zwischen motivierten Beschäftigten und einem gesunden Betriebsklima einerseits und der Qualität von Produkten und Dienstleistungen andererseits. Im Rahmen der Arbeitsteilung gewinnen dabei Teamarbeit, die Pflege kollegialer Beziehungen und die Prozessorientierung der Beteiligten eine besondere Bedeutung. Zufriedene Mitarbeiter erhöhen tendenziell die Produkt- und Dienstleistungsqualität, sind weniger krank und unfallgefährdet und vermindern damit nicht nur Krankengeldzahlungen von Betrieben und Sozialversicherungsträgern, sondern verringern auch die Ausgaben für chronische Krankheiten und Arbeitsunfälle.

Betriebliches Gesundheitsmanagement entspricht damit dem Interesse der Beschäftigten nach mehr Gesundheit, Berufs- und Lebensqualität, dem Interesse der Betriebe nach Verbesserung der Wettbewerbsfähigkeit und schließlich dem Interesse der Sozialversicherungsträger im Hinblick auf Gesundheit und Unfallverhütung ihrer Versicherten und damit mittelbar auf Begrenzung der Leistungsausgaben.

2. Rahmenbedingungen für betriebliches Gesundheitsmanagement und die Verbindung zur Diskussion des umfassenden Qualitätsmanagements

Betriebliches Gesundheitsmanagement trifft heute, anders als noch vor wenigen Jahren, auch in Deutschland auf durchaus günstige Rahmenbedingungen. Hierzu gehören insbesondere folgende Faktoren und Trends:

- Die wirtschaftliche Entwicklung erfordert innovative Lösungen zur Ausschöpfung von Wirtschaftlichkeitspotenzialen. Bei immer mehr Unternehmen gewinnt die Erkenntnis der oben dargestellten Zusammenhänge an Bedeutung. Vor allem Unternehmen, die in ihren Märkten und Branchen erfolgreich sind, legen einen besonderen Fokus auf systematisches, qualitätsorientiertes Management und integrieren dabei auch die besonderen Aspekte von Gesundheit in ihre Managementsysteme.

- Die europäische und nationale Arbeitsschutzgesetzgebung hat dem vorbeugenden Gesundheitsschutz sowie dem Zusammenhang von Management und Gesundheit einen neuen Stellenwert gegeben, der allerdings im Hinblick auf seine praktische Umsetzung noch weit hinter den betrieblich sinnvollen Umsetzungsmöglichkeiten zurückbleibt.

- International tätige Organisationen wie die Weltgesundheitsorganisation (WHO)[1] oder auch das Europäische Netzwerk für betriebliche Gesundheitsförderung (siehe auch Luxemburger Deklaration zur betrieblichen Gesundheitsförderung in der Europäischen Union vom November 1997) legen in ihren aktuellen Strategien einen Schwerpunkt auf die Förderung systematischer und integrativer Maßnahmen des betrieblichen Gesundheitsmanagements.

- Die Gesundheitsreform 2000 in Deutschland hat durch Erweiterung des § 20 SGB V gesetzliche Krankenversicherungen erneut in die Pflicht genommen, Maßnahmen der betrieblichen Gesundheitsförderung umzuset-

---

[1] So hat die WHO die in diesem Beitrag dargestellte Erprobungsregelung der AOK Niedersachsen als eines von 15 der im Jahre 2000 weltweit innovativsten Projekte in der Gesundheitsförderung ausgewählt. Konzept und Ergebnisse des Projektes wurden auf der Tagung der WHO im Jahr 2000 in Mexiko, einer Folgeveranstaltung der bekannten Ottawa-Tagung, vorgestellt.

zen, dabei mit den Unfallversicherungsträgern zusammenzuarbeiten und einheitliche Qualitätskriterien zu beachten.

- In volkswirtschaftlich wichtigen Bereichen wie dem Gesundheitssektor selbst sowie im Bereich öffentlicher Verwaltungen gewinnen Maßnahmen des betrieblichen Gesundheitsmanagements, teilweise aus Wettbewerbsgründen, teilweise auch durch Initiativen von Landesregierungen[2], an Bedeutung.

Die AOK Niedersachsen engagiert sich aus der Erkenntnis der oben dargestellten Zusammenhänge heraus sowie unter Berücksichtigung der aufgezeigten Trends seit mehreren Jahren im Bereich der Entwicklung und systematischen Umsetzung von Maßnahmen des betrieblichen Gesundheitsmanagements. Dabei signalisiert der Begriff des Gesundheitsmanagements bereits einen erfahrungsgestützten Paradigmenwechsel. Maßnahmen von Krankenversicherungen sind offensichtlich insbesondere dann erfolgreich, wenn sie bestimmte Erfolgsfaktoren berücksichtigen. Dabei lassen sich folgende Grundsätze bzw. Faktoren benennen (Drupp/Osterholz 1997: 186ff.):

- Die Maßnahmen müssen zielorientiert und systematisch sein, d.h. sie müssen ihren Niederschlag in der Strategie und Planung eines Unternehmens finden;

- Gesundheit muss Thema für das Management und die Belegschaft sein;

- es muss eine fach- und bereichsübergreifende Zusammenarbeit sichergestellt sein;

- die Maßnahmen müssen systematisch in einer Art Gesundheitsmanagement-Kreislauf erfolgen: Bedarfs- und Potenzialanalyse, Prioritätensetzung, Ziel- und Maßnahmenplanung, Umsetzung, kontinuierliche Kontrolle und Bewertung der quantitativen wie qualitativen Ergebnisse;

- die Maßnahmenumsetzung bedarf einer entsprechenden Projektorganisation;

- verhaltens- und verhältnispräventive Maßnahmen müssen zusammenwirken, der klassische Ansatz der Risikoreduktion ist mit der Stärkung präventiver Potenziale zu verbinden.

Zielorientierung, Systematik, Integration und Qualitätssicherung als wichtige Erfolgskriterien weisen deutliche Parallelen zu Konzepten des Total Quality Management und des Business Process Reengineering auf (Zink 1995; Herriot et al. 1998). TQM wird als umfassender Qualitätsansatz verstanden. „T" für „Total" stellt auf das Einbeziehen aller Mitarbeiter, Management wie Beleg-

---

[2] Z.B hat das niedersächsische Innenministerium die Erstellung eines Leitfadens zur Umsetzung von Maßnahmen des betrieblichen Gesundheitsmanagements in öffentlichen Verwaltungen Niedersachsens initiiert.

schaft, aber besonders auch auf den Einbezug von Kunden und Lieferanten ab, d.h. es geht über den isolierten Funktionsbereich hinaus und erfordert letztlich ganzheitliches unternehmerisches Denken und Handeln. „Q" für „Quality" meint Qualität der Arbeit und Prozesse, die Grundlage für die Qualität der Produkte bzw. Dienstleistungen eines Unternehmens sind. „M" für „Management" betont schließlich die Führungsaufgabe bei Kundenorientierung und Qualitätssicherung. Die Kategorien des TQM gelten auch für das betriebliche Gesundheitsmanagement: Nur wenn Gesundheitsförderung ganzheitlich und integrativ unter Berücksichtigung der internen und externen Kundenbedürfnisse als Managementaufgabe verstanden wird, kann sie ihrerseits einen Beitrag zur Sicherung und Verbesserung eines gesunden Betriebsklimas und letztlich auch zur Verbesserung von Produktivität und Wettbewerbsfähigkeit von Unternehmen leisten.

3. Das Bonusprojekt der AOK Niedersachsen: Grundzüge

Die AOK Niedersachsen hat ihre mehrjährigen praktischen Erfahrungen in der Arbeitswelt einerseits sowie die aktuelle wissenschaftliche Diskussion in der Qualitätssicherung andererseits aufgegriffen, um im Rahmen der nach dem Sozialgesetzbuch (SGB) möglichen Erprobungsregelung ein konkretes Modell zur Qualitätssicherung in der betrieblichen Gesundheitsförderung zu entwickeln (Drupp/Osterholz 1998: 349ff.). Hierbei bot sich an, im Zusammenwirken mit dem Institut für Technologie und Arbeit (ITA) der Universität Kaiserslautern ein Verfahren zu konzipieren, das sich methodisch an das bei vielen europäischen Unternehmen bekannte Bewertungsinstrumentarium der European Foundation for Quality Management (EFQM) anlehnt.

Die Besonderheit des Verfahrens besteht darin, dass Unternehmen, die über den Weg einer kombinierten Selbst- und Fremdbewertung den Nachweis systematischer und umfassend angelegter Maßnahmen des betrieblichen Gesundheitsmanagements erbringen, für jeweils ein Jahr prospektiv einen Beitragsbonus in Höhe eines Monatsbeitrages für die Krankenversicherung erhalten. Aus Sicht der Akteure wie auch der wissenschaftlichen Begleitung ist damit die Frage von Interesse, ob und inwieweit es eines monetären Anreizes bedarf, um Maßnahmen der betrieblichen Gesundheitsförderung im Betriebsalltag zu implementieren und welche Kosten-Nutzen-Relationen sich für die Beteiligten in kurz-, mittel- und langfristiger Perspektive ergeben. An dem Projekt, das im Jahre 1996 startete, sind heute 44 niedersächsische Unternehmen unterschiedlicher Branchen und Größe beteiligt. Damit liegen inzwischen empirisch gestützte Erkenntnisse vor, die, neben einer Vielzahl von arbeitswissenschaftlich relevanten Ergebnissen, Aussagen zu kritischen Erfolgsfaktoren und erste Kosten-Nutzen-Einschätzungen für die Akteure zulassen.

Das Projekt ist als Erprobungsregelung im Sinne der §§ 63ff. des SGB V angelegt. In diesem Abschnitt des SGB V geht es darum, den Krankenkassen die Möglichkeit zur Weiterentwicklung der Versorgung zu eröffnen. Dazu gehört auch, Modellvorhaben zu Leistungen zur Verhütung und Früherkennung von Krankheiten durchzuführen. Dabei steht hinter all diesen Modellvorhaben das Bestreben, die Qualität und die Wirtschaftlichkeit der Versorgung zu optimieren.

Dementsprechend ist das übergeordnete Ziel auch dieses konkreten Projektes zu erproben, ob Qualität und Wirtschaftlichkeit der Gesundheitsförderung dadurch erhöht werden können, dass die Gesundheitsförderung zu einem betrieblichen Gesundheitsmanagement weiterentwickelt wird. Dabei ist dieses Ziel dahingehend konkretisiert worden, dass zu untersuchen ist, ob die Implementierung und kontinuierliche Verbesserung eines integrativen Gesundheitsmanagements tatsächlich einen Beitrag zur nachhaltigen Verbesserung der Gesundheit in den Unternehmen leistet und auch hilft, die Leistungsausgaben der Krankenkasse zu verringern.

Das Projekt wurde in einer ersten Phase (1996 - 1998) auf Machbarkeit in dem Segment der mittleren Unternehmen überprüft. Nach dem erfolgreichen Abschluss dieser Phase Anfang 1998 wurde es für Unternehmen mit weniger als 100 Mitarbeitern geöffnet. Zum jetzigen Zeitpunkt nehmen in dem Teilprojekt der Betriebe mit mehr als 100 Mitarbeitern 31 Unternehmen teil. In dem Teilprojekt der Betriebe mit weniger als 100 Mitarbeitern sind es derzeit 13 Unternehmen.

Die Erprobungsregelung ist auf maximal acht Jahre hin angelegt, sie endet dementsprechend Mitte 2004.

4. Von der Qualitätskontrolle zum umfassenden Qualitätsmanagement in der Gesundheitsförderung

Der starke Bezug zu Fragen der Qualität, dies haben die obigen Ausführungen bereits zum Ausdruck gebracht, ist allein schon durch die Bestimmungen des SGB V gegeben. Das Projekt beschreitet innovative Wege, um zu mehr Qualität in der Schaffung nachhaltiger Gesundheit von Organisationen und ihrer Mitarbeiter zu gelangen. Dabei ist die Nachhaltigkeit zu unterstreichen. Es geht nicht primär um eine kurzfristige Senkung zum Beispiel von Fehlzeiten innerhalb der Lohnfortzahlung. Dieses eindimensionale Ziel kann auch mit einfacheren Mitteln erreicht werden (siehe die praktischen Beispiele in Drupp/Osterholz 1997).

Das Innovative des Ansatzes ist also nicht primär in den angewandten Instrumenten wie Mitarbeiterbefragung, Fehlzeitenanalyse oder auch Gesundheitszirkel zu suchen, sondern in dem Versuch, Gesundheitsschutz und Gesundheitsförderung in einem Gesundheitsmanagement aufgehen zu lassen und mit Hilfe dieses Managementansatzes zu einem Prozess kontinuierlicher Verbesserung zu kommen. Es ist auch darin zu sehen, dass die Erfolge und Fortschritte mit einem Instrument gemessen werden, das sich an einem umfassenden Konzept von Exzellenz orientiert. Da auf dieses Instrument der Selbstbewertung an anderer Stelle in diesem Band ausführlich eingegangen wird (siehe den Beitrag von Thul/Zink in dieser Publikation), sollen an dieser Stelle die anderen innovativen Aspekte näher beschrieben werden. Es ist weiterhin Ziel, über die bisherigen Erfahrungen bei der Implementierung derart anspruchsvoller Konzepte in Organisationen zu berichten. Es wird aber dabei auch notwendig sein, die Grenzen des Ansatzes auszuleuchten.

Es ist in der letzten Zeit zunehmend „schick" geworden, auch in der gesundheitlichen Versorgung von Qualität und Qualitätssicherung zu sprechen. Dabei wird Qualität häufig noch aus den Augen der medizinischen Experten definiert und dementsprechend ein „idealer" Outcome mit einem real erreichten verglichen.

Dieser Qualitätsbegriff greift aber unseres Erachtens zu kurz und hemmt die Weiterentwicklung der Gesundheitsförderung zu einem Gesundheitsmanagement in Organisationen eher, als dass er sie befördert: Qualität ist nicht etwas objektiv Gegebenes und kann auch nicht allein in medizinischen Fachzeitschriften definiert werden. Was Qualität ist, bestimmt immer ganz wesentlich der Abnehmer der Leistung oder des Produktes selbst und nicht der Erbringer der Leistung oder irgendwelche Qualitätsbeauftragte oder gar ein politisches Gremium. Dies gilt auch und vielleicht in ganz besonderem Maße für Gesundheitsversorgung und -förderung. Ob zum Beispiel ein Gesundheitszirkel Qualität aufweist, ist letztlich nicht durch eine Verfahrensstandardisierung zu beantworten, sondern durch die Antwort auf die Frage, ob die Teilnehmer wie die Nutzer im weiteren Sinne einen nachweisbaren Nutzen für ihre Ziele wahrnehmen. Qualität ist also etwas viel Weiteres und auch Sperrigeres, als vielleicht auf den ersten Blick vermutet wird.

Bezogen auf Unternehmen stellte dies eine Konferenz der EFQM heraus, deren Ergebnisse in einer Broschüre mit dem bezeichnenden Titel „Quality is not a universal language" (Hammond 1994) zusammengefasst wurden. Was demnach als Qualität empfunden wird, ist durch die Kultur und die Werte in der Organisation bedingt und nicht durch möglicherweise sogar von außen hereingebrachte Norm- und Toleranzwerte. Dabei hat die Gesundheitsförderung sogar noch mit bestimmten Besonderheiten, die von vielen auch als Nachteile empfunden werden, zu kämpfen. Es handelt sich bei den von ihr erbrachten Leistungen nicht um wohldefinierte Produkte, für die leichthin Spezifikationen in einem Pflichtenheft vermerkt werden können. Was Qualität ist, wird vielmehr in einem längeren Aushandlungsprozess (contracting) zwischen den Abnehmern der Leistung und den Erbringern festgelegt. Und auch diese Festlegung ist als eine erste und näherungsweise Spezifizierung anzusehen. Ein Projekt, das als Fehlzeitensenkungsprojekt beginnt, kann, gerade wenn es erfolgreich ist, sehr schnell zu viel grundsätzlicheren Themen wie Prozesssicherheit und Arbeitsorganisation führen.

Die Frage, die sich aus dem Obigen ergibt, ist damit, ob es überhaupt gerechtfertigt ist, Qualitätssicherung in dem aus der Industrie bekannten Zuschnitt für die Gesundheitsförderung zu fordern. Was bedeutet Qualitätssicherung dort?

Gemäß der Definition aus Gabler's Wirtschaftslexikon (1998) beinhaltet die Qualitätssicherung (QS) alle organisatorischen und technischen Maßnahmen, die der Schaffung und Erhaltung der Konzept- und Ausführungsqualität (Qualität) dienen. Dabei beziehen sich diese Ausführungen auf die Spezifikationen hinsichtlich eines Produktes! In der Qualitätssicherung ist neben Qualitätsplanung und Qualitätssteuerung als drittes Element die Qualitätskontrolle (QC) enthalten.

Das heißt, dass im Gegensatz zur Qualitätskontrolle, die am Ende des Herstellungsprozesses die Qualität des Produktes überprüft, die QS bereits in der Planungsphase ansetzt. Wenn in medizinischen Zeitschriften also zum Beispiel darüber berichtet wird, dass sich das Auftreten von Komplikationen nicht verbessert hat, so ist dies eher dem Paradigma der QC zuzuordnen. Obwohl kritisch angemerkt werden muss, dass eigentlich noch nicht einmal das Stadium der industriellen QC erreicht wurde, da es ja keine „Nacharbeit" der defizitären Leistung gab, wie wir sie beispielsweise aus der Automobilbranche kennen!

Versuchen wir, die obige Begriffsbestimmung für die Gesundheitsförderung zu nutzen: Nehmen wir wieder das Ziel der Fehlzeitensenkung als Beispiel[3]. Das QC-Verfahren würde am Ende des Projektes ansetzen und analysieren, ob in dem Zeitraum des Projektes sich die Fehlzeiten in dem Interventionsbereich verringert haben. Würde diese Qualitätskontrolle im Sinne einer anspruchsvollen Evaluation vorgehen, so kämen zur Kontrolle der Ergebnisqualität der Vergleich der Veränderungen im Interventionsbereich mit anderen Bereichen der Organisation sowie externer Einrichtungen hinzu. Falls das Ziel verfehlt wurde, müsste auch hier eine Art „Nacharbeit" stattfinden, um das Ziel doch noch zu erreichen.

Die Qualitätssicherung würde weiter gehen. In diesem Falle würde bereits in der Planung des Projektes neben die Spezifizierung der Qualitätsmerkmale die Festlegung der geforderten und zulässigen Ausprägungen für das Verfahren zur Zielerreichung treten. So würden zum Beispiel, falls ein Gesundheitszirkel als Interventionsinstrument gewählt wurde, die Rekrutierung sowie die Qualifizierung der Teilnehmer, die Häufigkeit der Treffen, die Dauer der einzelnen Sitzungen sowie die Zahl der Treffen festgelegt. Es würden weiterhin die Anfor-

---

[3] Dieses Ziel ist allerdings, dessen sind wir uns bewusst, für ein Projekt, das die Gesundheit fördern und nicht manifeste Erkrankungen in ihrem (Wieder-)Auftreten positiv beeinflussen soll, als ambivalent anzusehen.

derungen an die Moderation definiert und Methoden der Problemlösung benannt.

In der Phase der Qualitätssteuerung würde allgemein die Überwachung und gegebenenfalls Korrektur der Durchführung im Zentrum der Aktivität stehen. Dazu gehört auch die Beseitigung von qualitätsmindernden Störungen. Dies kann konkret für den Gesundheitszirkel bedeuten, dass anhand einer Teilnehmerliste überwacht wird, ob die Fluktuation in der Gruppe die Zielerreichung behindert oder ob die Gruppendynamik zu Konflikten führt. Im Hinblick auf die Gegensteuerung könnte dies einmal zum Anschreiben von Teilnehmern führen, die den Sitzungen fernbleiben. Bezogen auf die Gruppendynamik könnte dies zu einer Überprüfung der Regeln für die effektive Kommunikation führen.

Qualitätsmanagement dagegen geht zum einen weiter, indem es Regelkreise der kontinuierlichen Verbesserung der Qualität aufnimmt. Zum anderen, indem Führung und Leitung als klassische Funktion des Managements hinzukommen. Damit ändern auch die Begriffe der Planung, Kontrolle und der Überwachung ihren Bedeutungsinhalt: jetzt geht es nicht mehr um Spezialfunktionen von Fachexperten, sondern um Funktionen des Managements[4]. Weiterhin beziehen sich diese Funktionen dementsprechend nicht auf konkrete Produkte und Verfahren, sondern auf die Gesamtheit der Prozesse.

In unserem Falle des Gesundheitsförderungsprojektes heißt dies, dass die Qualität des gesamten Prozesses, in den der Gesundheitszirkel als Teilprozess eingebunden ist, Gegenstand eines kontinuierlichen Verbesserungsprozesses wird. Dies impliziert, dass systematisch und kontinuierlich der Gesamtprozess einem Review unterzogen wird, indem nicht nur der Frage nachgegangen wird, ob der Gesundheitszirkel als Teilprozess nach den definierten Qualitätsanforderungen durchgeführt wird, sondern ob der Ansatz des Gesundheitszirkels nicht insgesamt überprüft und möglicherweise verworfen werden muss.

Weiter heißt dies, dass die Funktion des Gesundheitsförderers als Fachexperte sich in die Funktion eines Beraters wandelt, der aus dieser Funktion heraus den Gesamtprozess leitet und steuert.

Umfassendes Qualitätsmanagement, auch als TQM-Ansatz bezeichnet, geht hierüber noch einmal qualitativ hinaus, indem es der Optimierung der Qualität der Gesamtheit der Produkte und Dienstleistungen einer Organisation in allen Bereichen und auf allen Ebenen unter Mitwirkung aller Organisationsmitglieder dient. Es geht des Weiteren darüber hinaus, indem es neben die Qualität der Produkte und Dienstleistungen auch die Qualität der Strukturen und Prozesse (Donabedian et al. 1982; Donabedian 1992) sowie die Qualität der Arbeit(sbedingungen) und der Außenbeziehungen (Zink 1995) stellt. Damit ver-

---

[4] Da der Begriff des „Managements" in diesem Sinne häufig noch missverstanden wird, wird im nächsten Abschnitt auf die Management-Funktion explizit eingegangen.

bunden ist auch eine stärkere Orientierung an den Erwartungen und der Zufriedenheit der Kunden.

Auf das Setting des betrieblichen Gesundheitsmanagements bezogen heißt dies, dass die oben zitierten QS- und QM-Maßnahmen in einen Organisationsentwicklungsprozess eingebunden sind, der das Thema Gesundheit nicht mehr als Sonderthema betrachtet, sondern die Gesundheit ebenso in das Tagesgeschäft integriert, wie es bereits mit dem Thema Produktqualität und in Ansätzen mit dem Thema Umwelt geschieht.

Konkret auf das obige Beispiel angewandt, würde dann der Gesundheitszirkel z.b. in die routinemäßigen KVP-Gruppenaktivitäten integriert. Gesundheit hätte dann einen vergleichbaren Stellenwert wie heute Fragen der Rationalisierung. Es bedürfte also keiner besonderen Zirkel- und Projektstruktur mehr.

5. Von der Gesundheitsförderung zum Gesundheitsmanagement

Es lohnt sich nicht nur, sich mit dem Begriff der Qualität genauer auseinander zu setzen. Lohnend ist auch die Frage, ob der Begriff Gesundheitsförderung noch auf die in dem Projekt angewandten Methoden, Bewertungssysteme und Zielsetzungen passt, denn Gesundheitsförderung blieb (und bleibt weiterhin!) durch bestimmte Charakteristika geprägt:

• Auch die neueren Ansätze der betrieblichen Gesundheitsförderung kamen nicht über das Projekt- oder Programmstadium hinaus. Ein zentrales Defizit bestand darin, dass die Aktivitäten im Rahmen der Projekte bzw. Programme nicht verstetigt werden konnten.

• Es gelang auf der anderen Seite auch nicht, die positiven Erfahrungen und Ergebnisse von den Pilotbereichen auf andere Organisationseinheiten zu übertragen. Damit blieben die Ergebnisse auf „Insellösungen" beschränkt, das heißt auch, die Ausweitung des Prozesses auf das ganze Unternehmen gelingt oft nicht. Durch die vielfältigen Beziehungen und Abhängigkeiten zwischen den Bereichen kam es umgekehrt meist zu einer langsameren oder auch schnelleren Rücknahme der erreichten Veränderungen in den Interventionsbereichen.

• Das Ziel „Gesundheit" wurde bisher nicht in überzeugender Weise mit anderen Zielen und Aktivitäten in den Unternehmen, wie KVP, TQM oder der Einführung von Gruppenarbeit, verknüpft. Das lag an dem doch meist noch starken Verhaftetsein der Ansätze mit medizinischen Theoremen wie der Risikofaktorenmedizin.

• Wesentlich aus diesen Gründen wurde Gesundheitsförderung von vielen Betrieben nur zu oft als eine Art „Schönwetteraktivität" verstanden, der keine strategische Bedeutung zugemessen wurde. In Zeiten wirtschaftlicher Krisen fiel sie sehr schnell in den Unternehmen dem Rotstift zum Opfer.

- Gesundheitsförderer haben sich fast immer als Experten für Gesundheit in einem mehr oder weniger umfassenden Sinne definiert. In den betrieblichen Gremien wie Steuerkreisen und Projektgruppen trafen sie deshalb auch meist auf weitere Experten für Gesundheit: Sie verstanden sich nicht als Berater für Organisationsentwicklung – d. h. gesundheitsförderliche Entwicklung der gesamten Organisation – oder Prozessbegleiter eines kontinuierlichen Verbesserungsprozesses in den Organisationen.

Die obigen Ausführungen geben bereits Einblick in die Gründe, warum das Bonusprojekt insoweit nicht mehr als Projekt der Gesundheitsförderung bezeichnet werden kann. Zum einen ist es nicht mehr als eine Aktivität in Organisationen zu verstehen, die von Fachexperten (seien es Betriebsärzte, Sicherheitsfachkräfte oder auch externe Experten der Gesundheitsförderung in einer ihrer vielen Facetten) durchgeführt werden soll, sondern muss als eine Aktivität verstanden werden, die von den betrieblichen Akteuren aus dem (Top-)Management heraus und durch die Mitarbeiterinteressenvertretung vorangetrieben wird. Gesundheitsmanagement ist damit ein Teilführungssystem wie andere Teilführungssysteme (Umwelt, Qualität, Information) auch. Es kann von daher seine Verankerung auch nicht in solchen Gremien wie dem Arbeitssicherheitsausschuss oder anderen Fachgremien finden. Vielmehr ist es integriert in das alltägliche Handeln der Führungskräfte im Management und in der betrieblichen Mitarbeitervertretung.

Das gerade Gesagte ist von zentraler Bedeutung: Denn im Begriff des Gesundheitsmanagements wird Management nicht personal definiert, sondern funktional. Es ist damit nicht an die angestellten Manager gebunden, sondern findet sein Pendant in der Rolle der Mitarbeitervertretung. Dies bedeutet eine große Herausforderung gerade für letztere. Während nämlich das Management im klassischen Sinne seit Jahren mit neuen Konzepten konfrontiert wird und im Rahmen systematischer Führungskräfteentwicklung auch mit mehr oder weniger Erfolg versucht, den neuen oder gewandelten Anforderungen nachzukommen, ist das Selbstverständnis der Interessenvertretung der Mitarbeiter nicht derartigen grundlegenden und kontinuierlichen (Weiter-)Entwicklungen unterworfen gewesen. Dies trotz immer wieder aufkommender Diskussionen um die Notwendigkeit eines weitergehenden „Co-Managements" durch Betriebsräte und ähnliche Funktionsträger (siehe z.B. Bertelsmannstiftung 1996). Dieser Punkt wird im Folgenden in der Diskussion um die Grenzen des Ansatzes wieder aufgenommen und ausgeführt.

6. Welche Grenzen haben sich im bisherigen Verlauf des Projektes gezeigt?

Verständlicherweise stößt ein so umfassender Ansatz mit derart weitgehenden Ansprüchen an die Führungskräfte – zu denen hierbei auch die Belegschaftsvertreter gezählt werden – in vielen Organisationen auf vielfältige Hemmnisse und an enge Grenzen. Um eine gewisse Systematik der Darstellung zu erreichen, wird im Folgenden, einer gängigen Praxis folgend, nach Faktoren innerhalb des Projektes selbst, nach solchen in dem Umfeld des Projektes in einer Organisation sowie nach gesamtgesellschaftlichen Faktoren differenziert. Es werden im Weiteren nur einige wenige, dafür aber als zentral erachtete Grenzen und Hemmnisse zur Sprache kommen können.

6.1 Hemmende Faktoren innerhalb der Projekte

Nicht auf Zuruf werden aus Gesundheitsförderern Experten für gesundheitsförderliche Organisationsentwicklung und Prozessbegleitung. Dies setzt eine sehr weitreichende Personalentwicklung voraus oder doch eine umfangreiche begleitende Weiterbildung. Umgekehrt fordert sie die Bereitschaft zu einem kontinuierlichen Lernen und qualifikatorischen Verbesserungsprozess. Nicht immer sind hierfür die Bedingungen, was die Systematik, aber auch die optimale Terminierung betrifft, gegeben.

Das Gesagte gilt jedoch nicht nur für die Seite der externen Berater. Auch in den beteiligten Unternehmen sind nicht immer die nötigen Qualifikationen in ausreichendem Umfang vorhanden. Aus der Erfahrung der ersten drei Jahre lässt sich sagen, dass es den Fachexperten in den Unternehmen recht schwer fällt, die von ihnen geforderten zentralen Managementfunktionen wie Planen, Leiten, Steuern und Kontrollieren auszufüllen. Umgekehrt fällt es dem Management in den Organisationen nicht leicht, Gesundheit als Zielgröße in den Kanon der zu planenden, leitenden, steuernden und zu kontrollierenden Kennzahlen aufzunehmen. Noch viel zu häufig wird ein Engagement für mehr Gesundheit als humanistischer Akt verstanden und die Brücke zwischen Gesundheit und Wirtschaftlichkeit nicht geschlagen. Dies kommt konkret in den Projekten darin zum Ausdruck, dass Kosten ebenso wie die unterschiedlichen Nutzenaspekte nicht systematisch erfasst werden und dass auch eine Überprüfung der Wirksamkeit von Maßnahmen in allzu vielen Fällen fast als verwerflich wahrgenommen wird und deshalb die geforderten Reviews eher zögerlich angegangen werden.

Als sehr kritisch hat sich auch herausgestellt, dass eine realistische Planung des finanziellen wie des personellen und besonders auch des zeitlichen Aufwandes im Vorhinein sehr schwer realisierbar ist. Neben der Tatsache, dass es sich hier um ein innovatives Projekt handelt, für dessen Ressourcenverbrauch von daher schon keine verlässlichen Erfahrungswerte vorlagen, kommt zum Tragen, dass ein so komplexes Ziel wie die nachhaltige Verbesserung der Gesundheitssituation innerhalb der Organisation, aber auch bei Lieferanten und Kunden sowie im weiteren gesellschaftlichen Umfeld, nicht nach einem Rezeptbuch geplant werden kann, gemäß der Methode: Man nehme...

Weiterhin ist es nicht in allen Organisationen leicht vermittelbar, dass das Ziel der nachhaltigen Verbesserung oftmals nicht impliziert, dass sich schnell sichtbare Verbesserungen, zum Beispiel bei den Fehlzeiten, einstellen. Es kann, ähnlich wie die Erfahrungen bei der Einführung von Gruppenarbeit gezeigt haben, sogar zu einer vorübergehenden Erhöhung der Fehlzeiten oder durch eine Sensibilisierung für die psychosoziale Gesundheit zu einer „Verschlechterung" in den Werten für die Befindlichkeit oder die Mitarbeiterzufriedenheit kommen. (Zu den konkreten Entwicklungen im Kennzahlensystem siehe den Beitrag von Osterholz/Fuchs 2000).

6.2 Das organisatorische Umfeld der Projekte

Mit dem zuletzt Angesprochenen gehen wir zur Thematisierung des organisationellen Umfeldes der Projekte über. Trends in den für die betriebliche Gesundheitssituation als zentral erachteten Kennzahlen wie Krankenstand, Unfallrate und Befindlichkeitswerte werden, ob wir es uns gerne eingestehen oder nicht, in vielen Organisationen primär von anderen Faktoren beeinflusst als von den Aktivitäten des Gesundheitsmanagements. Stehen Entlassungen an, werden umfangreiche Reorganisationen auf den Weg gebracht, oder wird die Organisation – möglicherweise nicht zum ersten Mal – an neue Eigentümer veräußert, so hat dies in vielen Fällen weit stärkere Ausschläge in den genannten Werten zur Folge als zum Beispiel eine Schulung von Führungskräften zum Thema gesundheitsorientierte Führung.

Was sich als sehr problematisch herausstellte, ist die als „Interventionsinterferenzen" bezeichnete Tatsache, dass in den meisten Organisationen nicht nur ein Projekt läuft, sondern meistens zeitgleich die unterschiedlichsten – mit divergierenden und zum Teil zeitlich sich verändernden Prioritäten versehen – Aktivitäten angeschoben werden. Sie konkurrieren um die immer knapper werdenden zeitlichen Ressourcen des Managements und wichtiger Fachleute. Es handelt sich dabei häufig um Initiativen, von denen sich die Organisation einen „Quantensprung" in Bezug auf die Produktivität oder die Kostensituation erhofft. Falls es nicht gelingt, eine strategische Verknüpfung zu diesen Initiativen plausibel und nachweisbar aufzuzeigen, gehen die Fach- und Machtpromotoren, oft schneller als man denkt, verloren.

6.3 Gesamtgesellschaftliche Entwicklungen

Trotz zum Teil ermutigender Entwicklungen im Industrie- und Dienstleistungsbereich, wie z.B. zum einen die weiterhin stark ansteigende Zahl von Interessenten für umfassende QM-Ansätze (wie es das EFQM-Modell und damit auch das dem Projekt zugrunde liegende Bewertungsverfahren darstellt) oder zum

anderen die neuerdings stark diskutierte umfassende Unternehmensbewertungs-
methode der „Balanced scorecard", legen die konkreten Erfahrungen in den
Projekten jedoch die Vermutung nahe, dass die gesamtgesellschaftliche Entwicklung von einer weiterhin zunehmenden Konzentration auf eindimensionale
Betrachtungen im Sinne eines Shareholder-value gekennzeichnet wird.

Auch der Anspruch der nachhaltigen und längerfristigen positiven Veränderung
kollidiert mit der scheinbar immer stärker werdenden Orientierung des Han-
delns auf kurzfristige Veränderungen respektive „pay offs". Falls sich nicht
rasch sichtbare Verbesserungen einstellen, so ebbt das Engagement sehr schnell
ab. Diese Aussage gilt nicht nur für das Management, sondern ebenso für die
Mitarbeiterinnen und Mitarbeiter. Auch von dieser Seite wird erwartet, dass
schnell etwas passiert, und weniger danach geschaut, ob das, was passiert, denn
wirklich die eigene oder die gesamte Gesundheitssituation nachweisbar verbessert hat.

Diese bisherigen Erfahrungen bieten jedoch keinen Anlass zur Resignation,
sondern stellen Herausforderungen für die zukünftige Optimierung der Erprobungsregelung dar. Ein Lösungsansatz besteht darin, den beteiligten Organisationen ein gemeinschaftliches Lernen zu ermöglichen. Dies geschieht in regelmäßig stattfindenden Arbeitstreffen, die als „companies' working group" bezeichnet werden. Dort können die eigenen Grenzen und Hemmnisse durch den
Austausch von „best practices" als Anstoß zur Weiterentwicklung wahrgenommen werden. In diesem Erfahrungsaustausch zwischen den beteiligten Organisationen werden die Probleme damit auch kommunizierbar, und es wird
deutlich, dass die erlebten Hemmnisse nicht unüberwindbar sind.

7. Resümee und Ausblick

Eine Zwischenbilanzierung der Erfahrungen der AOK Niedersachsen bildet eine Basis für Schlussfolgerungen und einen Ausblick auf künftige Entwick-
lungspfade. Aus Sicht der AOK Niedersachsen hat sich der bisher eingeschla-
gene Weg als außerordentlich erfolgreich erwiesen, jedoch auch eine Reihe
neuer Fragen hinsichtlich der Verbesserungspotenziale des methodischen Ansatzes, des Zusammenwirkens der Akteure sowie hinsichtlich der Möglichkeiten und Grenzen der Wirksamkeit von Maßnahmen des betrieblichen Gesundheitsmanagements aufgeworfen.

Die Mehrzahl der Akteure und begleitenden Institutionen – Unternehmen, Politik, Krankenversicherung und WHO – betonen den innovativen Charakter des
Modells. Es scheint gelungen zu sein, wie die WHO in einem Zwischenbericht
auf der Basis einer Befragung von über hundert Beteiligten des Projektes bilan-

ziert[5], ein breites „commitment" der Beteiligten hergestellt und „win-win-Situationen" geschaffen zu haben.

Die Bilanz der beteiligten Unternehmen weist von Betrieb zu Betrieb unterschiedliche Aspekte auf. Signifikante Rückgänge von Krankenständen und Unfallzahlen werden in mittelbaren Zusammenhang zu den Projektaktivitäten gestellt. Andererseits wird auf einen zum Teil beachtlichen investiven, projektbezogenen Aufwand verwiesen. Konsens besteht darin, dass sich Investitionen in Gesundheitsförderung langfristig rechnen und ein jahresbezogenes betriebswirtschaftliches Kalkül allein zu kurz greift. Vor allem Kleinbetriebe schreckt der zeitliche und organisatorische Aufwand für das Bewertungsverfahren.

Die eigene betriebswirtschaftliche Bilanz der initiierenden Krankenversicherung fällt positiv aus, wobei auch hier Differenzierung angezeigt ist. Den finanziellen Aufwendungen in der Gruppe der Mittel- und Großbetriebe stehen im Branchenvergleich überdurchschnittliche Mitglieder- und Marktanteilsgewinne gegenüber. Bei Klein- und Kleinstbetrieben, die für ein Land wie Niedersachsen typisch sind, ist eine solche Kompensation bei der bisherigen Anlage des Projektes jedoch nicht möglich. Hier stehen vielmehr Imagevorteile deutlich im Vordergrund. Wie überhaupt festzustellen ist, dass die federführende Krankenversicherung durch das Projekt und seine nationale wie internationale Beachtung Vorteile im Bereich der Imagebildung zu verzeichnen hat. Diese sind jedoch freilich aufgrund der aus der Marketingforschung bekannten, vielfältig wirksamen „spill-over-" und „carry-over-Effekte" nur schwer zu quantifizieren (siehe u.a. Hüttner et al. 1994, 238f., 284f.).[6]

Mittel- und langfristig müssen gerade aus den bei Kleinbetrieben gemachten Erfahrungen Schlussfolgerungen gezogen werden. Dies betrifft zunächst die Definition von Kleinbetrieben. Nach den vorliegenden Erfahrungen scheint ein kritischer Schwellenwert für die Umsetzung anspruchsvoller Gesundheitsmanagementprojekte und der angewandten Bewertungsverfahren bei einer Beschäftigtenzahl von unter 50 zu liegen. Allerdings spielen nicht nur die Betriebsgröße, sondern auch Ausbildung und Erfahrung des Managements in solchen Betrieben eine Rolle. Für Klein- und Kleinstbetriebe sollte deshalb über die methodische Anlage von Bewertungsverfahren wie auch über die Art und Weise der Unterstützung kleinbetrieblicher Unternehmenstypen nachgedacht werden. Krankenversicherungen werden von ihrem Auftrag her und aus eigenem betriebswirtschaftlichen Kalkül heraus nur eingeschränkt substitutiv für

---

[5] WHO-Bericht „Unternehmen für Gesundheit".

[6] Mit „spill-over-Effekten" sind die Ausstrahlungseffekte eines Produktes zwischen mehreren Produkten innerhalb eines Angebotsprogrammes gemeint, mit „carry-over-Effekten" das Problem der zeitlichen Wirkungsverzögerung. So sind Auswirkungen von Dienstleistungen in der betrieblichen Gesundheitsförderung auf andere Dienstleistungen von Krankenversicherungen wahrscheinlich, jedoch nur sehr aufwendig (z.B. über Befragung) zu messen. Dies gilt auch für die Wirkung auf spätere zeitliche Perioden, z.B. nach Abschluss eines Projektes.

fehlendes organisatorisches und fachliches Know-how bei Kleinbetrieben tätig werden können. Vielmehr sind Unterstützungsverfahren zu entwickeln, die entweder vorhandene Institutionen (wie z.b. Handwerkskammern und Innungen) stärker nutzen oder von vornherein gezielt auf die Schulung von Multiplikatoren (z.b. Handwerksobermeister) setzen.

Die Frage, inwieweit der Bonus als Anreiz erforderlich ist, um systematisch Maßnahmen des betrieblichen Gesundheitsmanagements zu implementieren, lässt sich z.Zt. noch nicht abschließend beantworten. Fest steht, dass der Anreiz und die damit verbundene erneute jährliche Bewerbung sowie die notwendigen Review-Schleifen einen Beitrag zur Kontinuität und Systematik bei der Maßnahmenumsetzung leisten. Andererseits schwindet mit der Projektlaufzeit die Bedeutung, die dem Bonus von den Betrieben selbst zugemessen wird, da die langfristigen Nutzenkomponenten des systematischen Vorgehens gegenüber einer kurzfristigen Senkung der Lohnnebenkosten deutlich in den Vordergrund treten. Bemerkenswert ist auch, dass eine Reihe von Betrieben den Bonus nutzt, um erneut in Gesundheitsförderung zu investieren.

Die AOK Niedersachsen setzt schließlich bei einer Reihe von Betrieben bereits heute Bausteine und Instrumente ein, die aus dem Verfahren der Erprobungsregelung abgeleitet werden, ohne diese mit der Zahlung eines Beitragsbonus zu verknüpfen. Offensichtlich wächst bei vielen Unternehmen und vor allem auch im Bereich der öffentlichen Verwaltung das Interesse an systematischen Maßnahmen des betrieblichen Gesundheitsmanagements. Dies könnte insgesamt darauf hindeuten, dass der Bonus für bestimmte Betriebstypen einen Anreiz bieten kann, um einen Einstieg in einen langfristig angelegten Prozess des betrieblichen Gesundheitsmanagements und der kontinuierlichen Verbesserung zu finden oder doch zu begünstigen.

Literatur

Bertelsmann-Stiftung (1996): Vorteil Unternehmenskultur: Leitfaden für die Praxis, Gütersloh: Bertelsmann Stiftung
Donabedian, A./Wheeler, J.R.C./Wyszewianski, L. (1982): Quality, cost, and health: An integrative model. In: Med. Care 20, 975-992
Donabedian, A. (1992): The role of outcomes in quality assessment and assurance. In: Qual. Rev. Bull. 18, 356-360
Drupp, M./Osterholz, U. (1997): Prospektiver Beitragsbonus. In: DOK 6-7, 186-191
Drupp, M./Osterholz, U. (1998): „Prospektiver Beitragsbonus" - Ein Projekt der AOK Niedersachsen zur Förderung von integrativen Gesundheitsmaßnahmen in der Arbeitswelt. In: Müller, R./Rosenbrock, R. (Hrsg.): Betriebliches Gesundheitsmanagement, Arbeitsschutz und Gesundheitsförderung - Bilanz und Perspektiven, St. Augustin: Asgard, 349-371
Hammond, J. (1994): Quality is not a Universal Language. European Foundation for Quality Management. Vortragsmanuskript, Brüssel

Herriot, P./Hirsh, W./Reilly, P. (1998): Trust and Transition, New York: Chichester

Hüttner, M./Pingel, A./Schwarting, U. (1994): Marketing-Management, München: Oldenbourg

Luxemburger Deklaration zur betrieblichen Gesundheitsförderung in der Europäischen Union vom November 1997. In: Die BKK 1998, 171-173

Osterholz, U./Fuchs, S. (2000): Auf dem Wege zu einem umfassenden Kennzahlensystem für betriebliches Gesundheitsmanagement, Berlin/Heidelberg: Springer

WHO-Bericht (1999): „Unternehmen für Gesundheit" – Eine Auswertung des Projekts „Investitionsanreiz für Gesundheitsförderung am Arbeitsplatz", Kopenhagen: WHO-Regionalbüro für Europa

Zink, K.-J. (1995): TQM als integratives Managementkonzept, München/Wien: Hanser

Martin J. Thul, Klaus J. Zink

Selbstbewertung als Ansatz zur Bewertung betrieblicher Gesundheitsmanagementsysteme

Konzept, Möglichkeiten und Grenzen

1. Problemstellung

Wie im vorigen Beitrag ausgeführt, zielt das Kooperationsvorhaben der AOK Niedersachsen und des Instituts für Technologie und Arbeit an der Universität Kaiserslautern darauf ab, durch einen finanziellen Anreiz Unternehmen zur nachhaltigen Verbesserung der betrieblichen Gesundheitssituation zu bewegen. Organisationen, die ein langfristiges, auf kontinuierliche Verbesserung ausgerichtetes betriebliches Gesundheitsmanagementsystem erfolgreich umsetzen, erhalten auf der Grundlage einer jährlichen Bewertung ebenso wie ihre AOK-versicherten Mitarbeiter einen prospektiven Beitragsbonus auf die zu entrichtenden AOK-Beiträge. Das Bonussystem hat insofern zwei innovative Facetten: Zum einen den prospektiven Beitragsbonus, der an die Erfüllung bestimmter Qualitätskriterien gebunden ist; zum anderen das hierzu erforderliche Umsetzungskonzept, welches auf einem umfassenden Gesundheitsverständnis basiert und seine Konkretisierung in einem spezifischen Managementsystem erfährt. In Bezug auf den spezifischen Gesundheitsmanagementansatz wurden im Rahmen des Forschungsprojektes neuartige Konzepte und Instrumente entwickelt. Von besonderer Bedeutung ist dabei ein Selbstbewertungsansatz auf Basis eines Modells für ein integratives betriebliches Gesundheitsmanagement. Mit seiner Hilfe können Effektivität und Effizienz des betrieblichen Gesundheitsmanagementsystems und damit die Qualität der betrieblichen Anstrengungen überprüft werden.

Der vorliegende Beitrag skizziert zunächst das dem Bonussystem zugrundeliegende Gesundheitsverständnis und die wesentlichen Kennzeichen des daraus resultierenden Realisierungsansatzes. Anschließend werden das oben erwähnte Bewertungsverfahren sowie Erfahrungen aus seinem Einsatz vorgestellt. In diesem Zusammenhang werden insbesondere das grundlegende Modell, die Bewertungssystematik und der Ablauf des Selbstbewertungsprozesses erläutert.

1.1 Das spezielle Gesundheitsverständnis des Bonusprojekts

Das umfassende, multidimensionale Gesundheitsverständnis des Bonusprojektes thematisiert psychische Aspekte ebenso wie physische. Gesundheit bzw. Krankheit resultiert aus der Wechselwirkung zwischen äußeren Lebensumständen sowie individuellen Ressourcen und findet ihren Niederschlag in einem dynamischen Gleichgewichtszustand. Gesundheit und Krankheit werden dabei nicht dichotom verstanden, vielmehr bilden sie die Endpunkte eines Kontinuums. In diesem Sachverhalt spiegelt sich ein Grundprinzip der Salutogenese wider, deren paradigmatischer Ansatz die Hinwendung zu gesundheitserhaltenden Faktoren – einem zentralen Handlungsprinzip des Bonussystems – begründet (s. Greiner 1998: 42f.). Gesundheit lässt sich darüber hinaus gleichermaßen als Zielzustand, aber auch als Prozess interpretieren (s. Rieländer 1995: 9). Gesundheit als Prozess bezieht sich dabei insbesondere auf die individuelle Entwicklungshistorie einer Person und ihre Fähigkeiten, Ungleichgewichte zwischen Umwelt und Individuum zu bewältigen. Dabei ist das Ziel dieser Prozessregulation körperliches sowie seelisches Wohlbefinden (s. Badura et al. 1997: 11). Aus diesen Facetten des Gesundheitsbegriffs leitet sich einerseits die Notwendigkeit ab, Gesundheit anhand einer breiten Palette subjektiver und objektiver Indikatoren zu bestimmen. Andererseits begründet sich daraus der Empowerment-Ansatz des Bonusvorhabens, der auf die Befähigung der Mitarbeiter zu gesundheitskonformem Verhalten abzielt.

1.2 Der Realisierungsansatz des Bonussystems

Aus der obigen Begriffsbestimmung wird deutlich, dass Maßnahmen zur Verbesserung der betrieblichen Gesundheitssituation an verschiedenen Punkten ansetzen können: Zum einen sind dies die Verhältnisse in der Arbeitswelt, zum anderen das Individuum innerhalb der Arbeitssphäre. Entsprechend dieser Differenzierung lassen sich derzeit zwei grundsätzliche Ansätze zur Erhaltung bzw. Verbesserung der betrieblichen Gesundheitssituation akzentuierend gegeneinander abgrenzen. Zum einen ist dies der Arbeits- und Gesundheitsschutz mit seinen eher verhältnisorientierten Strategien, zum anderen die betriebliche Gesundheitsförderung, deren Fokus auf den individuellen und sozialen Ressourcen der Gesundheit liegt.

Ein Vorteil des Arbeits- und Gesundheitsschutzes resultiert u.a. aus rechtsverbindlichen Regelungen, die dezidiert in einer Vielzahl von Gesetzen, Verordnungen und Normen fixiert sind. Hierdurch wird einerseits eine große Abdeckung relevanter Problemfelder erreicht, andererseits hat dieser Sachverhalt aber eine hohe Intransparenz zur Folge. Dieser Faktor und die Tatsache, dass häufig nur Mindeststandards vorgeschrieben werden, haben eine eingeschränkte Effektivität zur Folge. Effektivitätsmindernd wirkt zudem, dass Arbeitssicherheit in der Vergangenheit durch die nachsorgende Reaktion auf Gefährdungen sowie die Einhaltung von Vorschriften und deren Kontrolle geprägt war (s. Pischon/Liesegang 1997: VII). Technische Aspekte (s. Kerkau 1997: 196) haben dominiert, während psychosoziale Aspekte (insbesondere vor Inkrafttreten des neuen Arbeitsschutzgesetzes) keine angemessene Berücksichtigung gefunden haben.

Einen anderen Weg beschreitet die betriebliche *Gesundheitsförderung* mit ihrer eher personenzentrierten Ausrichtung. Hier stehen soziale und individuelle Ressourcen im Zentrum des Interesses (s. Badura et al. 1997: 11). Die Gesundheit der Mitarbeiter soll (vor allem bei weitergehenden Ansätzen der betrieblichen Gesundheitsförderung) insbesondere durch Organisations- und Personalentwicklungsmaßnahmen realisiert werden (s. Kuhn 1996: 138). Als Stärken der betrieblichen Gesundheitsförderung sind der breite, ressourcenorientierte Gesundheitsbegriff sowie die Forderung nach einer aktiven Beteiligung der Mitarbeiter an der Verbesserung der betrieblichen Gesundheitssituation, die häufig auch zu einer persönlichen Höherqualifizierung führt, zu nennen, als Nachteile die nach wie vor unzureichende Systematisierung (s. Breucker 1998: 251) sowie die nicht ausreichende gesetzliche Verankerung, insbesondere in Bezug auf die Verpflichtung der Unternehmen zur Umsetzung entsprechender Maßnahmen. Angesichts der aktuellen wirtschaftlichen Rahmenbedingungen wird hierdurch die Realisierung solcher Ansätze zumindest erschwert.

Vor dem Hintergrund eines umfassenden Gesundheitsverständnisses und der angestrebten langfristigen Verbesserung der betrieblichen Gesundheitssituation ist es zielführend, beide Konzepte im Rahmen geeigneter Managementsysteme miteinander zu verknüpfen und die daraus resultierenden Synergieeffekte und Nutzenpotenziale systematisch zu erschließen. Dies ist eines der wesentlichen Gestaltungsprinzipien des integrativen betrieblichen Gesundheitsmanagements. Um die Besonderheit dieses Konzepts zu verdeutlichen, ist es erforderlich, sich zunächst mit einigen wesentlichen Facetten des Begriffs „Managementsystem" auseinanderzusetzen.

Der Wortstamm „System" weist auf die wesentliche Grundlage – die Systemtheorie – hin. Ein integratives betriebliches Gesundheitsmanagement umfasst in diesem Sinne verschiedene Elemente, die in Wechselbeziehungen zueinander stehen (z.B. Maßnahmen und Ergebnisse). Es bildet ein Element übergeordneter Managementsysteme mit vielfältigen Schnittstellen, die innerhalb einer Organisation, aber auch organisationsübergreifend angesiedelt sind.

Ulrich definiert die Funktionen des Managements als das Gestalten, Lenken und Entwickeln von Systemen (s. Ulrich 1983: 136). In diesem Sinne müssen zum Aufbau eines integrativen betrieblichen Gesundheitsmanagements

- ein unternehmensspezifisches Modell zur Herstellung gesundheitsfördernder Strukturen und Prozesse entwickelt,

- anschließend Ziele festgelegt, Maßnahmen ausgelöst und deren Umsetzung kontrolliert werden,

- und schließlich ist die evolutionäre Weiterentwicklung dieses Managementsystems sicherzustellen.

Damit wird auch deutlich, dass ein solches Managementsystem kein statisches Konstrukt sein darf. Vielmehr müssen im Rahmen eines kontinuierlichen Verbesserungsprozesses seine Effektivität und Effizienz regelmäßig überprüft und darauf aufbauend die Strukturen, Prozesse, aber auch das Verhalten der Mitarbeiter systematisch weiterentwickelt werden. Dies impliziert wiederum die Abkehr von linearen, auf Ursache-Wirkungszusammenhänge bezogenen Denkvorstellungen (s. Bleicher 1992: 34) und damit auch einen Wandel von der Qualitätssicherung zur Qualitätsförderung, welche die Voraussetzungen schafft, um Qualität kontinuierlich zu verbessern.

Die oben skizzierten Anforderungen sollen im Rahmen des Bonussystems durch das integrative betriebliche Gesundheitsmanagement erfüllt werden. Seine wesentlichen Kennzeichen sind in Abbildung 1 zusammengefasst.

Abb. 1: Wesentliche Kennzeichen des integrativen betrieblichen Gesundheitsmanagements

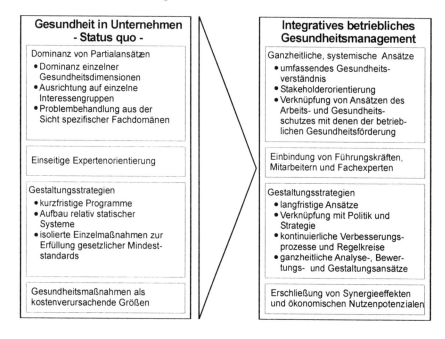

1.3 Die Bewertungsproblematik im Bonussystem

Umfassende Bewertungsansätze spielen sowohl beim Aufbau und der Weiterentwicklung des betrieblichen Gesundheitsmanagementsystems als auch im Zusammenhang mit der Gewährung des Beitragsbonus eine besondere Rolle.

In beiden Fällen muss regelmäßig die Erfüllung bestimmter Qualitätskriterien überprüft werden, um positive Leistungen zu identifizieren und Verbesserungsbereiche systematisch zu erschließen.

Entsprechende Bewertungsansätze dürfen sich dabei jedoch nicht auf eine reine Ergebnismessung beschränken. Vielmehr müssen auch die Rahmenbedingungen, die für das Zustandekommen der Ergebnisse maßgeblich waren, angemessene Berücksichtigung finden. So ist z.B. im Rahmen des Bonusprojekts sicherzustellen, dass die finanzielle Anerkennung nur solchen Unternehmen gewährt wird, deren Anstrengungen auf eine nachhaltige Verbesserung der betrieblichen Gesundheitssituation abzielen. Eine Bewertung, die ausschließlich (vergangenheitsorientierte) Ergebnisgrößen berücksichtigt, würde dabei zu kurz greifen, da sie kaum Aussagen über deren Zustandekommen ermöglicht. So wäre bei einem solchen Bewertungsansatz beispielsweise nicht zu klären, ob ein niedriger Fehlzeitenstand aus gut gestalteten Arbeitsbedingungen oder aus der Angst vor einem Verlust des Arbeitsplatzes resultiert. Erst wenn auch die für das Zustandekommen der Ergebnisse relevanten Voraussetzungen in den Beurteilungsprozess einbezogen werden, lassen sich die Gesundheitsergebnisse *im richtigen Kontext* interpretieren.

Die Erweiterung der *ergebnisorientierten* zu einer *potenzialorientierten* Evaluation hat darüber hinaus einen weiteren entscheidenden Vorteil. Sie erschließt eine zukunftsgerichtete Sicht auf die betriebliche Gesundheitssituation: Es werden nicht nur Gesundheitsergebnisse betrachtet, die aus Ereignissen in der Vergangenheit resultieren, sondern auch die Voraussetzungen für zukünftige Erfolge im Bereich der Gesundheit. Damit werden zumindest ansatzweise Rückschlüsse darauf möglich, wie sich der Gesundheitszustand in einer Organisation weiterentwickeln wird bzw. wo Maßnahmen erforderlich sind, um zukünftig die Gesundheit im Unternehmen zu erhalten oder zu verbessern. Insofern ist die Verknüpfung von Ergebnissen und deren Voraussetzungen von essenzieller Bedeutung für die Umsetzung und Weiterentwicklung eines integrativen betrieblichen Gesundheitsmanagements. Sie ermöglicht den Aufbau von Regelkreisen, die es erlauben, dass sich das spezifische Managementsystem an veränderte Rahmenbedingungen anpassen und auch unter diesen die intendierten Ergebnisse hervorbringen kann.

2. Stand der Wissenschaft und Praxis in Bezug auf die Bewertung betrieblicher Gesundheitsmanagementsysteme

Sichtet man die einschlägige Fachliteratur zum Arbeits- und Gesundheitsschutz bzw. zur betrieblichen Gesundheitsförderung, so wird dort in zunehmendem Maße die Bedeutung entsprechender Managementsysteme thematisiert. Themenfelder, die ebenfalls einen immer breiteren Raum in den Diskussionen einnehmen, sind die Erfüllung von Qualitätsanforderungen und die hierzu erforderlichen Evaluationsansätze. In Bezug auf die Evaluation von Einzelmaßnahmen finden sich zahlreiche, mehr oder weniger systematische Ansätze zur Überprüfung der Effizienz von Verbesserungsmaßnahmen. Nur vereinzelt werden jedoch systematische Ansätze zur Bewertung von Gesundheits- bzw. Arbeitsschutzmanagementsystemen insgesamt beschrieben. Analysiert man letztere genauer, so werden diese den weitreichenden Anforderungen des Bonussystems nicht gerecht, sei es, dass sie das Thema nur aus einem sehr engen Blickwinkel heraus betrachten oder aber die grundlegenden Anforderungen an ein Managementsystem nur unzureichend berücksichtigen (s. z.B. Ritter/Langhoff 1998: 105).

Vor diesem Hintergrund fiel 1996 die Entscheidung, im Rahmen des Bonussystems ein neues Bewertungsinstrumentarium zu entwickeln. Aufgrund der Erfahrungen, die das Institut für Technologie und Arbeit mit der Bewertung von Managementsystemen anhand von Business Excellence Modellen besitzt, fiel relativ schnell die Entscheidung, auf diese Modelle, welche in der Regel die Basis für eine Selbstbewertung bilden, zurückzugreifen und ein eigenes, umfassendes Bewertungsmodell für ein integratives betriebliches Gesundheitsmanagement zu entwickeln.

3. Der Selbstbewertungsansatz des Bonussystems

Die Selbstbewertung auf Basis umfassender Bewertungsmodelle ist derzeit eines der wenigen Hilfsmittel, die es ermöglichen, bei einem Bewertungsprozess sowohl *Ergebnisse* als auch deren *Voraussetzungen* zu berücksichtigen und diese systematisch miteinander zu verknüpfen. Wie gut oder wie schlecht dieses Instrument insbesondere zum Aufbau und zur Weiterentwicklung von betrieblichen Gesundheitsmanagementsystemen geeignet ist, hängt dabei im Wesentlichen von der Güte des zugrundeliegenden Bewertungsmodells ab. Dieses muss einerseits die Philosophie des zu bewertenden Managementsystems widerspiegeln (Leitbildfunktion) und andererseits alle relevanten Indikatoren zur Kennzeichnung der betrieblichen Gesundheitssituation (Ergebnisse) sowie die hierfür kritischen Erfolgsfaktoren (Voraussetzungen) in geeigneter Form berücksichtigen. Die folgenden Abschnitte stellen das im Rahmen des Bonussystems entwickelte Bewertungsmodell vor. Obwohl es sich bei diesem Modell primär um ein *Bewertungs-* und nicht um ein *Gestaltungsmodell* handelt, lassen sich aufgrund der Leitbildfunktion dennoch einige fundamentale Gestaltungsprinzipien ableiten. Insofern ist es erforderlich, zunächst einige wesentliche inhaltliche Anforderungen an die Modellentwicklung zu thematisieren, bevor der strukturelle Aufbau des Modells und der Ablauf des Bewertungsprozesses behandelt werden können.

3.1 Anforderungen an die Entwicklung des Bewertungsmodells

Die Zielsetzung einer nachhaltigen Verbesserung der betrieblichen Gesundheitssituation erfordert eine ganzheitliche Betrachtung. Ganzheitlichkeit ist dabei im Sinne von Ulrich und Probst als ein integrierendes, zusammenführendes Denken zu verstehen, welches auf einem breiten Horizont beruht und von größeren Zusammenhängen ausgeht (s. Ulrich/Probst 1996: 11). Für die Umsetzung eines integrativen betrieblichen Gesundheitsmanagements bedeutet dies, dass das Thema Gesundheit nicht länger nur die Aufgabe einzelner Fachexperten sein darf. Denn ein solcher Ansatz hat zwangsläufig zur Folge, dass Problemfelder häufig aus dem isolierten Blickwinkel einer bestimmten Fachdisziplin betrachtet werden. Lösungsansätze, welche vor einem solchen Hintergrund entstehen, können letztlich suboptimal sein, wenn Einzelaspekte zu Lasten anderer optimiert werden. Um diesen Problemen vorzubeugen, verfolgt das *integrative betriebliche Gesundheitsmanagement* einen breiteren Ansatz. Dieser konkretisiert sich u.a. darin, dass neben der *Einbindung* von Fachexperten die aktive Beteiligung der *Führungskräfte* und die Partizipation der *Mitarbeiter* wesentliche Prozessfaktoren sind. Die aktive Einbeziehung der Mitarbeiter soll zum einen sicherstellen, dass durch das Erschließen ihres Erfahrungs- und Kreativitätspotenzials Maßnahmen zur Verbesserung der betrieblichen Gesundheitssituation bedarfsorientiert entwickelt und umgesetzt werden. Zum anderen soll so das gesundheitsförderliche Verhalten positiv beeinflusst werden. Erfahrungen z.B. aus dem Bereich des Qualitätsmanagements zeigen, dass Maßnahmen besonders dann langfristig erfolgreich waren, wenn Mitarbeiter am Entwicklungsprozess beteiligt waren.

Auch die Notwendigkeit der Einbindung der *Führungskräfte* lässt sich mehrfach begründen. So ist z.B. im Arbeitsschutzgesetz die Verantwortung dieser Zielgruppe für den Arbeits- und Gesundheitsschutz eindeutig festgeschrieben. Weitaus wichtiger für die erfolgreiche innerbetriebliche Umsetzung eines integrativen betrieblichen Gesundheitsmanagements sind jedoch zwei andere Aspekte. Führungskräfte haben eine *Vorbildfunktion* in Bezug auf das gesundheitsförderliche Verhalten aller Organisationsmitglieder. Werden entsprechende Werte und Normen nicht „vorgelebt", verliert der betriebliche Ansatz sehr schnell an Glaubwürdigkeit und wird sich kaum dauerhaft etablieren können. Darüber hinaus darf ein integratives betriebliches Gesundheitsmanagement nicht losgelöst vom sonstigen Betriebsgeschehen betrachtet werden. Viele der Geschäftsprozesse einer Organisation haben unmittelbaren Einfluss auf die Gesundheit der Mitarbeiter und umgekehrt können gesundheitliche Aspekte die Ausgestaltung von Veränderungsprozessen maßgeblich beeinflussen. Insofern muss das Thema *Gesundheit* zu einem Bestandteil der *Unternehmensführung* werden, das von Entscheidungsträgern unterstützt und in Strategien sowie Plänen konkretisiert wird. Nur so lässt sich sicherstellen, dass Maßnahmen zur Verbesserung der betrieblichen Gesundheitssituation mit den entsprechenden Prioritäten versehen und die zur Umsetzung benötigten finanziellen, personellen und sächlichen Ressourcen bereitgestellt werden. Da sich obige Anforderungen nicht nur auf den Bereich „Gesundheit" beschränken, sondern sich z.B. auch auf die Bereiche „Umweltschutz" und „Qualität" übertragen lassen, ist es wenig sinnvoll, das Thema Gesundheit im Rahmen eines „weiteren" Managementsystems, welches isoliert neben *Qualitäts-* und *Umweltmanagementsystemen* steht, zu behandeln. Vielmehr müssen die Anstrengungen einer Organisation darauf ausgerichtet sein, vorhandene Strukturen (z.B. Ansätze der Mitarbeiterbeteiligung, Projektmanagement, Führungsstrukturen) und Instrumente (z.B. Analyse-, Bewertungs- oder Planungsinstrumentarien) zur Realisierung gesundheitsförderlicher Rahmenbedingungen zu nutzen. Im Idealfall wird daher ein *Gesundheitsmanagementsystem* als Bestandteil eines *integrierten Managementsystems* verstanden und gelebt. Umgekehrt erleichtert die erfolgreiche Umsetzung eines betrieblichen Gesundheitsmanagements den Einstieg in umfassende Managementansätze (s. Zink/Thul 1998: 328).

Aus der Forderung nach einer ganzheitlichen Sichtweise folgt aber auch, dass ein Managementansatz zur Verbesserung der betrieblichen Gesundheitssituation auf einem offenen Systemansatz basieren muss (s. Bleicher 1992: 34). Das soziale System einer Organisation darf nicht nur isoliert in seiner Binnenstruktur betrachtet werden, vielmehr müssen auch seine Verflechtungen mit Wirtschaft und Gesellschaft angemessene Berücksichtigung finden. Gesundheit hat auch eine volkswirtschaftliche Dimension, und die Erhaltung respektive Verbesserung der betrieblichen Gesundheitssituation ist unmittelbar mit der Übernahme gesellschaftlicher Verantwortung verknüpft.

3.2 Das Bewertungsmodell für ein integratives betriebliches Gesundheitsmanagement

Das im Rahmen des Bonusprojekts entwickelte *Modell eines integrativen betrieblichen Gesundheitsmanagementsystems* (IBGM) lehnt sich an die Kriterienstruktur der European Foundation for Quality Management (EFQM) für Business Excellence (s. hierzu EFQM 1997), die dem European Quality Award (EQA) zugrunde liegt, an. Dieses Modell bildet die Grundlage zum Aufbau und zur Bewertung entsprechender Managementsysteme. Die Struktur des IBGM-Modells zeigt Abbildung 2. Hier lassen sich zunächst zwei Kriteriengruppen gegeneinander abgrenzen: Zum einen ist dies eine breite Palette von Gesundheitsergebnissen, zum anderen sind es Kriterien, die den Aufbau und eine erfolgreiche Umsetzung eines betrieblichen Gesundheitsmanagements ermöglichen (Voraussetzungen).

Das abgebildete Modell ist offen. Es liefert lediglich Hinweise darauf, welche Voraussetzungen grundsätzlich zu schaffen und welche Ergebnisse zu berücksichtigen sind, um einem umfassenden Gesundheitsverständnis gerecht zu werden. Wie die einzelnen Voraussetzungen konkret umzusetzen sind und welche Ergebnisse in welchem Umfang erzielt werden sollen, muss jede Organisation vor dem Hintergrund ihrer jeweiligen Rahmenbedingungen und Zielsetzungen selbst entscheiden. Im Folgenden werden die wesentlichen Inhalte der Modellbausteine skizziert.

Abb. 2: Das Modell des integrativen betrieblichen Gesundheitsmanagements

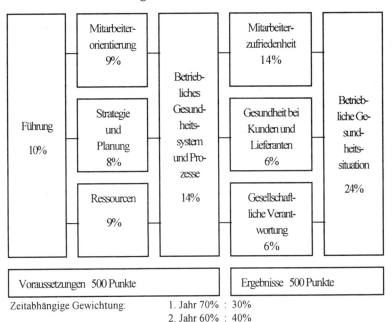

Das Kriterium „*Führung*" bezieht sich darauf, wie Führungskräfte durch ihr Verhalten und ihre Handlungen die Umsetzung des betrieblichen Gesundheitsmanagementansatzes fördern und unterstützen. Dabei geht es zum einen um deren Engagement und Vorbildfunktion, zum anderen um die Bereitstellung erforderlicher Ressourcen sowie um die Gewährung von Unterstützung.

Eine zentrale Rolle spielt in diesem Modell das Kriterium „*Strategie und Planung*". Hier werden u.a. die Ziele für betriebliche Gesundheitsaktivitäten oder

169

Mitarbeiterorientierung festgeschrieben und Rahmenbedingungen definiert, die alle anderen Voraussetzungen beeinflussen. Neben der Berücksichtigung gesundheitsrelevanter Aspekte in allgemeinen Unternehmensstrategien und -plänen wird auch die Frage aufgegriffen, wie spezielle Strategien und Pläne der betrieblichen Gesundheitsförderung entwickelt, bekannt gemacht und umgesetzt werden.

Das Kriterium „*Mitarbeiterorientierung*" zielt eher auf personenbezogene Ansätze des betrieblichen Gesundheitsmanagements ab. Zum einen betrifft dies die Systematik, wie Arbeitsbedingungen und Aufgabeninhalte mit den Fähigkeiten und Bedürfnissen der Mitarbeiter in Einklang gebracht werden. Zum anderen werden hier Fragen der Qualifizierung, Konzepte zur aktiven Einbeziehung der Mitarbeiter in die Prozesse der betrieblichen Gesundheitsförderung und Ansätze zur Anerkennung thematisiert.

Das Kriterium „*Ressourcen*" bezieht sich auf den Umgang mit Ressourcen, die ein integratives betriebliches Gesundheitsmanagement benötigt. Dies sind z.B. die Bereitstellung und der Einsatz von finanziellen Mitteln, das Management von Informationen und Know-how, der gesundheitsrelevante Umgang mit Materialien, Energieträgern, Gebäuden und Technologien.

Ein effektives betriebliches Gesundheitsmanagement setzt voraus, dass eine Organisation geeignete *Strukturen* zur Bearbeitung der anfallenden Aufgaben schafft, in denen Zuständigkeiten und Befugnisse klar geregelt sind. Dieser Aspekt ist die eine Facette des Kriteriums „Betriebliches Gesundheitssystem und Prozesse". Die andere bezieht sich auf die Ausgestaltung der *Prozesse*, mit denen die verschiedenen Analyse-, Bewertungs-, Gestaltungs- und Umsetzungsmaßnahmen realisiert werden.

Die Notwendigkeit, unternehmensexterne Zielgruppen im Rahmen des betrieblichen Gesundheitsmanagements zu berücksichtigen, ergibt sich aus dem *offenen* Systemansatz. Entsprechende Realisierungsmöglichkeiten finden sich beim Kriterium „Ressourcen". Ergebnisse zur Bewertung der Effektivität dieser Maßnahmen sind Inhalt des Kriteriums „*Gesundheit bei Kunden und Lieferanten*".

Eine enge Verbindung besteht zwischen den Kriterien „*Mitarbeiterorientierung*" und „*Mitarbeiterzufriedenheit*". Maßnahmen, die im Zusammenhang mit der Mitarbeiterorientierung umgesetzt werden, haben oftmals eine unmittelbare Auswirkung auf die Zufriedenheit der Organisationsmitglieder und beeinflussen das psychische und soziale Wohlbefinden – beides Bestandteile einer umfassenden Gesundheitsdefinition.

Ein Unternehmen ist immer auch in gesellschaftliche Zusammenhänge eingebunden. Der Tatsache, dass die erfolgreiche Umsetzung eines betrieblichen Gesundheitsmanagements mit der Übernahme *gesellschaftlicher Verantwortung* verknüpft ist, trägt Kriterium 8 Rechnung. Neben Indikatoren, die belegen, dass das Unternehmen auch außerhalb der Organisation die Idee der Gesundheits-

170

förderung wirkungsvoll verbreitet hat, sind die volkswirtschaftlichen Auswirkungen betrieblicher Gesundheitsförderung die zweite Dimension dieses Kriteriums.

Die am stärksten gewichtete Ergebnisgröße ist Kriterium 9 „*Betriebliche Gesundheitssituation*". Es beschreibt die Gesundheitssituation im Unternehmen aus zwei unterschiedlichen Blickwinkeln. Zum einen geht es dabei um *objektiv* messbare Größen wie z.b. Krankenstand, Unfallzahlen etc., zum anderen um eher *subjektive* Indikatoren wie beispielsweise das Image eines Unternehmens in Bezug auf Gesundheitsförderung oder die Befindlichkeit der Mitarbeiter.

Das Modell stellt nur die oberste Ebene der Kriterienstruktur dar. Die meisten dieser Kriterien beinhalten Unterkriterien, die sich jeweils auf spezifische Teilaspekte beziehen. Schließlich liegen für die Unterkriterien bzw. die Kriterien, die nicht weiter unterteilt sind, sogenannte Ansatzpunkte vor. Diese zeigen beispielhaft, wie die Modellanforderungen in konkrete Maßnahmen umgesetzt bzw. anhand welcher Kennzahlen Ergebnisse des betrieblichen Gesundheitsmanagements bestimmt werden können.

Auf der Grundlage des IBGM-Modells führen Betriebe eine Selbstbewertung durch, deren schriftliche Dokumentation zur Bewerbung um den Beitragsbonus dient. Bei der Erstellung der Bewerbungsunterlagen muss das Unternehmen zu jedem Kriterium und Unterkriterium Stellung nehmen. Die Ansatzpunkte haben Beispielcharakter, d.h. hier muss ein Unternehmen diejenigen auswählen, die für seine Organisation relevant sind (Abb. 3). Es steht ihm aber auch offen, andere Ansatzpunkte für die Unterkriterien zu verwenden, wenn es aufgrund des spezifischen betrieblichen Gesundheitsmanagementansatzes sinnvoll ist.

Abb. 3: Beispiel-Struktur des Kriteriums Führung

Kriterium 1: Führung	Ansatzpunkte zu Kriterium 1a:
Unterkriterium 1a: Engagement und Vorbildfunktion der Führungskräfte	- Wie Führungskräfte die betriebliche Gesundheitsförderung initiieren - Wie Führungskräfte aktiv bei der Umsetzung mitwirken (z.B. im Steuerkreis oder in entsprechenden Projektgruppen) - Wie Führungskräfte persönlich überprüfen, ob die Aktivitäten der betrieblichen Gesundheitsförderung erfolgreich sind - Ob und wie Führungskräfte Schulungen zu Gesundheitsthemen durchführen oder selbst daran teilnehmen - Wie Führungskräfte mit ihren Mitarbeitern über Gesundheitsthemen kommunizieren - Wie die Mitarbeitervertretung ihr Engagement für betriebliche Gesundheitsförderung zeigt
Unterkriterium 1b: Bereitstellung von Ressourcen und Unterstützung	

171

3.3 Die Bewertungssystematik

Analog zur Bewertungssystematik der EFQM werden im Rahmen des Bewertungsprozesses sowohl Ergebnisse als auch deren Voraussetzungen in jeweils zwei Dimensionen bewertet: die Voraussetzungen hinsichtlich der Güte der Konzepte und deren Umsetzungsgrad, die Ergebnisse in Bezug auf ihre Qualität sowie den Grad der Zielerreichung. Tabelle 1 zeigt die entsprechenden Kriterien, die den vier Bewertungsdimensionen zugeordnet sind. Dabei spiegelt die Abfolge der Bewertungskriterien ihren hierarchischen Bezug zueinander wider.

Tab. 1. Bewertungskriterien für Voraussetzungen und Ergebnisse

Voraussetzungskriterien	
Konzept	**Umsetzung**
• Die Angemessenheit der verwendeten Methoden, Instrumente und Techniken • Das Maß, in dem der Ansatz systematisch und auf Prävention ausgerichtet ist • Die Anwendung von Überprüfungszyklen in Bezug auf die Effektivität der umgesetzten Konzepte • Die Umsetzung von Verbesserungen, die sich aus den Überprüfungszyklen ergeben • Das Maß, in dem der Ansatz in normale Arbeitsabläufe integriert ist	• Vertikal über alle relevanten Ebenen • Horizontal über alle relevanten Bereiche • In allen relevanten Prozessen • Auf alle relevanten Produkte und Dienstleistungen bezogen • Bezogen auf alle Gesundheitsdimensionen
Ergebniskriterien	
Qualität	**Umfang**
• Anzeichen, dass negative Trends erkannt und entsprechende Gegenmaßnahmen ergriffen werden • Das Vorhandensein positiver Trends • Vergleich mit eigenen Zielen • Vergleiche mit externen Unternehmen, einschließlich der „weltbesten" • Anzeichen, dass die Ergebnisse auf das Vorgehen zurückzuführen sind • Die Fähigkeit des Unternehmens, seine Spitzenposition beizubehalten	• Das Maß, in dem die Ergebnisse alle relevanten Unternehmens- und Tätigkeitsbereiche betreffen • Das Maß, in dem eine komplette Palette von Ergebnissen, die für das Kriterium relevant sind, dargestellt wird • Wie gut die aufgeführten Ergebnisse zur Steuerung gesundheitsrelevanter Prozesse geeignet sind

Zur Unterstützung der quantitativen Bewertung von Voraussetzungen und Ergebnissen wurden in Anlehnung an die Auswertungssystematik des EQA geeignete *Skalen* entwickelt. Anhand der Stufenbeschreibungen überprüft der Assessor, inwieweit die Darlegungen zu einem Unterkriterium den Nachweis für die Erfüllung einer Bewertungsstufe erbringen.

3.4 Der Selbstbewertungsprozess

Der Selbstbewertungsprozess lässt sich als umfassende, regelmäßige und systematische Überprüfung der Maßnahmen und Ergebnisse betrieblicher Gesundheitsförderung anhand eines entsprechenden Modells definieren. Dabei ist entscheidend, dass die Organisation dieses Bewertungsinstrumentarium selbst einsetzt und nicht von einem externen Auditor überprüft wird (s. Zink 1998: 223). Im Rahmen des Bonusprojekts wird jedoch nicht der „klassische" Selbstbewertungsansatz verfolgt, bei dem sich der Bewertungsprozess ausschließlich innerhalb einer Organisation abspielt. Vielmehr handelt es sich um eine *Kombination aus Selbst- und Fremdbewertung*. Das Unternehmen erstellt die Selbstbewertungsunterlagen, welche extern bewertet werden, um über die Bonusgewährung zu entscheiden. Dies bedeutet jedoch nicht, dass die Bewertungsunterlagen nur für den externen Bewerter verfasst werden. Vielmehr kommt der eigentliche Nutzen erst dann zum Tragen, wenn die Selbstbewertung intern als Instrument eines kontinuierlichen Verbesserungsprozesses verstanden und eingesetzt wird. So ermöglicht eine regelmäßige Selbstbewertung die

- Beurteilung der Wirksamkeit des betrieblichen Gesundheitsmanagementansatzes,

- Festlegung von Aktionsbereichen,

- Ableitung und Priorisierung von Maßnahmen,

- Durchführung von Vergleichen mit vorangegangenen Bewertungen im Rahmen eines kontinuierlichen Verbesserungsprozesses oder

- Schaffung der Voraussetzungen für ein Benchmarking (Thul/Zink 1999: 281).

Bei der Durchführung orientiert sich die Organisation an den Kriterien bzw. Unterkriterien des Bewertungsmodells. Sie dokumentiert schriftlich, welche Strukturen und Prozesse betrieblicher Gesundheitsförderung bis zu einem bestimmten Zeitpunkt umgesetzt worden sind und welche Ergebnisse damit erzielt werden konnten. Dabei entsteht ein umfassendes Bild („Momentaufnahme"), das neben mehrdimensionalen Ergebnisgrößen auch die Voraussetzungen umfasst, die eine dauerhafte Stabilisierung betrieblicher Gesundheitsförderung sicherstellen sollen (Zink/Thul 1998: 337).

Entsprechend der Unterscheidung zwischen Voraussetzungen und Ergebnissen haben die Selbstbewertungsunterlagen zwei inhaltliche Schwerpunkte, bei deren Beschreibung jeweils bestimmte formale Anforderungen zu berücksichtigen sind. Bei den Voraussetzungen sollte die Selbstbewertung zeigen, welche (systematischen und präventiven) Maßnahmen zum Aufbau und zur Weiterentwicklung des betrieblichen Gesundheitsmanagements ergriffen wurden. Deren Umsetzung ist durch geeignete Beispiele zu belegen, wobei die Darstellungen verdeutlichen müssen, welche Bereiche, Ebenen, Prozesse, Produkte und Dienstleistungen der Organisation einbezogen sind (Durchdringungsgrad). *Ge-*

plante oder nur *beabsichtigte Konzepte* können bei der Bewertung der Selbstbewertungsunterlagen *keine Berücksichtigung* finden.

Während es sich bei den Beschreibungen zu den Kriterien 1 bis 5 zu einem erheblichen Teil um verbale Ausführungen handelt, beschränken sich die Ausführungen zu den *Ergebniskriterien* auf *Zahlen, Daten* und *Fakten*. Insofern sind hier Grafiken und Tabellen die bevorzugten Darstellungsmittel. Die aufgeführten Ergebnisse müssen dabei so aufbereitet sein, dass einerseits ihre Qualität (z.B. durch Vergleiche mit dem Branchendurchschnitt, Normwerten oder Unternehmen, die in solchen Bereichen führend sind) und andererseits der Umfang (z.B. in welchen Teilbereichen der Organisation die Ergebnisse erzielt wurden) erkennbar wird.

Obwohl Voraussetzungen und Ergebnisse jeweils isoliert voneinander beschrieben werden, sollten die Ausführungen verdeutlichen, inwieweit Ergebnisse auch tatsächlich auf die Anstrengungen des Unternehmens (Voraussetzungen) zurückzuführen sind. Solche Zusammenhänge lassen sich z.B. dadurch herausstellen, dass entsprechende *Querverweise* zwischen Voraussetzungs- und Ergebniskriterien in die Selbstbewertungsunterlagen einfließen.

Beim Selbstbewertungsprozess des *Bonussystems* sind – wie Abbildung 4 zeigt – ein *interner* und ein *externer* Subprozess zu unterscheiden.

Der interne Bewertungsprozess zeigt die Einbindung der Selbstbewertung in einen (internen) kontinuierlichen Verbesserungsprozess. Zunächst werden Aktivitäten und Ergebnisse des betrieblichen Gesundheitsmanagements anhand des oben beschriebenen Bewertungsmodells systematisch analysiert und schriftlich dokumentiert. Das dabei entstehende Dokument bildet sodann die Grundlage für eine unternehmensinterne Bewertung. Hierbei werden Stärken und Verbesserungsbereiche in Bezug auf die Voraussetzungen bzw. Ergebnisse sowie Punktwerte, die den jeweiligen Erfüllungsgrad kennzeichnen, ermittelt.

Die Auswertungen selbst lassen sich in verschiedener Hinsicht nutzen. So ermöglichen die erzielten Punktsummen eine Schätzung im Sinne eines Benchmarking, wie weit eine Organisation mit ihren realisierten Konzepten und Ergebnissen noch vom Idealtypus entfernt ist. Die Punktwerte sind bei der internen Bewertung jedoch von untergeordneter Bedeutung. Weitaus wichtiger sind die identifizierten Stärken und Verbesserungspotenziale. Diese geben Hinweise darauf, welche (weiter auszubauende) Stärken die Organisation bei der Umsetzung eines betrieblichen Gesundheitsmanagementansatzes hat und welche Verbesserungspotenziale noch zu erschließen sind. Damit liefern sie Ansatzpunkte für die Ableitung und Priorisierung umzusetzender Verbesserungsmaßnahmen.

Abb. 4: Ablauf einer Selbstbewertung

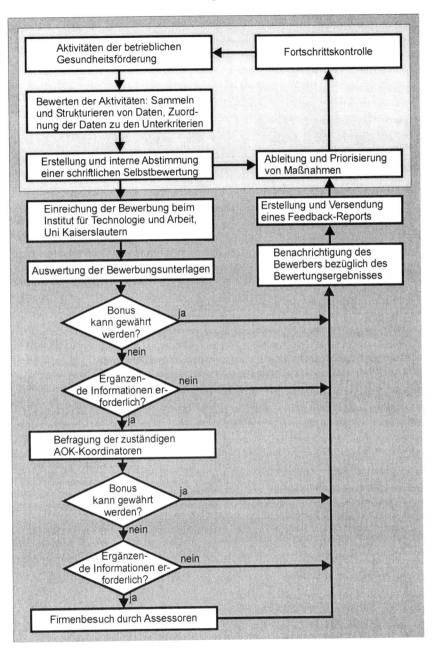

Der externe Bewertungsprozess, der am Institut für Technologie und Arbeit durchgeführt wird, soll klären, ob das Unternehmen die Voraussetzungen für die Gewährung des prospektiven Beitragsbonus erfüllt. Für diese Aufgabe steht ein entsprechend qualifiziertes, neutrales Assessorenteam bereit, das innerhalb von vier Wochen nach Eingang der Unterlagen zu einem gemeinsamen Bewertungsergebnis kommen muss. Jedes Mitglied dieses Teams erhält zunächst ein Exemplar der eingereichten Bewerbungsunterlagen, die komplett und unabhängig voneinander ausgewertet werden. Für jedes Unterkriterium identifiziert der Assessor die jeweiligen Stärken und Verbesserungsbereiche und vergibt entsprechend der erzielten Ergebnisse einen prozentualen Punktwert. Dieser gibt an, wie hoch der Erfüllungsgrad in Bezug auf die Anforderungen des jeweiligen Unterkriteriums ist. Sowohl die qualitative als auch die quantitative Bewertung basieren auf einer zweidimensionalen Betrachtung der Voraussetzungen bzw. Ergebniskriterien. Bei den Gestaltungsfaktoren überprüft der Assessor, wie gut ein realisiertes Konzept ist und inwieweit dieses Konzept auch tatsächlich umgesetzt worden ist. Analog werden die Ergebnisse dahingehend bewertet, wie gut ihre Qualität ist und in welchem Umfang sie erzielt werden konnten.

4. Erprobung des Bewertungsansatzes und Konsequenzen für seine Weiterentwicklung

Im Rahmen des Forschungsvorhabens wurden im Zeitraum von Dezember 1997 bis Juli 1999 ca. 60 Selbstbewertungsunterlagen von Großunternehmen ausgewertet. Dabei waren etwa 80% der Unternehmen in Bezug auf die Bonusgewährung erfolgreich. Da der prospektive Beitragsbonus immer *nur auf ein Jahr begrenzt vergeben wird*, sind die Unternehmen gezwungen, sich im jährlichen Rhythmus einer externen Bewertung zu unterziehen. Dies stellt einerseits sicher, dass regelmäßig Informationen zur Weiterentwicklung der betrieblichen Gesundheitsmanagementsysteme bereitgestellt werden, und ermöglicht andererseits der wissenschaftlichen Begleitforschung eine *prozessbegleitende Evaluation* in Bezug auf die Umsetzung der betrieblichen Gesundheitsmanagementansätze, aber auch hinsichtlich der Bewährung des Bewertungsinstrumentariums in der praktischen Anwendung.

Bis zum Juli 2000 haben sich insgesamt neun Unternehmen unterschiedlicher Branchen zum dritten Mal erfolgreich dem Bewertungsverfahren unterzogen. Es ist nunmehr möglich, auf der Grundlage der entsprechenden Bewertungen fundierte Aussagen über die Entwicklungstrends zu treffen und die Erfahrungen aus dem praktischen Einsatz des Bewertungsinstrumentariums kritisch zu reflektieren.

Wie eingangs schon skizziert, dient der Selbstbewertungsansatz auf der Basis des umfassenden Modells nicht nur zur Entscheidungsfindung bezüglich der Bonusgewährung. Vielmehr ist der eigentliche Nutzen darin zu sehen, dass die

Bewertungsergebnisse die Grundlage für eine systematische Weiterentwicklung der betrieblichen Maßnahmen liefern, um die betriebliche Gesundheitssituation nachhaltig zu verbessern. Inwieweit es gelungen ist, diese Zielsetzung zu erreichen, lässt sich aus Abbildung 5 ersehen.

Abb. 5: Durchschnittliche Bewertungsergebnisse aller Drittbewerber

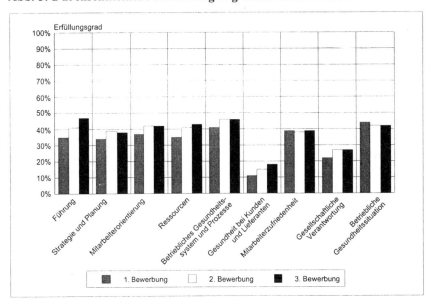

Insgesamt zeigt die Abbildung, dass die Unternehmen im Verlauf des Forschungsvorhabens fundierte Konzepte umgesetzt haben. Dies wird durch die positive Entwicklung bei der Bewertung der Voraussetzungen belegt. Bei den Ergebnissen sind zum Teil Verbesserungen festzustellen, teilweise konnten die Bewerber aber nur eine *Stabilisierung der Bewertungsergebnisse* auf einem (relativ) hohen Niveau erreichen. Eine genauere Analyse der Bewerbungsunterlagen zeigt dabei, dass bei fast allen Ergebniskriterien unterschiedliche und z.T. gegenläufige Entwicklungen bei den grundlegenden Kennzahlen zu verzeichnen waren. Einige Kennzahlen zeigten Verbesserungen, während andere weitgehend unverändert blieben oder sich sogar verschlechtert hatten. Dieser Sachverhalt ist charakteristisch für offene Systeme, die ein Fließgleichgewicht anstreben, und belegt noch einmal die eingangs skizzierte Notwendigkeit zum *Aufbau von Regelkreisen*. Nur wenn entsprechende Systeme im Unternehmen aufgebaut, geeignete Kennzahlen zur Beurteilung der betrieblichen Gesundheitssituation erhoben und als Steuerungsgrößen genutzt werden, lässt sich ein Gesundheitsmanagementsystem schaffen, welches flexibel auf interne und externe Störungen reagieren kann. Dies ist wiederum die Voraussetzung, um trotz immer wieder vorkommender (und z.t. unvermeidbarer) Schwankungen bei einzelnen Ergebnisgrößen die Gesundheit im Unternehmen insgesamt nachhaltig zu verbessern.

Inwieweit das Bewertungsverfahren diesbezüglich handlungsleitend gewirkt hat, lässt sich anhand der Beurteilung der Voraussetzungen abschätzen. Hierbei ist zunächst auffällig, dass die neun Bewerber bei Kriterium 1 kontinuierlich bessere Ergebnisse erzielen konnten. Dies ist ein Beleg dafür, dass in diesen Unternehmen das Thema Gesundheit – entsprechend dem Leitbild des Bewertungsmodells – zunehmend als Führungsaufgabe verstanden wird, was wiederum ein entscheidender Erfolgsfaktor für die Umsetzung von betrieblichen Gesundheitsmanagementsystemen ist.

Bei den übrigen Voraussetzungen konvergieren die Bewertungsergebnisse auf einem relativ hohen Niveau, ohne jedoch das theoretisch mögliche Optimum auch nur annähernd zu erreichen. Eine maßgebliche Ursache dieses Problems wird vor dem Hintergrund der Bewertungssystematik deutlich: Die Unternehmen haben vielfach fundierte Konzepte bzw. Maßnahmen umgesetzt und nutzen z.t. auch intensiv Gesundheitsindikatoren als Steuerungsgrößen für gesundheitsrelevante Prozesse. *Eine systematische Überprüfung von Strukturen, Konzepten und Prozessen bezüglich ihrer Effektivität und Effizienz* wird jedoch nur in sehr wenigen Fällen dokumentiert. Solche *Überprüfungszyklen* sind jedoch eine wesentliche Voraussetzung, um höhere Bewertungsergebnisse erzielen zu können. Für die praktische Umsetzung des betrieblichen Gesundheitsmanagements resultiert daraus, dass die Unternehmen zwar Regelkreise *praktizieren*, aber nur innerhalb eines *relativ statischen (und evtl. suboptimalen) Gesamtsystems*. Bei einem solchen System bleibt unklar, ob es unter veränderten Rahmenbedingungen noch seine volle Wirksamkeit entfalten und internen und externen Störungen mit der erforderlichen Flexibilität begegnen kann.

Die *fehlenden Überprüfungszyklen* sind aber auch aus einem anderen Grund heraus als kritisch zu bewerten. Erfolg oder Misserfolg eines betrieblichen Gesundheitsmanagements hängt ganz entscheidend davon ab, inwieweit die Anpassung an betriebliche Anforderungen und die Verknüpfung mit dem Tagesgeschäft gelingt. Hierzu ist die Durchführung von Überprüfungszyklen unerlässlich, um Anpassungsnotwendigkeiten zu identifizieren, geeignete Verbesserungsmaßnahmen umzusetzen und so eine evolutionäre Weiterentwicklung sicherzustellen. Darüber hinaus erfordert die nachhaltige Stabilisierung des betrieblichen Gesundheitsmanagementsystems eine strategische Positionierung des Themas Gesundheit innerhalb einer Organisation. Insofern muss auch die nach wie vor defizitäre Berücksichtigung von Gesundheitsaspekten in Plänen und Strategien einer Organisation verbessert werden.

Während die bisherigen Erfahrungen mit dem Bewertungsverfahren gezeigt haben, dass bezüglich der inhaltlichen Ausgestaltung des Bewertungsmodells kein akuter Handlungsbedarf besteht, finden derzeit intensive Überlegungen statt, wie sich durch eine geeignete Modifikation der Bewertungssystematik die

Umsetzung von Überprüfungszyklen und die Integration des Gesundheitsmanagements in das betriebliche Managementsystem fördern lassen. Um der Integration des Themas Gesundheit in das *Tagesgeschäft* zusätzliche Impulse zu geben, werden darüber hinaus im Rahmen der anstehenden Revision des Bewertungsmodells ökonomische Aspekte des betrieblichen Gesundheitsmanagements stärker thematisiert. So sollen die Selbstbewertungsunterlagen zukünftig z.B. auch darüber Aufschluss geben, welche Innovationen, Prozess- oder Qualitätsverbesserungen aus den Aktivitäten des betrieblichen Gesundheitsmanagements resultieren.

5. Fazit

Die bisherigen Erfahrungen im Projektverlauf zeigen, dass der hier gewählte Selbstbewertungsansatz auf Basis eines umfassenden Bewertungsmodells grundsätzlich ein geeignetes Hilfsmittel für den Aufbau und die Weiterentwicklung eines integrativen betrieblichen Gesundheitsmanagements ist. Bei den beteiligten Unternehmen stand bislang die handlungsleitende Funktion des Bewertungsmodells im Vordergrund. Dennoch ließ sich in einer Vielzahl der eingereichten Selbstbewertungsunterlagen feststellen, dass die im Rahmen der Feedbackreporte dokumentierten Stärken und Verbesserungsbereiche zur systematischen Weiterentwicklung der betrieblichen Ansätze genutzt wurden. Die zukunftsorientierte Bewertungssicht, die aus der Einbeziehung von Gesundheitsergebnissen und deren Voraussetzungen resultiert, leistet einen wesentlichen Beitrag dazu, dass der prospektive Beitragsbonus nur solchen Unternehmen gewährt wird, die tatsächlich eine nachhaltige Verbesserung der betrieblichen Gesundheitssituation anstreben. Damit konnte die eingangs skizzierte duale Zielsetzung durch das Bewertungsverfahren erfüllt werden. Es ermöglicht einerseits eine fundierte Entscheidung über die Gewährung des Beitragsbonus und liefert andererseits Informationen, welche die Grundlage für eine zielgerichtete Weiterentwicklung des betrieblichen Gesundheitsmanagementsystems sind.

Literatur

Badura, B./Münch, E./Ritter, W. (1997): Partnerschaftliche Unternehmenskultur und betriebliche Gesundheitspolitik. Fehlzeiten durch Motivationsverluste? Gütersloh: Verlag Bertelsmann Stiftung

Bleicher, K. (1992): Das Konzept integriertes Management (2. Auflage), Frankfurt/New York: Campus

Breucker, G. (1998): Entwicklungen im Gesundheits- und Arbeitsschutz im europäischen Vergleich. In: Müller, R./Rosenbrock, R. (Hrsg.): Betriebliches Gesundheitsmanagement, Arbeitsschutz und Gesundheitsförderung – Bilanz und Perspektiven, St. Augustin: Asgard, 247-264

EFQM – European Foundation for Quality Management (ed.) (1997): Self-Assessment based on the European Model for Business Excellence 1997 – Guidelines for Companies, Brussels: EFQM

Greiner, B.A. (1998): Der Gesundheitsbegriff. In: Bamberg, E./Ducki, A./Metz, A.-M. (Hrsg.): Handbuch betriebliche Gesundheitsförderung, Göttingen: Hogrefe, 39-55

Kerkau, K. (1997): Betriebliche Gesundheitsförderung. Faktoren für die erfolgreiche Umsetzung des Gesundheitsförderungskonzeptes in Unternehmen, Gamburg: G. Conrad, Verlag für Gesundheitsförderung

Kuhn, K. (1996): Zum Stand der betrieblichen Gesundheitsförderung. In: Brandenburg, U./Kuhn, K./Marschall, B./Verkoyen, C. (Hrsg.): Gesundheitsförderung im Betrieb, Bremerhaven: Wirtschaftsverlag NW, 131-148

Pischon, A./Liesegang, D.G. (1997): Arbeitssicherheit als Bestandteil eines umfassenden Managementsystems. Bestandsaufnahme, Modellbildung, Lösungsansätze, Heidelberg: Haefner

Rieländer, M. (1995): Gesundheitsförderung und Psychologie – eine Bestandsaufnahme. In: Rieländer, M./Hertel, L./Kaupert, A. (Hrsg.): Psychologische Gesundheitsförderung als zukunftsorientiertes Berufsfeld, Bonn: Deutscher Psychologen Verlag, 5-20

Ritter, A./Langhoff, T. (1998): Arbeitsschutzmanagementsysteme – Vergleich ausgewählter Standards, Bremerhaven: Wirtschaftsverlag NW

Thul, M.J./Zink, K.J. (1999): Konzepte und Instrumente eines integrativen betrieblichen Gesundheitsmanagements. In: Zentralblatt für Arbeitsmedizin, Arbeitsschutz und Ergonomie 49, 274-284

Ulrich, H. (1983): Management – eine unverstandene gesellschaftliche Funktion. In: Siegwart, v.H./Probst, G.J.B. (Hrsg.): Mitarbeiterführung und gesellschaftlicher Wandel. Die kritische Gesellschaft und ihre Konsequenzen für die Mitarbeiterführung, Bern/Stuttgart: Paul Haupt, 133-152

Ulrich, H./Probst G.J.B. (1996): Anleitung zum ganzheitlichen Denken und Handeln (4. Auflage), Bern u.a.: Paul Haupt

Zink, K.J. (1998): Total Quality Management as a Holistic Management Concept. The European Model for Business Excellence, Berlin: Springer

Zink, K.J./Thul, M.J. (1998): Gesundheitsassessment – ein methodischer Ansatz zur Bewertung von Gesundheitsförderungsmaßnahmen. In: Müller, R./Rosenbrock, R. (Hrsg.): Betriebliches Gesundheitsmanagement, Arbeitsschutz und Gesundheitsförderung – Bilanz und Perspektiven, St. Augustin: Asgard, 327-348

Holger Pfaff, Joachim Bentz

Lernbasiertes Gesundheitsmanagement

1. Einleitung

Unter lernbasiertem Gesundheitsmanagement verstehen wir die Institutionalisierung und Nutzung individueller und organisationaler Lernprozesse zur Sicherung und Verbesserung der Qualität gesundheitsschützender und -förderlicher Maßnahmen, Programme und Managementsysteme. Im lernbasierten Gesundheitsmanagement bilden kulturelles, soziales und individuelles Lernen die Basis für Innovation und Qualitätsverbesserung in der Gesundheitsförderung und im Arbeitsschutz. Der lernorientierte Ansatz des Gesundheitsmanagements stellt eine Ergänzung zu den evidenz- und konsensbasierten Ansätzen dar. Er ermöglicht nicht nur, gesundheitsförderliche Maßnahmen zu planen und umzusetzen, sondern auch die Qualität dieser Maßnahmen zu sichern und zu verbessern. Im Folgenden werden die Grundzüge des lernbasierten Gesundheitsmanagements und seine Realisierungsmöglichkeiten anhand eines Modellprojektes aufgezeigt.

2. Konsens- und evidenzbasiertes Gesundheitsmanagement

Beim konsensbasierten Gesundheitsmanagement wird die Qualität dadurch gesichert, dass nur solche Modelle und Leitlinien des Gesundheitsschutzes und der Gesundheitsförderung als qualitativ hochwertig angesehen werden, die den Meinungstest unter den Experten bestanden haben. Ein Beispiel für den konsensbasierten Ansatz der Qualitätssicherung ist die Benennung von „Good practice"-Beispielen für betriebliche Gesundheitsförderung auf europäischer Ebene (BKK Bundesverband 1999). Der Konsens kann sich sowohl auf die Erfahrungen der Experten als auch auf wissenschaftliche Belege stützen.

Kern des evidenzbasierten Gesundheitsmanagements ist die Forderung, dass nur solche Maßnahmen des Gesundheitsschutzes und der Gesundheitsförderung angewendet werden dürfen, deren potenzielle Wirksamkeit nicht nur vermutet wird, sondern auch erwiesen ist (Badura/Siegrist 1999; Siegrist 1999; Badura 2001). Dieser Nachweis wurde für einzelne Maßnahmen wie z.B. Stressbewältigungs- und Rückenschulprogramme erbracht (Aust et al. 1997; Lenhardt et al. 1997; Siegrist/Silberhorn 1998; Stößel et al. 1998; Aust et al. 1999). Sowohl beim konsens- als auch beim evidenzbasierten Ansatz handelt es sich um normative Konzepte, die von einem „One-best-way"-Gedanken ausgehen. Die Grundannahme dabei ist, dass die über empirische Evidenz oder Expertenkonsens identifizierte „beste" Gesundheitsförderungsmaßnahme „eins zu eins" auf andere Betrieb übertragen werden kann. Diese Annahme muss jedoch in Frage gestellt werden. Jeder Betrieb zeichnet sich durch spezifische kulturelle, strukturelle und personelle Rahmenbedingungen aus, die zu betrieblichen Eigengesetzlichkeiten führen. Diese Eigenlogik einer Organisation wiederum kann es mit sich bringen, dass in dem konkreten Betrieb andere Zusammenhänge zwischen Arbeit und Gesundheit gelten als im Durchschnitt der Betriebe. Diese betriebsspezifischen Zusammenhänge müssen bei der Planung der Gesundheitsförderungsmaßnahmen berücksichtigt werden, damit diese ihre volle Wirkung entfalten können. Daher müssen One-best-way-Maßnahmen in der Regel an die betrieblichen Gegebenheiten angepasst werden. Geschieht dies nicht, kann das Problem entstehen, dass die Maßnahmen im konkreten Betrieb nicht zu der Kultur, zu der Organisation oder zu den Personen passen und daher nicht akzeptiert werden. Aus diesem Grund nimmt die Organisationssoziologie immer mehr Abschied vom „One-best-way-Gedanken" der Arbeits-, Organisations- und Technikgestaltung. Jeder Betrieb muss – so die heute vorherrschende Meinung – seinen eigenen „Königsweg" finden.

3. Lernbasiertes Gesundheitsmanagement

Da es den „einzig wahren" Weg der betrieblichen Gesundheitsförderung nicht gibt, muss jeder Betrieb selbst herausfinden, welcher Weg der Gesundheitsförderung am besten zu seinen inner- und außerbetrieblichen Rahmenbedingungen passt. Lernbasiertes Gesundheitsmanagement kann definiert werden als Lernprozess des Findens und Gestaltens des betriebsspezifischen „Königsweges" des Gesundheitsschutzes und der Gesundheitsförderung und des fortwährenden Anpassens dieses Weges an die sich verändernden inner- und außerbetrieblichen Rahmenbedingungen. Der lernbasierte Ansatz des Gesundheitsmanagements beruht auf den Prinzipien „Lernen auf der Basis von Daten", „Institutionalisierung von Lernzyklen" und „Ergebnisoffenheit".

3.1 Lernen auf der Basis von Daten

Man kann zwei Formen der Erfassung des Ist-Zustands unterscheiden (Pfaff/Bentz 1998; Pfaff 1999): Erfassung des Ist-Zustandes über persönliche Eindrücke („Eindruckgewinnung") und über Daten („Datengewinnung"). Datengestütztes Lernen ist gegeben, wenn individuelle oder kollektive Lernprozesse ganz oder teilweise durch Nutzung von Daten angestoßen und unterstützt werden. Die Daten können quantitativer und qualitativer Natur sein. Datengestütztes Lernen führt zu einer Verwissenschaftlichung der betrieblichen Gesundheitsförderung. Kern dieser Lernform ist das Lernen durch Erfahrung. Dabei wird die Erfahrung über methodisch abgesicherte Daten und nicht nur über subjektive Eindrücke vermittelt. Datengestütztes Lernen setzt somit die Anwendung sozialwissenschaftlicher Methoden voraus und darf nicht verwechselt werden mit Lernen auf der Basis persönlicher Eindrücke. Bei vielen Führungskräften und Unternehmensberatern basieren die Gestaltungsentscheidungen und -empfehlungen auf subjektiven Eindrücken. Im Gegensatz zur persönlichen „Eindruckgewinnung" ist die systematische Datengewinnung aufgrund der Anwendung wissenschaftlicher Methoden und Qualitätsstandards (z.B. Objektivität, Reliabilität, Validität der Messinstrumente) durch eine Begrenzung der Messfehler gekennzeichnet. Eindrücke haben zudem den Nachteil, dass sie in den seltensten Fällen repräsentativ für alle Beschäftigten sind. Auch „gehören" solche Eindrücke dem, der sie gesammelt hat. Sie können daher als „Geheimwissen" missbraucht werden und sind zur Schaffung von Transparenz und Partizipation nicht geeignet. Eine rationale Organisationsdiagnose muss – zusammenfassend gesehen – auf der Basis von Daten und nicht auf der Basis von persönlichen Eindrücken erfolgen.

3.2 Institutionalisierung datengestützter Lernzyklen

Organisationales Lernen findet statt, wenn sich kulturelle und institutionelle Strukturen und Prozesse einer Organisation ändern oder bewusst beibehalten werden und dies auf Erfahrung, Übung, kognitives Probehandeln oder Modelllernen einzelner Personen oder Kollektive zurückzuführen ist. Organisationslernen durch Erfahrung beruht nach Hedberg (1981) darauf, dass das lernende System Handlungen zur Beeinflussung der Zielgröße in Gang setzt, mögliche Veränderungen in der Zielgröße misst und Hypothesen über mögliche Kausalbeziehungen zwischen Handlungen und Zielgröße entwickelt. Auf der Basis dieser Hypothesen kann das lernende System seine Handlungen anpassen, falls es das Ziel nicht erreicht hat. Der Single-loop-Ansatz von Argyris und Schön geht davon aus, dass Alltagstheorien die Handlungen der Akteure bestimmen. Über Soll-Ist-Vergleiche überprüfen sie ihre Handlungen, bis die gewünschten Handlungsergebnisse erbracht sind (Argyris/Schön 1996). Lernen in Organisationen setzt nach beiden Ansätzen des Organisationslernens die Institutionalisierung von Lernkreisläufen voraus (Pfaff 1997; Pfaff 1999). Der auf diesen Konzepten beruhende datenbasierte Lernzyklus besteht im Idealfall aus vier Kernprozessen (Abb. 1): 1) Diagnose (inkl. Ergebnisevaluation), 2) Interventionsplanung, 3) Intervention und 4) Evaluation (Umsetzungs-, Prozess- und Strukturevaluation).

3.2.1 Großer Lernzyklus

Als Grundlage für eine Diagnose im Rahmen der betrieblichen Gesundheitsförderung können z.B. Gesundheitsberichte, Fehlzeitendaten, Mitarbeiterbefragungen und Gruppendiskussionen dienen. Die Ist-Analyse bezieht im optimalen Fall sowohl den Gesundheitszustand als auch die Determinanten (z.B. Gesundheitsverhalten, Arbeitsstress, Organisationsfaktoren) mit ein. Damit kann eine Vergleichsbasis für die Ergebnisevaluation geschaffen werden. Zudem ist es möglich, die organisationsspezifischen Krankheitsursachen zu ermitteln. Die Einbeziehung von Organisationsfaktoren hat den Vorteil, Daten zu liefern, die für das Management und den Betriebsrat von Interesse sind und die Akzeptanz der Ist-Analyse erhöhen.

Abb. 1: Kernprozesse des lernbasierten Gesundheitsmanagements

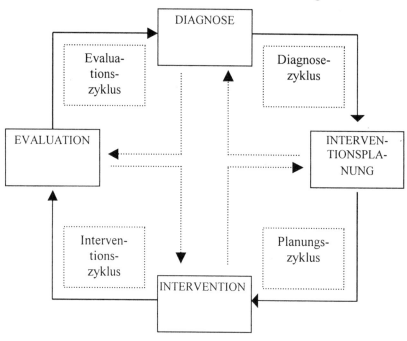

Nach der Diagnose erfolgt eine Festlegung konkreter Ziele und eines darauf basierenden Interventionsplans. Dies beinhaltet die Bildung einer Zielhierarchie, die Planung zielgerichteter Struktur- und Prozessmaßnahmen und die Bestimmung von Erfolgsindikatoren für die Ergebniskontrolle. Die Zielfestlegung und Maßnahmenplanung kann individuell oder kollektiv entschieden werden. Eine kollektive Entscheidung kann z.b. in Gesundheitszirkeln, im Arbeitskreis Gesundheit oder in Vorstandssitzungen getroffen werden.

Die Intervention schließt sich an die Interventionsplanung an. Aus verschiedenen Gründen (z.B. Widerstand gegen Wandel) werden jedoch häufig nicht alle geplanten Interventionen umgesetzt. Deshalb ist es vorteilhaft, eine Umsetzungsevaluation durchzuführen. Da nicht nur die Umsetzung kontrolliert werden sollte, sondern auch die Qualität der laut Interventionsplan zu implementierenden Prozesse und Strukturen, sollte die Umsetzungsevaluation auch eine Struktur- und Prozessevaluation beinhalten.

Die abschließende Ergebnisevaluation kann z.b. durch einen Vergleich der Zielgrößen vor und nach der Intervention (Ein-Gruppen-Pretest-Posttest-Design) oder durch die Technik der direkten Veränderungsmessung (s. auch Baumann et al. 1980) erfolgen.

3.2.2 Kleine Lernzyklen

In den großen Lernkreislauf können kleinere Lernkreisläufe eingebettet werden. Kleine Lernzyklen müssen alle Phasen des Lernkreislaufs enthalten, zeichnen sich jedoch durch kurzfristige Zyklen und eine schnelle Ergebniskontrolle aus. In Abbildung 1 sind die vier typischen Kernprozess-Zyklen aufgeführt.

• Ein Diagnosezyklus ist gegeben, wenn die Phase der Diagnose aufgrund reflexiver Prozesse zwei- oder mehrfach durchlaufen wird (z.b. wegen defizitärer Datengrundlage).

• Ein Planungszyklus ist gegeben, wenn reflexive Prozesse zu einer Anpassung der Interventionsplanung (z.b. wegen mangelnder Akzeptanz) an die Gegebenheiten des Betriebes führen.

• Ein Interventionszyklus ist gegeben, wenn die Umsetzungs-, Prozess- und/oder Strukturevaluation ergibt, dass die Intervention (z. B. wegen Defiziten im Vollzug) geändert werden muss und diese Änderung vollzogen wird.

• Ein Evaluationszyklus ist gegeben, wenn aufgrund der Ergebnisevaluation Lernprozesse ausgelöst werden, die den kausalen Zusammenhang zwischen geschaffenen Strukturen und Prozessen einerseits und realisierten Ergebnissen andererseits betreffen.

Für die Gesundheitsförderung sind die kleinen Lernkreisläufe genauso wichtig wie der große Lernzyklus. Der große Lernzyklus gibt den kleinen Zyklen Form und Richtung. Die Feinarbeit wird jedoch in den kleinen Lernzyklen geleistet.

3.3 Das Prinzip der Ergebnisoffenheit

Der lernbasierte Ansatz des betrieblichen Gesundheitsmanagements ist ein ergebnisoffener Ansatz. Bis auf die Vorgaben, eine Ergebniskontrolle vornehmen zu müssen und sich dabei auf Daten statt auf subjektive Eindrücke zu stützen, bestehen keine weiteren inhaltlichen Einschränkungen. So kann die Gesundheitsförderung z.B. entweder als Projektaufgabe oder als Linienaufgabe konzipiert werden oder eine Verknüpfung mit dem Arbeitsschutzmanagement angestrebt oder abgelehnt werden. Die meisten derzeit diskutierten Modelle der betrieblichen Gesundheitsförderung haben – bei allen Unterschieden im Detail – eines gemeinsam: die Organisation der Verbesserung der betrieblichen Gesundheitsförderung über ergebnisoffene Lernprozesse (Badura/Ritter 1998;

Breucker 1998; Drupp/Osterholz 1998; Müller/Rosenbrock 1998; Badura et al. 1999; Brandenburg et al. 2000).

4. Lernbasiertes Gesundheitsmanagement in der Praxis: ein Modellprojekt

Gegenstand der folgenden Betrachtung ist die Konzeption und Bewertung eines Modellprojektes zur Umsetzung des lernbasierten Ansatzes des Gesundheitsmanagements, das in einem Werk des DaimlerChrysler-Konzerns stattfand. Ausgangspunkt des Modellversuchs war die relativ hohe Fehlzeitenquote des Werkes. Eine Diskussion zwischen Werkleitung und Betriebsrat führte zu der Einsicht, dass hohe Fehlzeiten als Symptom für gesundheitliche und psychosoziale Probleme begriffen werden müssen. Die Fehlzeiten sollten daher über ein Programm zur „betrieblichen Gesundheitsförderung" reduziert werden (s. auch Müller 1999; Pfaff et al. 2000).

Das Gesundheitsförderungsprojekt wurde im Sommer 1995 mit wissenschaftlicher Unterstützung als Projekt innerhalb der Werksentwicklung gestartet. Das Projektziel war, den Gesundheitszustand der Mitarbeiter/-innen nachhaltig zu verbessern, ihre Anwesenheitsquote zu steigern und über den Durchschnittswert der Mercedes-Benz-Werke zu bringen sowie eine hohe Arbeitszufriedenheit sicherzustellen. Zu diesem Zweck wurde ein datengestützter Lernzyklus mit den Kernprozessen Diagnose, Interventionsplanung, Intervention und Evaluation als ergebnisoffener Rahmenprozess eingerichtet.

Ausgangspunkt dieses Lernprozesses waren werksweite Gesundheitswerkstätten. Diese eintägigen Werkstätten bestanden aus zwei Teilen: einer Diagnosewerkstatt und einer Interventionswerkstatt. Die Gesundheitswerkstätten wurden ergebnisoffen konzipiert mit dem Ziel, Lösungen zu finden, die die Gesundheit fördern und/oder die Arbeitszufriedenheit erhöhen. Die Mitarbeiter bestimmten das Ergebnis, so dass morgens offen war, welche Aktionspläne am Nachmittag beschlossen wurden. Die Gesundheitswerkstätten wurden werksübergreifend in fast allen Produkt- und Leistungsbereichen (N = 35) und in ausgewählten Kostenstellen (N = 9) durchgeführt. Die Moderation lag zu Beginn in den Händen der wissenschaftlichen Begleitung und ging allmählich und geplant in die Verantwortung interner Experten über. Das Konzept der Gesundheitswerkstatt unterscheidet sich vom Konzept des Gesundheitszirkels (Slesina et al. 1998) vor allem hinsichtlich der Dauer (eintägig statt mehrere Wochen) und der Häufigkeit (einmalige Sitzung statt mehrmalige Sitzungen).

4.1 Die Diagnosewerkstatt

Ein dialektischer Diagnosezyklus besteht aus dem Dreischritt Expertendiagnose, Mitarbeiterdiagnose und Synthese beider Diagnosen. Dieses dreistufige Verfahren stellt einen kleinen Lernzyklus im Rahmen des großen Lernkreislaufs dar. Ziel dieses Diagnosekreislaufes ist es, das wissenschaftliche Wissen mit dem praktischen Wissen zu verbinden. Die Synthese des Expertenwissens und des Praktikerwissens kann als dialektisches Wissensmanagement bezeichnet werden. Zur Durchführung dieser partizipativen Organisationsdiagnose wurde innerhalb der Gesundheitswerkstätten eine Diagnosewerkstatt in Form einer halbtägigen Fokusgruppe eingerichtet. An dieser Diagnosewerkstatt nahmen maximal 12 Mitarbeiter teil, die von den Beschäftigten ihres Bereichs bestimmt wurden.

4.1.1 Expertendiagnose

Die expertengestützte Diagnose erfolgte auf der Basis einer sozialepidemiologischen Mitarbeiterbefragung. Diese Befragung wurde im Winter 1995/1996 als Vollerhebung durchgeführt. An ihr nahmen 81,5% aller Beschäftigten (n = 2201) teil. Neben Wohlbefinden und körperlichen Beschwerden wurden psychosoziale Belastungen (z.b. Arbeitsintensität, Mobbing) und Gesundheitspotenziale (z.b. Teamzusammenhalt) erhoben. Die Mitarbeiterbefragung lieferte die Datengrundlage für die expertengestützte Organisationsdiagnose, die für jeden Produkt-/Leistungsbereich im Werk separat erstellt wurde. Ziel der Expertendiagnose war es, für die Organisationsentwickler Erkenntnisse über die vorhandene Führungs-, Team- und Organisationskultur zu gewinnen und für die Mitglieder des Gesundheitsförderungsprojektes Informationen zur Gesundheits-, Ressourcen- und Stresssituation der Beschäftigten zu liefern.

Die Expertendiagnose wurde in Form eines kommentierten schriftlichen Berichts und einer mündlichen Präsentation an die Beschäftigten zurückgemeldet. Der Bericht enthielt a) eine Häufigkeitsauswertung aller Fragen, b) eine „Hitliste" der am häufigsten genannten Probleme des Organisationsbereichs, c) eine graphische Darstellung der Faktoren, die – nach den statistischen Zusammenhangsanalysen zu urteilen (Regressionsanalysen) – psychosomatische Beschwerden oder innere Kündigung hervorrufen können (datengestütztes Ursache-Wirkungs-Diagramm), d) Hinweise darauf, bei welchen Problemen Handlungsbedarf besteht, und e) allgemeine Vorschläge zur Lösung dieser Probleme. Dieser Organisationsdiagnose-Report enthielt gewissermaßen das datengestützte Expertenwissen. In der Diagnosewerkstatt wurden diese Ergebnisse an die Mitarbeiter und Führungskräfte in Form von Häufigkeitsergebnissen, datengestützten Ursache-Wirkungs-Diagrammen und Handlungsbedarfempfehlungen zurückgemeldet.

4.1.2 Mitarbeiterdiagnose

In einem zweiten Schritt wurde diese Expertendiagnose von den Mitarbeitern auf ihre Gültigkeit hin überprüft, kritisch diskutiert und durch eigene diagnostische Beiträge, wie z.B. Nennung neuer Probleme und Kausalhypothesen, ergänzt oder ersetzt. Ergebnis dieser fokussierten Gruppendiskussion war eine Mitarbeiterdiagnose mittels derer die Mitarbeiter Gesundheits- und Motivationsprobleme der Abteilung identifizierten und „Laien"-Theorien über ihre psychosozialen Ursachen und Folgen aufstellten.

4.1.3 Synthese der Expertendiagnose und der Mitarbeiterdiagnose: dialektische Diagnose

Ziel der Synthese beider Diagnosen war es, eine Sichtweise zu finden, die Experten- und Laiensicht vereint. So sollte ein Konsens zwischen den Experten und Mitarbeitern über die zentralen gesundheits- und motivationsrelevanten Probleme des Arbeitsalltags erzielt werden. Im Kern handelte es sich dabei um eine qualitative Diagnose der Arbeits- und Organisationssituation. Mit der konsensuellen Benennung des Hauptproblems der Organisationseinheit und einer Reihung der Nebenprobleme nach ihrer Wichtigkeit wurde der diagnostische Lernzyklus abgeschlossen. Der Zweck dieser dialektischen Diagnose bestand darin, bei Experten und Mitarbeitern einen reflexiven Lernprozess auszulösen, der dazu führt, die eigene Sichtweise in Frage zu stellen und die Gegenthese in die eigene Betrachtung mit einzubeziehen. Ergebnis dieses dialektischen Prozesses war die gemeinsame Definition der Probleme der Organisationseinheit.

4.2 Die Interventionswerkstatt

Die Interventionswerkstatt setzte an den Ergebnissen der Diagnosewerkstatt an. Von einer Interventionswerkstatt sprechen wir dann, wenn die Mitarbeiter und/oder Führungskräfte allein oder in Zusammenarbeit mit Experten die Intervention diagnosegestützt planen. Diese Interventionsplanung ermöglicht es, in wenigen Schritten von einem identifizierten Problem zu seiner Lösung zu gelangen. Die Interventionswerkstatt teilt sich in zwei Phasen auf: interventionsorientierte Problemanalyse und Interventionsplanung.

Ziel der interventionsorientierten Problemanalyse ist, das identifizierte Hauptproblem zu analysieren und in seine Bestandteile zu zerlegen. Daraus ergibt sich die Bestimmung der einzelnen Problemkomponenten. Diese müssen gewichtet werden, um die wichtigste Problemkomponente bestimmen zu können. Dadurch wird eine problemorientierte Ursachenanalyse ermöglicht.

Zur Erfassung der möglichen Ursachen für das zu erklärende Phänomen wurden verschiedene Techniken qualitativer Kausalanalyse eingesetzt (z.B. 5-Warum-Technik). Diese Techniken der Problemanalyse sind interventionsorientiert, weil sie die tieferen Ursachen eines Phänomens – aus der Sicht der Mitarbeiter – offenbaren und oft sofortige Anhaltspunkte für mögliche Interventionen bieten. Zur Lösung der identifizierten Probleme wurden – unter Zuhilfenahme der von den Mitarbeitern aufgestellten Hypothesen über die Hintergründe ihrer Probleme – konkrete Maßnahmen abgeleitet und geplant.

Der Interventionsplan wurde mit den bei der Interventionswerkstatt wieder anwesenden Führungskräften (Meister, Bereichsleiter und Centerleiter) gemeinsam erarbeitet und beschlossen. Er enthielt Angaben darüber, wer bis wann unter Zuhilfenahme welcher Mittel welchen Beitrag zur Lösung des festgelegten Hauptproblems leisten soll.

4.3 Intervention

Etwas mehr als ein Viertel aller verabschiedeten Aktionspläne der Produkt- und Leistungsbereiche bezog sich auf die Verbesserung der Vorgesetzten-Mitarbeiter-Beziehung im weitesten Sinne. Typische Maßnahmen, die in diesen Bereichen von Mitarbeitern und Führungskräften gemeinsam beschlossen wurden, waren das Aufstellen von potenzialorientierten Plänen zur Förderung der Mitarbeiter, die (schriftliche) Vereinbarung von Zielen mit allen Teammitgliedern, die Einführung des Patenmodells für neue Mitarbeiter, mehr Transparenz über die künftigen Ziele, die Überprüfung der Leistungsanreize, das regelmäßige Führen von Gesprächen mit dem einzelnen Mitarbeiter und der Gruppe sowie mehr Präsenz der Führungskraft vor Ort.

Ein weiteres Viertel aller Aktionspläne sollte die psychosozialen Arbeitsbelastungen vermindern helfen. Beispiele für Maßnahmen in diesem Bereich waren die Erstellung von Konzepten zur Verringerung des Zeitdrucks, die Festlegung von Kennzahlen für die Leistungsvereinbarung, die Schulung und persönliche Einarbeitung neuer Mitarbeiter, die Förderung des Informationsaustausches zwischen den Abteilungen, das Setzen von Prioritäten, die Verbesserung des Auftragsdurchlaufs und des Umgangs mit dem Produktionsplanungssystem sowie die Einteilung der Arbeitsschichten durch die Gruppe.

Ein Fünftel der Aktionen hatte die Verbesserung der kollegialen Beziehungen und des Teamzusammenhalts zum Gegenstand. Typische Maßnahmen zur Lösung von Gruppenproblemen waren die Vereinbarung wöchentlicher (schichtübergreifender) Teamsitzungen, Teamentwicklung, Mitsprache der Gruppe, Transparenz bei Beschaffungsentscheidungen, Definition der Schnittstellenaufgaben zwischen Meister, Planer und Gruppe sowie vertrauensbildende Maßnahmen zwischen den Gruppenmitgliedern durch systematische Einzel- und Gruppengespräche und außerbetriebliche Veranstaltungen.

Jeder elfte Aktionsplan bezog sich auf die Umgebungsbelastungen. Eine beispielhafte Maßnahme in diesem Bereich war, die Frage zu klären, ob in den Gebrauchs-, Schmier- und Reinigungsmitteln gesundheitsgefährdende Stoffe enthalten sind. Die übrigen Aktionspläne behandelten verschiedene Kostenstellen-, Center- oder Werksprobleme. Maßnahmen in diesem Bereich zielten z.B. darauf ab, die Kostenstellen-Kooperation durch Informationsaustausch und verbesserte Nutzung des Produktionsplanungssystems zu erleichtern, die Werks- und Centerstrategie transparent zu machen sowie die „Gerüchteküche" im Vorfeld von möglichen Umstrukturierungen auf das notwendige Maß zu reduzieren. Keiner der Aktionspläne zielte auf eine Verminderung physischer Belastungen.

Die Phase der Realisierung des Interventionsplans ist der kritische Punkt im Lernkreislauf. Hier muss mit Widerständen auf der Ebene der Mitarbeiter und/oder des mittleren Managements gerechnet werden. Im untersuchten Betrieb waren meist die direkten Vorgesetzten und die im Rahmen der Maßnahmenplanung damit beauftragten Mitarbeiter für die Umsetzung verantwortlich. Die Führungskräfte hatten zusätzlich den Auftrag, auch die übrigen in der Gesundheitswerkstatt benannten Probleme zu bearbeiten. Bei der Intervention konnte auf eine Betriebsvereinbarung zur Durchführung kontinuierlicher Verbesserungsprozesse (KVP) zurückgegriffen werden, die in eine allgemeine Konzernstrategie der beteiligungsorientierten Arbeitspolitik eingebunden war. Die Intervention wurde mit Hilfe einer Kick-off-Veranstaltung, an der die verantwortlichen Führungskräfte teilnahmen, eingeleitet. Dort wurden sie in das Verfahren eingeführt. Zudem bekamen die Führungskräfte normierte KVP-Maßnahmenblätter ausgehändigt, auf denen die im Workshop identifizierten Probleme und der gemeinsam beschlossene Aktionsplan für das Hauptproblem aufgeführt war. Die KVP-Maßnahmenblätter dienten dazu, auf der Ebene der Produkt-/Leistungsbereiche Transparenz über die beschlossenen Maßnahmen zu schaffen, und wurden an der Info-Tafel in der Kostenstelle ausgehängt. Die beschlossenen Interventionen wurden zum Bestandteil des werksinternen Programms „kontinuierlicher Verbesserungsprozess" (KVP) und dadurch im Alltagsmanagement verankert.

4.4 Evaluation

Die Evaluation einer Intervention kann die Bewertung des Umsetzungsstandes der Intervention (Umsetzungsevaluation) und die Bewertung der Ergebnisse einer Intervention (Ergebnisevaluation) beinhalten.

4.4.1 Umsetzungsevaluation

Unter dem Begriff Umsetzungsevaluation ist die Überprüfung des Umsetzungsstandes zu verstehen. Wird eine Umsetzungsevaluation genutzt, um die Umsetzungsschritte zu lenken, sprechen wir vom Vorhandensein eines Interventionszyklus. Ziel des Interventionszyklus ist es, die durchgeführte Intervention – auf der Basis einer systematisch durchgeführten Umsetzungsevaluation – gegebenenfalls nachträglich zu korrigieren und so – falls nötig – an die betrieblichen Gegebenheiten anzupassen (s. Abb. 1). Dies geschieht über die Technik der formativen Evaluation (s. S.30 in diesem Buch).

Die Umsetzungskontrolle ist als Teil des Interventionszyklus eine besondere Form der Struktur- und Prozessevaluation, weil der Grad der Umsetzung der geplanten Strukturen und Prozesse Gegenstand der Untersuchung ist.

In dem oben geschilderten Fall wurden drei Formen der Umsetzungskontrolle angewandt: a) Die Mitarbeiter konnten auf der Ebene der Kostenstellen die Angaben auf dem KVP-Blatt zum Umsetzungsstand selbst überprüfen; b) die Vertreter der Hauptabteilungen (Center) in der Projektgruppe „Gesundheitsförderung" kontrollierten den Umsetzungsstand in ihrem Center und c) die Mitarbeiter wurden im Rahmen der 1997 durchgeführten zweiten Mitarbeiterbefragung zum Umsetzungsstand der Maßnahmenpläne befragt.

Die Aktionspläne wurden in den jeweiligen Abteilungen (Produkt- und Leistungsbereiche) mit Hilfe standardisierter KVP-Mitteilungsblätter bekannt gemacht. Der KVP-Aktionsplan enthielt dazu Angaben zum Status der Bearbeitung der Maßnahme. Der Umsetzungsstand wurde auf dem KVP-Aktionsplan handschriftlich eingetragen. Dabei waren vier Kategorien vorgesehen: 1) Verbesserungspotenzial erkannt, Problemanalyse und Aktionsplan vorhanden; 2) Umsetzung eingeleitet; 3) Umsetzung abgeschlossen und 4) Umsetzungskontrolle anhand der Ziele durchgeführt. Der Aktionsplan wurde an den Info-Tafeln aller Kostenstellen ausgehängt. Dadurch sollte der Umsetzungsstand transparent gemacht und die Voraussetzungen für einen Diskussions- und Lernprozess zwischen den Mitarbeitern und Vorgesetzten über die Maßnahmenumsetzung geschaffen werden. Auf diese Weise konnten die Mitarbeiter den Umsetzungsprozess beeinflussen.

Das Hauptproblem dieser Vor-Ort-Umsetzungskontrolle bestand darin, dass sie dezentral organisiert war und zentralen Instanzen keinen Überblick über den Gesamtstand gab. Um auch den zentralen Instanzen (z.B. Werkleitung, Personalwesen, Betriebsrat) einen Einblick in den Stand der Umsetzung zu geben, wurde im Rahmen der zweiten Mitarbeiterbefragung eine Umsetzungsbefragung durchgeführt (siehe Kapitel 4.5).

4.4.2 Ergebnisevaluation

Zwei Jahre nach dem Start des Gesundheitsförderungsprojektes wurde eine Ergebnisevaluation durchgeführt. Sie erfolgte über eine Betrachtung der Fehlzeitenentwicklung und der Ergebnisse der zweiten Mitarbeiterbefragung.

Bei der Zielvariable „Fehlzeitenquote" war eine positive Entwicklung zu beobachten. Bei den Angestellten wurde eine Verbesserung von 4,8% im Jahr 1994 auf 2,4% im Jahr 1997 (1998: 2,4%) erzielt. Bei den indirekten Arbeitern, also den Arbeitern, welche die direkt produzierenden Arbeiter (direkte Arbeiter) unterstützen, konnte eine deutliche Senkung von 8,4% im Jahre 1994 auf 5,5% im Jahre 1997 (1998: 5,1%) registriert werden. Dasselbe gilt für die direkten Arbeiter. Ihre Fehlzeitenquote konnte von 10,4% im Jahre 1994 auf 7,8% im Jahre 1997 (1998: 6,9%) gesenkt werden. Das Ziel, besser als der Durchschnitt der Werke zu sein, konnte nur bei den Angestellten realisiert werden. Allerdings wurden die Ziele der 1994 durchgeführten operativen Planung für das Jahr 1998 (Planwerte für 1998: Angestellte: 3,8%, indirekte Arbeiter: 7,6% und direkte Arbeiter: 8,8%) deutlich übertroffen.

In der zweiten Mitarbeiterbefragung wurden die Mitarbeiter mit Hilfe des „Change Assessment Inventars (CAI)" (Pfaff/Bentz 2001) gefragt, ob aus ihrer Sicht der Zustand zentraler Zielvariablen, wie z.B. Beziehung zum Vorgesetzten, in den letzten zwei Jahren gleichgeblieben ist oder ob er sich verbessert bzw. verschlechtert hat. Bei dieser Form der Ergebnisevaluation wird die Methode der direkten Veränderungsmessung angewandt (Baumann et al. 1980). Diese subjektive Evaluation von Maßnahmen gewinnt in der Evaluationsforschung zunehmend an Bedeutung (s. Kazdin 1999).

Die Auswertung der Daten ergab, dass sich die Werte der psychosozialen Zieldimensionen Beziehungen zwischen den Kollegen, Vorgesetztenverhalten, organisatorische Rahmenbedingungen, Umgebungsbedingungen und berufliche Zukunftssicherheit verbesserten. Die Werte der Zielvariablen Gesundheit, Arbeitsbelastungen und Betriebsklima blieben dagegen relativ konstant (Pfaff/ Bentz 2001).

Die positive Entwicklung der Fehlzeiten und einiger psychosozialer Zieldimensionen kann verschiedene Ursachen haben. Im Rahmen der formativen Evaluation kam es nicht auf eine wissenschaftlich fundierte Ursachenforschung an, sondern darauf, unter den Führungskräften einen Diskussionsprozess über den Zusammenhang zwischen Struktur- und Prozessänderung einerseits und der Entwicklung der Fehlzeiten und der psychosozialen Zielvariablen andererseits auszulösen. Diesen kollektiven Lernprozess von Experten, Führungskräften und Mitarbeitern über den Zusammenhang zwischen Struktur- und Prozessinnovationen auf der einen Seite und den Ergebnissen auf der anderen Seite bezeichnen wir als Evaluationszyklus.

4.5 Möglichkeiten und Grenzen des Lernansatzes: Hinweise aus der Umsetzungsbefragung

In der Umsetzungsbefragung wurden die Mitarbeiter zum Umsetzungsstand der in den Interventionswerkstätten beschlossenen Maßnahmen befragt. Sie sollten den Prozess der Umsetzung allgemein bewerten und Defizite feststellen. Dadurch sollte ein Interventionszyklus eingeleitet werden. Aus der Grundgesamtheit der Beschäftigten, die seit Beginn des Gesundheitsförderungsprojektes im Betrieb arbeiteten, wurde eine Zufallsstichprobe (N = 910) gezogen. Die Befragung wurde postalisch im Herbst 1997 durchgeführt. Die Rücklaufquote betrug 47% (N = 431). Die Ergebnisse der Umsetzungsbefragung wurden der Belegschaft über die Werkszeitung und zusätzlich durch die Führungskräfte der untersuchten Bereiche in Form eines bereichsbezogenen Ergebnisberichtes zurückgemeldet. Es lag in der Verantwortung der Führungskräfte, aus den Ergebnissen die entsprechenden Erkenntnisse zu ziehen und gegebenenfalls zu handeln. Die Ergebnisse der Umsetzungsbefragung wurden darüber hinaus auch für das betriebliche Qualitätsmanagement im Rahmen einer Zertifizierung genutzt.

4.5.1 Die Repräsentativitäts-Grenze: Das Problem des stellvertretenden Lernens

Ein Problem der Diagnose- und Interventionswerkstätten war, dass aus Gründen der Praktikabilität (begrenzte Gruppengröße) nur ein Teil der Beschäftigten eines Bereiches am Lernprozess teilnehmen konnte. Sie lernten stellvertretend für die übrigen Beschäftigten („repräsentative Demokratie"). Um dem Transferproblem der „repräsentativen Demokratie" begegnen zu können, wurden die Ergebnisse der Gesundheitswerkstatt fotografisch dokumentiert und den Führungskräften und teilnehmenden Mitarbeitern übergeben, damit sie anhand dieser Dokumentation Verlauf und Ergebnis der Gesundheitswerkstatt den nichtteilnehmenden Kollegen beschreiben konnten. Zusätzlich wurden dieselben Inhalte in der Kick-off-Veranstaltung der Führungskraft des Organisationsbereichs in Form des Aktionsplans übergeben. Trotz dieses relativ hohen Aufwands war lediglich der Hälfte (51%) der befragten Organisationsmitglieder der Aktionsplan des eigenen Produktbereichs oder Leistungsbereichs bekannt. Für ein erfolgreiches stellvertretendes Lernen muss – so die Schlussfolgerung – die Weitergabe der Informationen an die Mitarbeiter organisiert werden. Die folgenden Analysen beziehen sich nur auf Personen, welche die Aktionspläne kannten.

4.5.2 Hintergrundprobleme als Grenze

Eine weitere Grenze des Lernansatzes könnte sein, dass es mit ihm nur bedingt gelingt, „hartnäckige" Organisationsprobleme zu lösen. Zwar waren drei Fünftel der Meinung, dass die Umsetzung des Aktionsplans Fortschritte mache. Immerhin aber waren ebenso viele (64%) Beschäftigte der Meinung, die alten Probleme würden trotz der Umsetzung des Aktionsplans weiter fortbestehen. Dies ist um so erstaunlicher, als drei Fünftel der Aussage zustimmten, dass der Aktionsplan zielstrebig umgesetzt werde. Ein erheblicher Teil der Befragten (68%) war zudem der Meinung, dass die Umsetzung der Aktionspläne in ihrem Bereich ernst genommen werde. Fast drei Viertel waren der Meinung, dass die Führungskräfte bei der Umsetzung die Initiative ergriffen.

Dass dennoch die Mehrheit der Meinung ist, die alten Probleme würden fortbestehen, könnte darauf zurückzuführen sein, dass Problemlösungsgruppen, die mit Aktionsplänen arbeiten, nur an die Oberflächenprobleme herankommen (z.B. Koordinationsdefizite), nicht aber an ihre tieferliegenden Ursachen (z.B. Führungsstil). Dies verweist auf ein generelles Problem des Organisationslernens. Alle Formen der Organisationsentwicklung, die eine kontinuierliche Verbesserung anstreben, stoßen an ihre Grenzen, wenn Probleme nicht partizipativ gelöst werden können oder normativ gesetzte Gestaltungs- und Restrukturierungsmaßnahmen erfordern. Das Denken in Aktionsplänen entspricht einer Suche nach technischen Problemlösungen. Nicht alle Probleme in Organisationen können jedoch „sozialtechnisch" gelöst werden. Manche bedürfen eher einer dauerhaften Begleitung der Betroffenen durch Berater oder prozessbezogene Techniken, z.B. in Form von Coaching, Supervision oder Teamentwicklung.

4.5.3 Positive Bewertung der Diagnose- und Interventionswerkstätten

Die befragten Personen, welche die Aktionspläne kannten, bewerteten die Gesundheitswerkstatt und die dabei erarbeiteten Aktionspläne insgesamt sehr positiv. 69% der Befragten waren der Meinung, die Mitarbeiter seien ausreichend an der Erstellung der Aktionspläne beteiligt worden. Sieben von zehn Befragten waren der Meinung, dass die Aktionspläne eine gemeinsame Anstrengung von Mitarbeitern und Führungskräften darstellten. Drei Viertel stimmten der Aussage zu, dass der erarbeitete Aktionsplan klar beschrieben sei. Wichtig ist vor allem, dass fast zwei Drittel der Aussage zustimmten, dass die wichtigsten Probleme des Organisationsbereichs durch den Aktionsplan erfasst wurden. Diese positiven Einschätzungen sprechen dafür, dass die Instrumente Diagnosewerkstatt und Interventionswerkstatt und die damit erarbeiteten Aktionspläne von den Beschäftigten positiv aufgenommen wurden.

5. Schlussfolgerungen

Der Lernansatz des betrieblichen Gesundheitsmanagements hat gegenüber dem konsensbasierten Ansatz und dem evidenzbasierten Ansatz wichtige Vorteile. Dazu zählen die Ergebnisoffenheit und die Möglichkeit, das Gesundheitsmanagement über Lernprozesse an die Besonderheiten der jeweiligen Organisation anzupassen. Aus diesen Gründen setzt sich das Lernkonzept in der betrieblichen Gesundheitsförderung immer mehr durch (Breucker 1998; Drupp/ Osterholz 1998; Zink/Thul 1998; Badura et al. 1999). Ein wesentlicher Vorteil des Lernansatzes liegt unseres Erachtens in seiner Doppelfunktion: Er ist sowohl ein Gestaltungsansatz, in dessen Rahmen die betriebliche Gesundheitsförderung inhaltlich ausgerichtet werden kann, als auch ein Qualitätssicherungs- und Evaluationsansatz, mit dessen Hilfe vorhandene Strategien der Gesundheitsförderung auf ihre Praxistauglichkeit hin überprüft werden können.

Das Modellprojekt lieferte Hinweise über die Potenziale und Grenzen des Lernmodells der betrieblichen Gesundheitsförderung. Die Ergebnisse deuten zum einen darauf hin, dass die Diagnose- und Interventionswerkstätten ein hohes Qualitätssicherungs- und Qualitätsentwicklungspotenzial besitzen. Der lernbasierte Ansatz stößt dort an seine Grenzen, wo es aus ökonomischen und organisatorischen Gründen schwierig ist, alle Mitarbeiter am Lernprozess teilhaben zu lassen. Möglicherweise kann eine systematische Kommunikationsstrategie, bei der die Teilnehmer den Nicht-Teilnehmern die erarbeiteten Erkenntnisse und Problemlösungen erläutern, hier Abhilfe schaffen. Eine weitere Grenze ist gegeben, wenn man es beim identifizierten Problem mit einem „hartnäckigen" Hintergrundproblem zu tun hat.

Aus den Ergebnissen kann die These abgeleitet werden, dass der lernbasierte Ansatz vor allem bei Problemen hilfreich ist, deren Lösung durch kontinuierliche Verbesserung erreicht werden kann. Die Ergebnisse zeigen insgesamt, dass das lernbasierte Gesundheitsmanagement ein sinnvoller Ansatz zur Verbesserung der Gesundheit im Betrieb darstellt.

Literatur

Argyris, C./Schön, D.A. (1996): Organisational Learning II. Theory, Method, and Practice, Reading/ Massachusetts: Addison-Wesley

Aust, B./Peter, R./Siegrist, J. (1997): Stress management in bus drivers: A pilot study based on the model of effort-reward imbalance. In: International Journal of Stress Management 4, 297-305

Aust, B./Siegrist, J./Peter, R. (1999): Theoriegeleitete Streßprävention bei personenbezogenen Dienstleistungsberufen - Das Beispiel innerstädtischer Busfahrer. In: Badura, B./Siegrist, J. (Hrsg.): Evaluation im Gesundheitswesen: Ansätze und Ergebnisse, Weinheim/München, 123-134

Badura, B./Ritter, W. (1998): Qualitätssicherung in der betrieblichen Gesundheitsförderung. In: Bamberg, E./Ducki, A./Metz, A.-M. (Hrsg.): Handbuch betriebliche Gesundheitsförderung. Arbeits- und organisationspsychologische Methoden und Konzepte, Göttingen: Verlag für Angewandte Psychologie, 223-235

Badura, B. (1999): Evaluation und Qualitätsberichterstattung im Gesundheitswesen – Was soll bewertet werden und mit welchen Maßstäben? In: Badura, B./Siegrist, J. (Hrsg.): Evaluation im Gesundheitswesen: Ansätze und Ergebnisse, Weinheim/München: Juventa, 15-42

Badura, B. (2001): Evaluation und Qualitätsentwicklung betrieblichen Gesundheitsmanagements. In: Badura, B./Litsch, M./Vetter, C. (Hrsg.): Fehlzeiten-Report 2000, Berlin u.a.: Springer, 145-159

Badura, B./Ritter, W./Scherf, M. (1999): Betriebliches Gesundheitsmanagement – ein Leitfaden für die Praxis, Berlin: Edition Sigma

Badura, B./Siegrist, J. (Hrsg.) (1999): Evaluation im Gesundheitswesen: Ansätze und Ergebnisse, Weinheim/München: Juventa

Baumann, U./Sodemann, U./Tobien, H. (1980): Direkte versus indirekte Veränderungsdiagnostik. In: Zeitschrift für Differentielle und Diagnostische Psychologie 1, 201-216

BKK Bundesverband/Europäisches Informationszentrum (1999): Beispiele guter Praxis. Gesunde Mitarbeiter in gesunden Unternehmen. Erfolgreiche Praxis betrieblicher Gesundheitsförderung in Europa, Essen

Brandenburg, U./Nieder, P./Susen, B. (Hrsg.) (2000): Gesundheitsmanagement im Unternehmen. Grundlagen, Konzepte und Evaluation, Weinheim/ München

Breucker, G. (1998): Entwicklungen im Gesundheits- und Arbeitsschutz im europäischen Vergleich. In: Müller, R./Rosenbrock, R. (Hrsg.): Betriebliches Gesundheitsmanagement, Arbeitsschutz und Gesundheitsförderung – Bilanz und Perspektiven, Sankt Augustin: Asgard, 247-264

Drupp, M./Osterholz, U. (1998): "Prospektiver Beitragsbonus" – Ein Projekt der AOK Niedersachsen zur Förderung von integrativen Gesundheitsmaßnahmen in der Arbeitswelt. In: Müller, R./Rosenbrock, R. (Hrsg.): Betriebliches Gesundheitsmanagement, Arbeitsschutz und Gesundheitsförderung – Bilanz und Perspektiven, Sankt Augustin: Asgard, 349-371

Gray, J.A.M. (1997): Evidence-based Healthcare. How to Make Health Policy and Management Decisions, New York u.a.: Churchill Livingstone

Hedberg, B. (1981): How organisations learn and unlearn. In: Nystrom, P.C./ Starbuck, W.H.E. (eds.): Handbook of Organizational Design. Adapting Organizations to their Environments, Oxford: Oxford University Press, 3-27

Kazdin, A.E. (1999): The meanings and measurement of clinical significance. In: Journal of Consulting and Clinical Psychology 67, 332-339

Lenhardt, U./Elkeles, T./Rosenbrock, R. (1997): Betriebsproblem Rückenschmerz. Eine gesundheitswissenschaftliche Bestandsaufnahme zu Verursachung, Verbreitung und Verhütung, Weinheim/München: Juventa

Müller, P. (1999): Gesundheitsförderung bei der DaimlerChrysler AG, Werk Berlin. In: Busch, R. (Hrsg.): Autonomie und Gesundheit. Moderne Arbeitsorganisation und betriebliche Gesundheitspolitik, München/Mering: Rainer Hampp, 114-119

Müller, R./Rosenbrock, R. (Hrsg.) (1998): Betriebliches Gesundheitsmanagement, Arbeitsschutz und Gesundheitsförderung - Bilanz und Perspektiven, Sankt Augustin: Asgard

Pfaff, H. (1997): Das lernende Krankenhaus. In: Zeitschrift für Gesundheitswissenschaften 5, 323-342

Pfaff, H. (1999): Organisationsdiagnose im Rahmen des betrieblichen Gesundheitsmanagements. In: Badura, B./Ritter, W./Scherf, M.: Betriebliches Gesundheitsmanagement – ein Leitfaden für die Praxis, Berlin: Edition Sigma, 135-139

Pfaff, H./Bentz, J. (1998): Qualitative und quantitative Methoden der Datengewinnung. In: Schwartz, F.W./Badura, B./Leidl, R./Raspe, H./Siegrist, J. (Hrsg.): Das Public Health Buch, München u.a.: Urban & Schwarzenberg, 310-328

Pfaff, H./Bentz, J./Weiland, E. (2000): Kernprozesse: Diagnostik, Intervention, Evaluation. In: Bertelsmann Stiftung/Hans-Böckler-Stiftung (Hrsg.): Erfolgreich durch Gesundheitsmanagement. Beispiele aus der Arbeitswelt, Gütersloh: Verlag Bertelsmann Stiftung, 175-192

Pfaff, H./Bentz, J. (2001): Intervention und Evaluation im DaimlerChrysler Werk Berlin: Das Change Assessment Inventar (CAI) als Evaluationsinstrument des Gesundheitsmanagements. In: Badura, B./Litsch, M./Vetter, C. (Hrsg.): Fehlzeiten-Report 2000, Berlin u.a.: Springer, 176-190

Siegrist, J. (1999): Chancen und Grenzen sozialwissenschaftlicher Evaluationsforschung im Gesundheitswesen. In: Badura, B./Siegrist, J. (Hrsg.): Evaluation im Gesundheitswesen: Ansätze und Ergebnisse, Weinheim/München: Juventa, 43-51

Siegrist, K./Silberhorn, T. (1998): Streßabbau in Organisationen – ein Manual zum Streßmanagement. Münster: LIT

Slesina, W./Beuels, F.-R./Sochert, R. (1998): Betriebliche Gesundheitsförderung: Entwickung und Evaluation von Gesundheitszirkeln zur Prävention arbeitsbedingter Erkrankungen, Weinheim/München: Juventa

Stößel, U./Michaelis, M./Nübling, M./Hofmann, F. (1998): Evaluationskriterien für Arbeitsplatzprogramme zur Prävention von Muskel- und Skeletterkrankungen, Dortmund/Berlin: Wirtschaftsverlag NW

Zink, K.J./Thul, M.J. (1998): Gesundheitsassessment – ein methodischer Ansatz zur Bewertung von Gesundheitsförderungsmaßnahmen. In: Müller,

R./Rosenbrock, R. (Hrsg.): Betriebliches Gesundheitsmanagement, Arbeitsschutz und Gesundheitsförderung – Bilanz und Perspektiven, Sankt Augustin: Asgard, 327-348

Martin J. Thul, Klaus J. Zink, Frank Mosthaf

Ein Modellversuch zum integrativen betrieblichen Gesundheitsmanagement in Klein- und Mittelbetrieben

1. Problemstellung

Eine 1996 durchgeführte Umfrage der Europäischen Stiftung zur Verbesserung der Lebens- und Arbeitsbedingungen in der europäischen Union hat diverse Schwachpunkte aufgedeckt. Für den Bereich des betrieblichen Gesundheitsmanagements ist vor allem interessant, dass ca. 30% der befragten Arbeitnehmer der Auffassung sind, dass Arbeit ihre Gesundheit beeinträchtigt. Die Ursachen hierfür sind mannigfaltig: sie betreffen unter anderem physiologische und physikalische Belastungen, Fragen in Bezug auf Arbeitsablauf, -anforderungen oder -rhythmus sowie den Grad der Selbstbestimmung (s. Paoli 1997: 1ff.).

Analysiert man vor diesem Hintergrund Projekte zur betrieblichen Gesundheitsförderung (u.a. Eberle 1993; Demmer 1995; Zwingmann 1998) der vergangenen zehn Jahre, erscheinen folgende Punkte problematisch:

* Die meisten Projekte wurden auf die Belange von Großunternehmen zugeschnitten.

* Sie zeichneten sich durch einen eher kurzfristigen Charakter aus.

* Sie konzentrierten sich meist auf Einzelmaßnahmen.

* Die Maßnahmen wurden selten in bestehende Strukturen eingebunden, um das Vorgehen auf Dauer zu stabilisieren.

Der Bereich der Klein- und Mittelbetriebe war demnach im Bereich der betrieblichen Gesundheitsförderung bisher weniger das Aktionsfeld. Vergegenwärtigt man sich die Tatsache, dass ca. 68% aller Beschäftigten in Deutschland in Klein- und Mittelbetrieben tätig sind, über 99% aller umsatzsteuerpflichtigen Unternehmen in Deutschland der Kategorie Klein- und Mittelbetriebe zugeordnet werden und damit die Quote der Klein- und Mittelbetriebe in Deutschland deutlich über dem Durchschnitt aller marktwirtschaftlich orientierten Länder liegt (s. Meyer/Hansen 1999: V), muss die Forschung in diesem Bereich intensiviert werden.

Vor diesem Hintergrund führen das Institut für Technologie und Arbeit e.V. an der Universität Kaiserslautern, die AOK Niedersachsen und die WHO Europa ein Projekt zur Erprobung eines integrativen Gesundheitsmanagements für Klein- und Mittelbetriebe durch. Insgesamt sind neun Unternehmen aus verschiedenen Branchen (Autohäuser, Hotel- und Gaststättengewerbe, Bäckereien u.a.) beteiligt. Grundlage für dieses Forschungsprojekt war eine erfolgreiche Zusammenarbeit der obengenannten Institutionen zu diesem Thema in Großunternehmen (s. Thul/Zink in diesem Band).

Der vorliegende Beitrag spezifiziert die begrifflichen Grundlagen und das diesem Projekt zugrunde liegende Gesundheitsverständnis ebenso wie die Ausgestaltung des Vorhabens für die Klein- und Mittelbetriebe. Es werden zudem erste Ergebnisse vorgestellt und diskutiert.

2. Merkmale von Klein- und Mittelbetrieben

Es erscheint zweckmäßig, eingangs auf einige Aspekte und Besonderheiten von Klein- und Mittelbetrieben hinzuweisen.

Als erstes ist zu klären, welche Unternehmen als Klein- und Mittelbetriebe bezeichnet werden sollen. In der Literatur finden sich hierzu verschiedene Definitionen, welche sich zumeist auf die Umsatzzahlen oder die Anzahl der Mitarbeiter stützen (s. Pollard/Hayne 1998). Unser Projekt orientiert sich an der Mitarbeiterzahl und bezeichnet Unternehmen mit bis zu 100 Mitarbeitern als Klein- und Mittelbetriebe.

Klein- und Mittelbetriebe umspannen eine Vielfalt unterschiedlicher Berufsfelder, z. B. Handwerker und Unternehmensberater. Aber auch innerhalb eines Erwerbszweiges ist die Varietät beachtlich, z. B. traditionelle und moderne Handwerks- und Dienstleistungsunternehmen. Moderne Handwerksbetriebe orientieren sich mehr an Trends sich verändernder Märkte und daran, welche Auswirkungen dies bezüglich der Veränderung oder Erweiterung der angebotenen Leistungen bedeutet. Dagegen steht bei traditionellen Handwerksbetrieben eher die Pflege der Beziehungen eines bereits bestehenden Kundenstamms im Mittelpunkt (s. Görres et al. 1998: 375). Weitere Merkmale von Kleinbetrieben sind nach Mezgár/Kovács (1999: 193f.), Gibb (1996: 30f.) und Van der Wiele/Brown (1998: 50f.):

- Relative Autonomie

- Geringer Grad der Formalisierung der Organisationsstruktur und der arbeitsteiligen Beziehungen (d.h. stark personenbezogene, flache Hierarchien und damit auch kurze Kommunikationswege)

- Betonung von „learning-by-doing"-Prozessen

- Höheres unternehmerisches Risiko und Ressourcenmangel (Zeit, finanzielle Ressourcen)

- Geringe Anzahl von Spezialisten im Unternehmen

- Flexibilität bei der Implementierung und Anwendung neuer Management-Ansätze und -Instrumente.

Diese Merkmale sind bei einem Projekt im Bereich des betrieblichen Gesundheitsmanagements für Klein- und Mittelbetriebe zu beachten.

3. Zielsetzungen des Projekts

Unser Forschungsprojekt verfolgt mehrere Ziele. Primäres Ziel ist zum einen die Sensibilisierung der Klein- und Mittelbetriebe für das Thema Gesundheit und zum anderen die Entwicklung, Umsetzung und Evaluation eines integrativen betrieblichen Gesundheitsmanagements für diese Unternehmen.

Aus Sicht der Unternehmen steht die langfristige Verbesserung der Gesundheitssituation im Betrieb sowie die damit verbundene Kostenreduktion und Imageaufwertung im Vordergrund. Diese Verbesserung wird mittels geeigneter Managementansätze zu erreichen versucht. Es wird ein die Teilbereiche umfassendes Konzept des betrieblichen Gesundheitsmanagements angestrebt. Dieses wiederum ist ein wichtiger Teil eines integrierten Managementsystems.

Allerdings ist bei Klein- und Mittelbetrieben zum einen in der Regel nur wenig betriebliches Know-how in Bezug auf managementorientiertes Handeln und gesundheitsrelevante Themen vorhanden und zum anderen stehen die benötigten finanziellen und personellen Ressourcen nur begrenzt zur Verfügung. Je nach den gegebenen Voraussetzungen in den Unternehmen sind verschiedene Handlungsalternativen verfügbar, die die Einführung eines innovativen betrieblichen Gesundheitsmanagements ermöglichen.

Unternehmen, die Erfahrungen mit managementorientiertem Handeln besitzen, können die benötigten Strukturen für das betriebliche Gesundheitsmanagement aufbauen und in die bestehenden Abläufe und gegebenenfalls in bestehende Managementsysteme wie Qualitätsmanagement oder Umweltmanagement einbinden. Haben die Unternehmen allerdings noch keine bzw. keine ausreichende Erfahrung mit managementorientiertem Handeln, dient das Gesundheitsmanagement nicht nur dem Aufbau entsprechender Strukturen, sondern auch dazu, die notwendigen Handlungskompetenzen zu erwerben, um über das Gesundheitsmanagement hinaus auch in anderen Bereichen ein systematischeres Arbeiten zu fördern. Im Idealfall würde dies bedeuten, über das Thema Gesundheit auch Themen wie Qualität und Umwelt in den Betrieb einzuführen.

Neben solchen organisatorischen Zielen spielt in diesem Projekt auch der Bereich Kosten eine bedeutende Rolle. Ziel ist es, mit Hilfe eines betrieblichen Gesundheitsmanagements und eines spezifischen Anreizsystems die Leistungsausgaben für die Krankenkasse mittel- bis langfristig zu senken. Speziell soll erforscht werden, ob es mit Hilfe eines Bonussystems gelingen kann, Unternehmen zu motivieren, verstärkt in die Gesundheit ihrer Mitarbeiter zu investieren.

4. Kennzeichen des integrativen betrieblichen Gesundheitsmanagements

Anliegen dieses Forschungsvorhabens ist es, für Klein- und Mittelbetriebe ein integratives betriebliches Gesundheitsmanagement auf der Grundlage eines umfassenden Gesundheitsverständnisses – physische und psychische Gesundheit sowie ergebnis- und prozessorientierter Gesundheitsbegriff – modellhaft zu entwickeln und umzusetzen. Die Verbesserung der betrieblichen Gesundheitssituation soll nicht mit kurzfristig angelegten Aktivitäten und Programmen, sondern durch den Aufbau eines langfristig wirkenden betrieblichen Gesundheitsmanagementsystems und seiner Optimierung erreicht werden.

Die wesentlichen Gestaltungsprinzipien eines integrativen betrieblichen Gesundheitsmanagements ergeben sich aus der Verknüpfung von Ansätzen des Arbeits- und Gesundheitsschutzes sowie der betrieblichen Gesundheitsförderung. Die bisher meist getrennte Betrachtung dieser zwei Bereiche, die auch institutionell unterschiedlich untersetzt sind, ist kritisch zu hinterfragen. Ziel des betrieblichen Gesundheitsmanagements muss es sein, beide Konzepte zu vereinen. Die daraus resultierende systematische Erschließung von Synergieeffekten hat unter anderem bestmögliche Bedingungen für alle Arbeitnehmer zum Ziel. Nicht zuletzt aus diesem Grund gehen die an diesem Forschungsprojekt beteiligten Akteure mit dem Ansatz des betrieblichen Gesundheitsmanagements neue Wege: Die Kombination der Felder Arbeits- und Gesundheitsschutz und betriebliche Gesundheitsförderung sowie deren Verknüpfung mit managementorientiertem Handeln.

Im Folgenden werden idealtypisch Ziele und Merkmale eines integrativen betrieblichen Gesundheitsmanagements beschrieben:

• Es wird eine ganzheitliche präventive Orientierung angestrebt.

• Neben der Verhältnisänderung steht auch die Verhaltensänderung im Blickpunkt des Interesses.

• Neben der Verflechtung von Arbeitsschutz und betrieblicher Gesundheitsförderung werden auch gesellschaftliche und wirtschaftliche Fragen sowie unterschiedliche Zielgruppen (Stakeholder-Ansatz) berücksichtigt. Durch diese Verflechtungen soll die systematische Erschließung von Synergieeffekten sichergestellt werden.

• Durch die Nutzung, Einbindung und Weiterentwicklung bestehender Strukturen, Prozesse und Instrumente wird eine dauerhafte Implementation des integrativen betrieblichen Gesundheitsmanagements erreicht. Somit ist gewährleistet, dass auch nach Projektende die Strukturen und Prozesse weiterbestehen und nicht nur einen kurzfristigen Charakter aufweisen, wie dies bei den meisten Projekten üblich ist.

- Regelkreise statt linearer Ursache-Wirkungs-Zusammenhänge prägen das Denken und Handeln. Diese dienen im Sinne eines kontinuierlichen Verbesserungsprozesses dazu, bestehende Prozesse zu optimieren und die dazu benötigten Instrumente zu verfeinern.

- Aktive Einbindung des Managements sowie der Mitarbeiter und Fachexperten in den Prozess der betrieblichen Gesundheitsförderung.

Um Klein- und Mittelbetriebe zur schrittweisen Entwicklung eines integrativen betrieblichen Gesundheitsmanagements zu motivieren, sieht das Bonus-Modell der AOK Niedersachsen vor, dass sowohl Unternehmen als auch Mitarbeiter bei positiver Entwicklung 1/12 des Jahresbeitrages von der AOK erhalten. Dies erfordert die Entwicklung eines Bewertungsinstrumentes, mit dem sich die Entscheidung über die Gewährung des Bonus treffen lässt und das zugleich Anreize und Anhaltspunkte für den Aufbau und die Weiterentwicklung eines integrativen betrieblichen Gesundheitsmanagements enthält. Auf der Grundlage der Erfahrungen mit dem Bewertungsmodell für große Unternehmen (Zink/Thul 1998; Thul/Zink 1999) wurde ein speziell für die Belange von Unternehmen kleiner und mittlerer Größe zugeschnittenes Modell entwickelt, das nun detaillierter vorgestellt wird.

5. Das Bewertungsmodell für Klein- und Mittelbetriebe

Analog zum Bonusprojekt für Großunternehmen wird im Teilprojekt für Klein- und Mittelbetriebe das Instrument der Selbstbewertung auf Basis eines umfassenden Modells für das Gesundheitsmanagement eingesetzt. Damit wurde in zweierlei Hinsicht Neuland betreten. Zum einen lagen bis zu Beginn dieses Teilprojekts kaum Erfahrungen mit der Selbstbewertung in kleineren Unternehmen vor, zum anderen erforderten die in diesen Unternehmen bestehenden Rahmenbedingungen die Entwicklung eines neuen Bewertungsmodells. Die folgenden Ausführungen zeigen, welche Anforderungen dieses zielgruppenspezifische Modell erfüllen muss und wie diese konkret umgesetzt wurden.

5.1 Anforderungen an das Bewertungsmodell

Anders als bei Großunternehmen ist der finanzielle Vorteil, den kleine und mittelständische Unternehmen aus dem Bonusvorhaben ziehen können, eher begrenzt. Der eigentliche Nutzen ist vielmehr darin zu sehen, dass das Thema Gesundheit eine Möglichkeit zum Einstieg in fundierte Managementansätze bietet. Konzepte, Strukturen, Prozesse und Instrumente, die eine Organisation im Rahmen des Gesundheitsmanagements entwickelt und erfolgreich umgesetzt hat, sollten nach einer entsprechenden Anpassung auch auf andere Tätigkeits-felder wie z.b. Qualitäts- und Umweltmanagement übertragen werden.

Das Bewertungsmodell für kleine und mittelständische Unternehmen versteht Gesundheit als einen Baustein eines integrierten Managementsystems. Insofern enthält das Modell neben gesundheitsspezifischen auch eher allgemeingültige Anforderungen. So sind beispielsweise das Vorbildverhalten der Führungskräf-te oder die systematische Vorgehensweise bei der Ableitung und Umsetzung von Verbesserungsmaßnahmen nicht nur im Zusammenhang mit dem betriebli-chen Gesundheitsmanagement bedeutsame Erfolgsfaktoren. Sie sind es in glei-chem Maße auch z.b. in Bezug auf das Qualitäts- und Umweltmanagement.

Das Bewertungsmodell nimmt nicht für sich in Anspruch, unmittelbar als Ge-staltungsmodell einsetzbar zu sein. Gleichwohl leiten sich aber aus den Bewer-tungskriterien spezifische Anforderungen an den Aufbau und die Weiterent-wicklung eines Gesundheitsmanagementsystems ab. Das Bewertungsmodell hat insofern eine Leitbildfunktion. Es will den Anwender zum Einstieg in eine neue managementorientierte Unternehmensführung veranlassen. Dabei wird bewusst in Kauf genommen, dass insbesondere kleinere Unternehmen in vielen Berei-chen „Neuland" betreten müssen. Diese Herausforderungen sollen dazu beitra-gen, einen Organisationsentwicklungsprozess in Gang zu setzen, der nicht nur die Gesundheit im Unternehmen, sondern letztlich auch die Leistungsfähigkeit der Gesamtorganisation verbessern kann. Dieser weitreichende Anspruch birgt das Risiko einer Überforderung der Klein- und Mittelbetriebe in sich. Insofern muss das Bewertungsmodell inhaltlich so gestaltet sein, dass die Balance zwi-schen innovativer Herausforderung und Überforderung gewahrt bleibt.

Im folgenden Abschnitt wird das Bewertungsmodell für Klein- und Mittelbe-triebe vorgestellt, welches vor dem Hintergrund der oben skizzierten Rahmen-bedingungen entstanden ist.

5.2 Der Aufbau des Bewertungsmodells für Klein- und Mittelbetriebe

Analog zum Bewertungsmodell für Großunternehmen differenziert das in Ab-bildung 1 dargestellte Bewertungsmodell zwischen „Gesundheitsergebnissen" und deren „Voraussetzungen". Beide Kriteriengruppen sind dabei gleich wich-tig. Das Bewertungsmodell repräsentiert einen Regelkreis, bei dem die Verbes-serung der Ergebnisse einerseits das Ziel der Anstrengungen ist, andererseits dienen die Ergebnisse auch dazu, die Effektivität und Effizienz gesundheitsre-levanter Prozesse zu bewerten.

Abb. 1: Bewertungsmodell für Klein- und Mittelbetriebe: oberste Kriterienstruktur

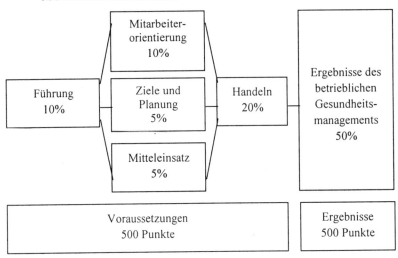

Abbildung 1 zeigt nur die oberste Ebene der Kriterienstruktur. Die dort genannten Kriterien sind teilweise in Unterkriterien aufgeteilt, zu denen die Modellbeschreibung wie beim Modell für Großunternehmen beispielhafte Realisierungsmöglichkeiten (Ansatzpunkte) enthält. Bei den „Ergebnissen" wurde auf eine Unterteilung in Unterkriterien auf der Basis unterschiedlicher Gesundheitsdimensionen verzichtet. Stattdessen differenziert das Bewertungsmodell nach der Art der Datenquelle zwischen objektiven und subjektiven Ergebnisindikatoren (s. Abb. 2). Durch diese stärkere Aggregation trägt das Modell einem besonderen Problem von kleinen und mittleren Unternehmen Rechnung. Dort sind Gesundheitsdaten häufig nicht verfügbar, sei es aufgrund fehlender Voraussetzungen, sei es aus Datenschutzgründen (z.B. zur Wahrung der Anonymität bei Mitarbeiterbefragungen). Die erwähnte Anpassung des Bewertungsmodells ermöglicht es Klein- und Mittelbetrieben, bei der Bewerbung um den prospektiven Beitragsbonus eine breitere Palette von Ergebnisdaten nutzen zu können. Abbildung 2 zeigt, in welche Unterkriterien das Bewertungsmodell gegliedert ist.

Neben der begrifflichen Anpassung des Modells an die Gegebenheiten der Zielgruppe „Klein- und Mittelbetriebe" ist die Verringerung der Anzahl von Unterkriterien der wesentliche formale Unterschied zum Bewertungsmodell für Betriebe mit mehr als 100 Mitarbeitern. Der wichtigste inhaltliche Unterschied besteht beim Kriterium „Ziele und Planung". Im Modell für Großunternehmen ist bei der Beschreibung der entsprechenden Dimension „Strategie und Planung" u.a. zu verdeutlichen, inwieweit gesundheitsrelevante Aspekte in allgemeinen Plänen und Strategien Berücksichtigung finden. Da bei kleinen und

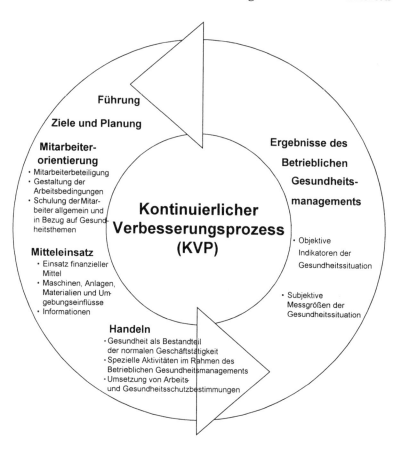

mittleren Unternehmen nur selten Unternehmensstrategien und -pläne vorzufinden sind, wurde bei der Entwicklung des Bewertungsmodells für Klein- und
Mittelbetriebe der Schwerpunkt auf systematisches Handeln gelegt. Die Unternehmen müssen im Bewertungsprozess nachweisen, wie sie Handlungsbereiche
zur Verbesserung der betrieblichen Gesundheitssituation identifizieren, Ziele
zur Verbesserung festlegen und priorisieren sowie schließlich geeignete Verbesserungsmaßnahmen ableiten. Damit deckt das Modell für Klein- und Mittelbetriebe nur einen Teilbereich dessen ab, was im Modell für Großbetriebe gefordert wird. Dieser Teilbereich erscheint bei der spezifischen Zielgruppe der
Klein- und Mittelbetriebe jedoch von substanzieller Bedeutung – sowohl für die
Verbesserung der betrieblichen Gesundheitssituation als auch für die Optimierung des Tagesgeschäfts. – Am Beispiel des Kriteriums „Ziele und Planung"
kann gezeigt werden, welche Ansatzpunkte (mögliche Maßnahmen) die Modellbeschreibung zur Umsetzung der Modellkriterien enthält (s. Abb. 3).

Abb. 3: Kriterium „Ziele und Planung": Ansatzpunkte

Kriterium 2:

Ziele und Planung

Ansatzpunkte zu Kriterium 2 (Auswahl):

- Wie das Unternehmen Handlungsbereiche des betrieblichen Managements ermittelt und dabei bisherige Ergebnisse nutzt
- Wie das Unternehmen bei der Ermittlung von Ursachen von Gesundheitsproblemen vorgeht
- Welche bzw. wie Ziele des betrieblichen Gesundheitsmanagements festgelegt werden
- Festlegen von Rangfolgen für Ziele und Maßnahmen des betrieblichen Gesundheitsmanagements
- Festlegen von Maßnahmen zur Verbesserung der betrieblichen Gesundheitssituation
- Pläne zur Umsetzung von Maßnahmen zur Verbesserung der betrieblichen Gesundheitssituation

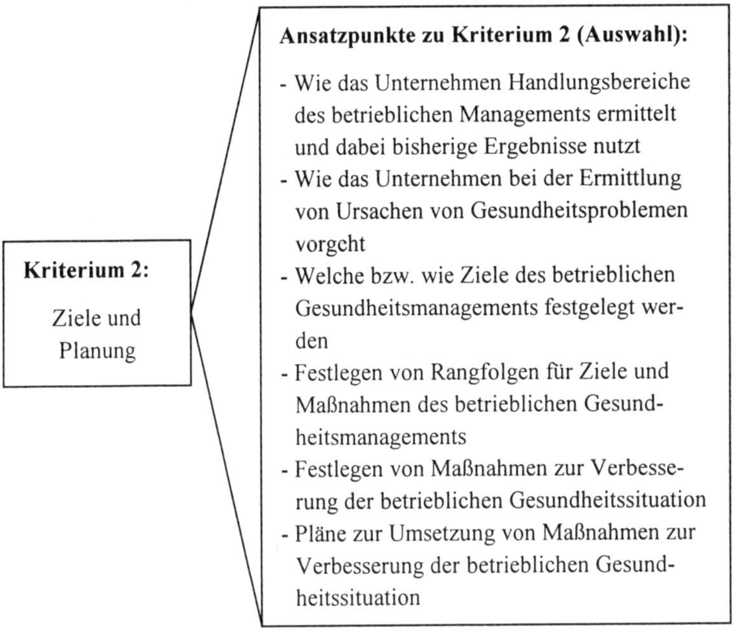

6. Erste Ergebnisse

Wie bei den Großunternehmen dient das vorgestellte Modell den Klein- und Mittelbetrieben zunächst als Grundlage für eine Selbstbewertung, die die Basis für einen kontinuierlichen Verbesserungsprozess (KVP) bilden soll. Erste Ergebnisse zeigen, dass die Selbstbewertung im Rahmen dieses Projektes ein Instrument ist, das es auch Unternehmen mit kleinbetrieblichen Strukturen ermöglicht, die Ist-Situation des betrieblichen Gesundheitsmanagements zu erfassen und darüber hinaus einen KVP-Kreislauf anzustoßen. Dies geschieht durch die Identifikation von Ansatzpunkten für Verbesserungsmaßnahmen. An den identifizierten Schwachpunkten können entsprechende Maßnahmenplanungen ansetzen. Zudem bildet die Auswertung der eingereichten Selbstbewertungen durch das Institut für Technologie und Arbeit an der Universität Kaiserslautern auch die Grundlage für die Entscheidung, ob die realisierten Konzepte und die erzielten Ergebnisse die Gewährung eines Bonus rechtfertigen.

Nachdem neun Unternehmen ihre Bewerbungsunterlagen eingereicht haben, können die ersten Ergebnisse vorgestellt werden. Die Säulen in der Abbildung 4 stellen die erreichten Prozentwerte der einzelnen Unternehmen je Kriterium dar.

Festzustellen ist, dass die meisten Bewerber die Voraussetzungen zur Gewährung des prospektiven Beitragsbonus erfüllt haben. Lediglich einem Unternehmen musste der Bonus bisher verwehrt werden.

Betrachtet man die Ergebnisse genauer (s. Abb. 4), werden folgende Punkte besonders deutlich:

• Die meisten Unternehmen haben gute Bewertungen beim Kriterium „Führung" erreicht. Daraus lässt sich schließen, dass sich die Führungskräfte für das betriebliche Gesundheitsmanagement engagieren, was wiederum als Grundlage für den Erfolg eines solchen Vorhabens zu sehen ist.

• Fast alle Unternehmen haben relativ gute Bewertungen im Kriterium „Ziele und Planung" erhalten. Dies lässt sich vor allem dadurch erklären, dass durch die geringe Unternehmensgröße Maßnahmen schneller umsetzbar sind, als dies bei Großunternehmen der Fall ist.

Abb. 4: Erreichte Punktwerte je Kriterium

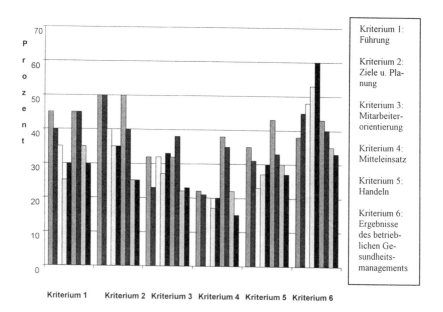

• Besondere Verbesserungspotenziale lagen bei allen Unternehmen bislang beim Kriterium „Mitteleinsatz" (finanzielle Mittel bzw. Sachmittel) vor. In dieser Hinsicht ist festzustellen, dass die für das Gesundheitsmanagement erforderliche systematische Vorgehensweise nur begrenzt praktiziert wurde.

- Die meisten der bisher beteiligten Unternehmen weisen durchschnittliche bis gute Ergebnisse in Bezug auf die betriebliche Gesundheitssituation („Ergebnisse") auf.

Diese Gesamtergebnisse zeigen aber auch eine Reihe von Chancen und Risiken für die Unternehmen auf. Sie werden am Beispiel dreier Unternehmen mit jeweils guten, mittleren und unterdurchschnittlichen Gesamtergebnissen verdeutlicht (s. Abb. 5). Die im Diagramm dargestellten Punkte symbolisieren die Konstellationen von Gesundheitsvoraussetzungen und gesundheitsbezogenen Ergebnissen. Punkte, die auf bzw. in der Nähe der Diagonale liegen, weisen eine ausgeglichene Bewertung von Voraussetzungen und Ergebnissen auf. Im Folgenden werden die wesentlichen Schlussfolgerungen kurz erläutert:

Abb. 5: Gesamtbewertung von drei Unternehmen

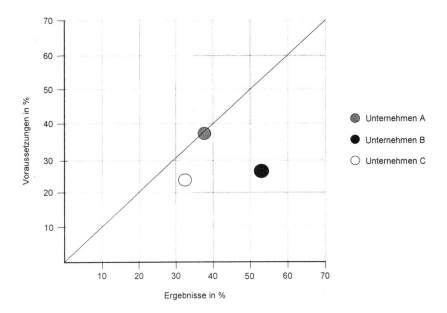

- Das Unternehmen A hat bei den Gesundheitsvoraussetzungen gute Bewertungen erhalten, d.h. es hat zum Teil geeignete Konzepte für ein betriebliches Gesundheitsmanagement entwickelt und – was noch wichtiger ist – diese auch umgesetzt sowie in einem integrativen Sinne im Tagesgeschäft verankert. Die bisher erzielten Ergebnisse im Rahmen der betrieblichen Gesundheitsförderung sind zwar noch unterdurchschnittlich, allerdings ist hier zu erwarten, dass sich dieser Wert in den kommenden Jahren erhöhen wird, wenn die geschaffenen Voraussetzungen greifen.

- Das Unternehmen B hingegen weist bei den Gesundheitsvoraussetzungen erhebliche Verbesserungspotenziale auf, hat aber aufgrund punktueller Aktivitäten in der Vergangenheit positive Ergebnisse vorzuweisen. Hier besteht die Gefahr, dass das Unternehmen die Verbesserungspotenziale, die bei den Voraussetzungen bestehen, nicht in Angriff nimmt und damit die positiven Ergebnisse auf Dauer nicht stabilisieren kann.

- Das Unternehmen C weist sowohl bei den Gesundheitsvoraussetzungen als auch bei den Ergebnissen erhebliche Verbesserungspotenziale auf (vor allem bei den Voraussetzungskriterien 2 bis 5). Dies war mit der ausschlaggebende Grund, dass dieses Unternehmen die Bedingungen für die Gewährung des prospektiven Beitragsbonus nicht erfüllen konnte. Hier besteht allerdings die Chance, durch konsequentes Nutzen der Verbesserungspotenziale in Zukunft eine positive Entwicklung einschlagen zu können. Dies dürfte sich dann auch langfristig im positiven Sinne auf die Ergebnisse auswirken.

7. Fazit und Ausblick

Dieser Beitrag macht deutlich, dass auch Klein- und Mittelbetriebe zum einen für das Thema Gesundheit sensibilisiert und zum anderen – falls noch nicht vorhanden – mit systematischem Handeln vertraut gemacht werden können.

Wie die Analyse der ersten Ergebnisse zeigt, sind die teilnehmenden Klein- und Mittelbetriebe durchaus in der Lage, Ansätze eines integrativen betrieblichen Gesundheitsmanagements erfolgreich umzusetzen. Im Rahmen des Projekts wird zu beobachten sein, wie sich diese Unternehmen entwickeln und ob die neu hinzukommenden Unternehmen ähnlich gute Ergebnisse erreichen.

Des Weiteren ist festzustellen, dass die Selbstbewertung auch bei dieser Unternehmensgröße ein sinnvolles Instrument darstellt, um Verbesserungspotenziale zu identifizieren und kontinuierliche Verbesserungen zu ermöglichen. Allerdings zeigen die bisherigen Erfahrungen auch, dass die Unternehmen bei der Erstellung der Selbstbewertungsunterlagen auf eine zum Teil umfangreiche Unterstützung eines Beraters (externe Fachexperten der AOK) angewiesen sind.

Im Laufe des Projekts soll geklärt werden,

- ob es gelingt, das Bewertungsverfahren für die Betriebe dahingehend zu vereinfachen, dass man ohne die Hilfe Dritter die Selbstbewertungsunterlagen erstellen und als Basis eines kontinuierlichen Verbesserungsprozesses nutzen kann,

- ob es den Unternehmen langfristig gelingt, die Strukturen des betrieblichen Gesundheitsmanagements komplett in ihre normalen Arbeitsabläufe zu integrieren, und

- inwieweit das Prinzip des systematischen Arbeitens, das im Rahmen des betrieblichen Gesundheitsmanagements eingeübt wurde, auf andere Bereiche wie das Qualitäts- oder Umweltmanagement übertragen werden kann.

Zumindest für den dritten Punkt gibt es erste Anzeichen dafür, dass das gelingen kann. Einige Betriebe unternehmen bereits den Versuch, über das Thema Gesundheit in das Feld des Qualitätsmanagements einzusteigen.

Literatur

Demmer, H. (1995): Betriebliche Gesundheitsförderung – von der Idee zur Tat. In: WHO-Europa/Bundesverband der Betriebskrankenkassen (Hrsg.): Europäische Serie zur Gesundheitsförderung, Nr. 4, Kopenhagen/Essen

Eberle, G. (1993): Erfahrungsbericht zur betrieblichen Gesundheitsförderung: Dokumentation eines AOK-Pilotprojektes, Bonn

Gibb, A.A. (1996): Training for Enterprise: The Role of Education and Training in Small and Medium Enterprise (SME) Development. Zitiert nach Autio, E./Klofsten, M. (1998): A comparative study of two European business incubators. In: Journal of Small Business Management 36, 30-44

Görres, H.-J./Peter, J./Frerichs, E. (1998): Perspektiven eines integrierten Gesundheitsmanagements in Kleinbetrieben. In: Müller, R./Rosenbrock, R. (Hrsg.): Betriebliches Gesundheitsmanagement, Arbeitsschutz und Gesundheitsförderung – Bilanz und Perspektiven, Sankt Augustin: Asgard, 372-391

Meyer, J.-A./Hansen, P. (1999): Handbuch der Förderprogramme für kleine und mittelständische Unternehmen, München: Vahlen

Mezgár, I./Kovács, G.L. (1999): PLENT – A European Project on SME cooperation. In: Human Systems Management 18, 193-201

Paoli, P. (1997): Working Conditions in the European Union. European Foundation for the Improvement of Living and Working Conditions, Dublin

Pollard, C.E./Hayne, C. (1998): The changing face of information system issues in small firms. In: International Small Business Journal 16, 70-88

Thul, M.J./Zink, K.J. (1999): Konzepte und Instrumente eines integrativen betrieblichen Gesundheitsmanagements. In: Zentralblatt für Arbeitsmedizin, Arbeitsschutz und Ergonomie 49, 274-284

van der Wiele, T./Brown, A. (1998): Venturing down the TQM path for SME's. In: International Small Business Journal 16, 50-69

Zink, K.J./Thul, M.J. (1998): Gesundheitsassessment – ein methodischer Ansatz zur Bewertung von Gesundheitsförderungsmaßnahmen. In: Müller, R./Rosenbrock, R. (Hrsg.): Betriebliches Gesundheitsmanagement, Arbeitsschutz und Gesundheitsförderung – Bilanz und Perspektiven, St. Augustin: Asgard, 327-348

Zwingmann, B. (1998): Arbeitsschutz und Gesundheitsförderung. Aufgaben der Sozialversicherungsträger aus gewerkschaftlicher Sicht. In: Müller, R./Rosenbrock, R. (Hrsg.): Betriebliches Gesundheitsmanagement, Arbeitsschutz und Gesundheitsförderung – Bilanz und Perspektiven, St. Augustin: Asgard, 117-133

Gregor Breucker, Reinhold Sochert

Klein, gesund und wettbewerbsfähig

Der Beitrag betrieblicher Gesundheitsförderung zur Verbesserung von Gesundheit und Wohlbefinden in Klein- und Mittelunternehmen (KMU)

1. Einleitung

Gesundheit, Sicherheit und Wohlbefinden gehören zu den elementaren Voraussetzungen für die wirtschaftliche Leistungsfähigkeit öffentlicher wie privater Unternehmungen. Gleichzeitig sind sie Grundlage für die soziale Entwicklung in den Ländern der Europäischen Gemeinschaft. Nur selten gehören sie jedoch zu den vorrangigen Unternehmenszielen, hier dominieren in der Regel betriebswirtschaftliche Kriterien.

Dies trifft in ganz besonderem Maße für die große Gruppe der Klein- und Mittelunternehmen (KMU) zu. Arbeits- und Gesundheitsschutzerfordernisse werden hier oft als zusätzlicher administrativer Aufwand betrachtet, die Rolle von Gesundheitsförderung für die Produktivität und den Wettbewerbserfolg findet dagegen nur wenig Beachtung. In KMU arbeitet jedoch der weitaus größte Anteil der Beschäftigten.

Dies war Anlass für eine Gemeinschaftsinitiative des Europäischen Netzwerkes für betriebliche Gesundheitsförderung (ENBGF), an der sich insgesamt 18 Länder beteiligten (s. auch den Beitrag von Breucker in diesem Buch). Hauptziel dieses 2 ½-jährigen Vorhabens war es, durch die Verbreitung von Beispielen guter Praxis dazu beizutragen, dass der betrieblichen Gesundheitsförderung mehr Aufmerksamkeit zuteil wird und sich alle Verantwortlichen und Beteiligten in stärkerem Masse für die gesundheitlichen Belange von KMU engagieren.

Der vorliegende Beitrag fasst Vorgehen und Ergebnisse dieser europäischen Initiative zusammen (s. dazu ausführlich BKK Bundesverband 2001a, b, c).

2. Was sind Klein- und Mittelunternehmen?

Eine genaue Zuordnung eines Unternehmens zur Kategorie Klein- und Mittelunternehmen fällt schwer, da die in den einzelnen Ländern Europas verwendeten Kriterien aufgrund der sehr heterogenen Wirtschaftsstruktur unterschiedlich sind. Mit Ausnahme von Großbritannien und Irland gibt es in keinem Land eine eindeutige, offiziell anerkannte Definition von KMU. Praktisch arbeitet man in den meisten Ländern mit dem Kriterium Beschäftigtenzahl, wobei sich die Größenordnungen zwischen den Ländern zum Teil erheblich unterscheiden. Auch im Hinblick auf kleine Unternehmen besteht ein unterschiedliches Verständnis, und nur wenige Länder differenzieren darüber hinaus zwischen kleinen und Mikrounternehmen (s. Europäische Stiftung 1999).

Neben der Beschäftigtenzahl werden auch qualitative Merkmale zur Abgrenzung von KMU herangezogen wie das Ausmaß der Arbeitsteilung, die Einbindung des Unternehmenseigners in den Produktions- bzw. Dienstleistungserstellungsprozess oder die Zugehörigkeit des Betriebs zum formellen oder informellen Beschäftigungssektor.

Die Initiative des ENBGF stützt sich auf eine Definition der Europäischen Kommission aus dem Jahre 1996, die auf einer Kombination der Kriterien „Beschäftigtenzahl", „Umsatz", „Bilanzvolumen" und „wirtschaftliche Unabhängigkeit" basiert (s. Europäische Kommission 1996). Danach gilt ein Unternehmen als KMU, wenn es

- weniger als 250 Mitarbeiter beschäftigt,

- einen Jahresumsatz von höchstens 40 Mio. Euro oder eine Jahresbilanzsumme von max. 27 Mio. Euro erzielt,

- sich zu höchstens 25% im Besitz eines oder mehrerer großer Unternehmen befindet.

Darüber hinaus empfiehlt die Kommission eine weitere Differenzierung in *mittlere* Unternehmen (mehr als 50, aber weniger als 250 Mitarbeiter), *Klein*unternehmen (mindestens 10, aber weniger als 50 Mitarbeiter) und *Kleinst*unternehmen (weniger als 10 Mitarbeiter).

Das im Weiteren beschriebene Vorhaben konzentrierte sich auf die Gruppe der Klein- und Kleinstunternehmen.

3. Die Rolle von Klein- und Mittelunternehmen für die soziale und ökonomische Entwicklung in der Europäischen Gemeinschaft

Der KMU-Sektor leistet einen wesentlichen Beitrag zur sozialen und ökonomischen Entwicklung in der Europäischen Gemeinschaft. Den aktuell verfügbaren

Daten zufolge beschäftigen fast 20 Mio. Unternehmen innerhalb der Europa-18-Staaten weniger als 250 Mitarbeiter. Dies sind mehr als 99% aller Unternehmen; insgesamt arbeiten ca. 77 Mio. Beschäftigte in KMU. Dies entspricht einem Arbeitsplatzanteil von rund 66%. Auf KMU entfällt außerdem mehr als die Hälfte des Umsatzes in Europa (s. ENSR 2000).

Die Analyse der Verteilung der Beschäftigten innerhalb des KMU-Sektors nach Betriebsgröße verdeutlicht zudem den hohen arbeitsmarktpolitischen Stellenwert von Kleinstunternehmen. So sind in 93% aller Unternehmen weniger als 10 Mitarbeiter beschäftigt (s. ebenda). Dieser Beschäftigungsanteil ist größer als die Anzahl der Beschäftigten in Großunternehmen mit mehr als 500 Mitarbeitern.

Innerhalb der Europa-18-Staaten entfallen auf Deutschland absolut die meisten KMU-Arbeitsplätze (ca. 25%), danach folgen Großbritannien und Italien (s. Rheinisch-Westfälisches Institut für Wirtschaftsforschung/European Policies Research Centre 2000).

Daten zur gesamtwirtschaftlichen Entwicklung einschließlich der Arbeitsmarktentwicklung zeigen, dass KMU, und hier insbesondere Mikrounternehmen, im Hinblick auf die Beschäftigungssituation von rezessiven Tendenzen und Verläufen weniger betroffen sind (s. ENSR 2000).

Diese Faktoren haben mit dazu beigetragen, dass dem KMU-Sektor in der Europäischen Union ein hoher Stellenwert in Bezug auf Strategien zur Lösung des Beschäftigungsproblems beigemessen wird.

Im Vordergrund des Interesses der Arbeitsmarktpolitik und der Diskussion über die Förderung der weiteren wirtschaftlichen Entwicklung in Europa stehen innovationsfreudige Unternehmen kleiner bzw. mittlerer Unternehmensgröße (s. Europäische Kommission 2001).

4. Was unterscheidet Klein- und Mittelunternehmen von größeren Unternehmen?

Insbesondere Klein- und Kleinstunternehmen zeichnen sich im Vergleich zu großen Unternehmen durch andere Arbeits- und Produktionsbedingungen aus. Dazu gehören einfachere formale Organisationsstrukturen, weniger Schnittstellen und ein größeres Ausmaß an direkter Kommunikation (s. Kentner 1997; Ministerium für Arbeit, Gesundheit und Soziales des Landes NRW 1997; Reim/Ritter 2000).

Zu den Bedingungen, die sich auf den Stellenwert von Sicherheits- und Gesundheitsfragen in Unternehmen dieser Größenklassen auswirken, gehören:

• die Rolle des Betriebsinhabers: Die Gestaltung der Arbeitsbedingungen in Klein- und Kleinstunternehmen hängt maßgeblich vom Betriebsinhaber persönlich ab; durch seine Vorbildfunktion prägt er den Umgang mit Gefahren am Arbeitsplatz.

- die sozialen Beziehungen: Viele Kleinbetriebe sind durch ein familiäres Milieu geprägt. Es sind häufig Familienbetriebe, in denen die Familienangehörigen mitarbeiten. Dadurch kommt es zu einer weitgehenden Verschmelzung von Arbeit und Privatsphäre und damit zu einer großen Transparenz unter den Mitarbeitern in Bezug auf ihre persönlichen Lebensumstände.

- die Arbeitsanforderungen: Kleinunternehmen weisen vergleichsweise einfachere Organisationsstrukturen auf. Es existieren weniger standardisierte Arbeitsabläufe, zudem ist das Ausmaß direkter Kommunikation oftmals bedeutend größer als in anderen Betrieben. Saisonale Schwankungen und die damit geforderte hohe Flexibilität verlangen mitdenkende und eigenverantwortlich handelnde Fachleute mit relativ hohem Qualifikationsniveau und angemessenen Handlungsspielräumen.

Aufgrund der großen Unterschiede innerhalb des KMU-Sektors ist es nicht möglich, ein genaues Bild der Beschäftigungssituation in KMU zu erstellen. Die vorliegenden Daten weisen auf folgende Besonderheiten im Vergleich zu großen Unternehmen hin (s. Europäische Stiftung 1999):

- eine größere Arbeitszeitflexibilisierung in kleinen Unternehmen infolge stärkerer Leistungsverdichtung (nicht aufgrund innovativer Arbeitszeitregelungen),

- eine geringere Entlohnung,

- eine geringere Arbeitsplatzsicherheit sowie

- weniger Ressourcen für Personalentwicklungsmaßnahmen, Weiterbildung und Gesundheitsschutz.

Die vorliegenden Informationen zur gesundheitlichen Lage der Beschäftigten in KMU in den Mitgliedsstaaten der EU vermitteln kein homogenes Bild. Während aus gesamteuropäischer Perspektive beispielsweise das Unfallrisiko bei geringerer Unternehmensgröße steigt, kann diese allgemeine Tendenz für Österreich, Dänemark und Schweden nicht bestätigt werden (s. European Agency for Safety and Health at Work 2000; BKK Bundesverband 2001a). In Deutschland weisen die statistischen Daten für Klein- und Kleinstunternehmen eine deutlich erhöhte Unfallhäufigkeit aus. Die krankheitsbedingten Fehltage sind hier jedoch deutlich geringer als in Großbetrieben (s. Waldeck 1998; Reim/Ritter 2000).

5. Betriebliche Gesundheitsförderung in KMU: eine Initiative des Europäischen Netzwerkes für betriebliche Gesundheitsförderung

Das Europäische Netzwerk für betriebliche Gesundheitsförderung (ENBGF), ein Zusammenschluss von Institutionen des staatlichen Arbeitsschutzes und des öffentlichen Gesundheitswesens aus allen Mitgliedsstaaten der Europäischen Gemeinschaft, den Ländern des Europäischen Wirtschaftsraumes und einigen osteuropäischen Beitrittsländern, hat im Zeitraum von 1999 bis Mitte 2001 die zweite Gemeinschaftsinitiative „Betriebliche Gesundheitsförderung in KMU" (Beschluss Nr. 645/96/EG 1996) durchgeführt (s. ausführlicher zum ENBGF den Beitrag von Breucker in diesem Buch). Dieses Gemeinschaftsvorhaben verfolgte die folgenden Ziele:

• Die Situation betrieblicher Gesundheitsförderung in KMU in den beteiligten Ländern sollte dargestellt und bewertet werden (Länderberichte).

• Kriterien für eine gute Praxis betrieblicher Gesundheitsförderung in KMU sollten als Konsens der Mitglieder des Europäischen Netzwerkes für betriebliche Gesundheitsförderung entwickelt und gute Praxisbeispiele identifiziert und dokumentiert werden (Kriterien und Beispiele guter Praxis).

• Auf dieser Grundlage sollten Empfehlungen zur Verbesserung der Rahmenbedingungen für betriebliche Gesundheitsförderung in KMU entwickelt werden, die der Europäischen Kommission, den anderen Europäischen Institutionen sowie den verantwortlichen Stellen auf nationaler Ebene zur Verfügung gestellt werden (Politik-Empfehlungen).

5.1 Ablauf und methodisches Vorgehen

Die Durchführung des Vorhabens erfolgte entsprechend dem in Abbildung 1 dargestellten Projektablauf. Wesentliche Schritte bzw. Projektbausteine waren:

(1) Leitfäden und Kriterien guter Praxis:
Im ersten Schritt wurden Leitfäden und Kriterien für die Erstellung der Länderberichte und die Auswahl und Dokumentation guter Praxisbeispiele entwickelt. Für jedes Land sollte ein nationaler Experte entsprechend diesen Vorgaben und Kriterien einen Bericht verfassen, der den Stand der gegenwärtigen Praxis des betrieblichen Arbeits- und Gesundheitsschutzes und der betrieblichen Gesundheitsförderung in KMU beschreibt und bewertet, sowie jeweils drei vorbildliche Praxisbeispiele ermitteln und dokumentieren, um Anschauungsmaterialien und Argumentationshilfen für die Realisierbarkeit beispielhafter Praxis zu liefern. Ein Entwurf für die Leitfäden und Kriterien guter Praxis wurde anhand von Literaturrecherchen und auf der Grundlage von Diskussionen mit ausgewählten Experten aus Österreich, Deutschland, Griechenland, Irland, Schweden und der Schweiz erarbeitet. Anschließend wurde der Vorschlag bei einem Tref-

fen des Advisory Committee des ENBGF und einer Sitzung des ENBGF vorgestellt und diskutiert. Die dabei gewonnenen Anregungen wurden anschließend eingearbeitet.

Abb. 1: Europäisches Gemeinschaftsprojekt „Betriebliche Gesundheitsförderung in KMU": Inhalte und Ablauf

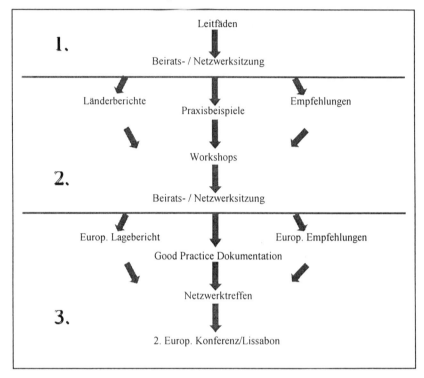

(2) Länderberichte, vorbildliche Praxisbeispiele und Politik-Empfehlungen: Auf der Grundlage der entwickelten Leitfäden und Kriterien guter Praxis fertigte dann jedes der 18 am Netzwerk beteiligten Länder einen ca. 30 Seiten umfassenden Situationsbericht zum betrieblichen Arbeits- und Gesundheitsschutz und zur Gesundheitsförderung in KMU an und dokumentierte jeweils drei vorbildliche Praxisbeispiele. Insgesamt wurden 48 Praxisbeispiele identifiziert. Berichte und vorbildliche Praxisbeispiele wurden anschließend in vier Workshops, an denen die nationalen Experten aus vier bis fünf Ländern teilnahmen, präsentiert und unter folgenden Gesichtspunkten diskutiert:

- Mit welchen Strategien kann die Situation von Arbeits- und Gesundheitsschutz sowie betrieblicher Gesundheitsförderung in KMU künftig verbessert werden?

- Welche Merkmale kennzeichnen eine vorbildliche Arbeitsschutz-, Gesundheitsschutz- und Gesundheitsförderungspraxis in KMU?

(3) Zweite Europäische Konferenz des ENBGF:
Die Ergebnisse der vier Workshops wurden zusammenfassend aufbereitet, bei den beiden nächsten Treffen des Advisory Committee des ENBGF und einer weiteren Sitzung des Netzwerkes diskutiert und im nächsten Schritt sowohl in den Entwurf zur Politik-Empfehlung eingearbeitet, der zuvor von einer Expertengruppe des Netzwerks erarbeitet wurde, als auch für die abschließende Fassung der Kriterien guter Praxis berücksichtigt.

Am Ende des europäischen Gemeinschaftsprojekts zur betrieblichen Gesundheitsförderung in KMU liegen nun drei getrennte, aber miteinander eng zusammenhängende Publikationen vor:

- ein europäischer Lagebericht zum betrieblichen Arbeits- und Gesundheitsschutz und zur Gesundheitsförderung in KMU (s. BKK Bundesverband 2001a),

- eine europäische Dokumentation von Beispielen vorbildlicher Praxis zum betrieblichen Arbeits- und Gesundheitsschutz und zur Gesundheitsförderung in KMU (s. BKK Bundesverband 2001b),

- Empfehlungen für künftige Strategien zur Verbesserung des Arbeits- und Gesundheitsschutzes sowie der betrieblichen Gesundheitsförderung in KMU (s. BKK Bundesverband 2001c).

Die Ergebnisse wurden auf der 2. Europäischen Konferenz des ENBGF in Lissabon im Juni 2001 vorgestellt.

5.2 Kriterien und Beispiele guter Praxis

Der dem gesamten Vorhaben zugrunde liegende Ansatz der Qualitätssicherung stellt den Begriff der „guten Praxis" in den Mittelpunkt. Um den nationalen Berichterstattern ein einheitliches und konsistentes Orientierungsraster zur Verfügung zu stellen, wurden gemeinsam mit den Vertretern des Europäischen Netzwerkes für betriebliche Gesundheitsförderung Kriterien guter Praxis entwickelt. Sie dienten den Berichterstattern bei der Auswahl und Dokumentation der Praxisbeispiele ihrer Länder zur Orientierung. Eine zusätzliche Frageliste sollte die Erhebung relevanter Informationen erleichtern. Je nach nationalem Entwicklungsstand der Gesundheitsförderung in KMU und je nach subjektiver Perspektive des Berichterstatters wurden in der Kriterienanwendung unterschiedliche Gewichtungen in Bezug auf den Stellenwert einzelner Kriterien getroffen.

Die Kriterien guter Praxis reflektieren einen mehrjährigen Diskussions- und Entwicklungsprozess zwischen allen beteiligten Institutionen und können daher auch nur als ein Zwischenergebnis in einem grundsätzlich kontinuierlichen gemeinsamen Lernprozess verstanden werden.

Den Kriterien und der Auswahl der Praxisbeispiele lag eine wichtige Unterscheidung zugrunde: Vorbildliche Praxis findet sich zum einen auf der Ebene des *einzelnen* Unternehmens. Dazu gehören Projekte und Aktivitäten, die in einem Unternehmen selbständig durchgeführt werden und/oder Maßnahmen externer Dienstleister (einzelbetriebliche Ebene). Davon sind Projekte und Aktivitäten zu unterscheiden, die auf *überbetrieblicher* Ebene eine zeitlich befristete oder sogar dauerhafte Infrastruktur zur Unterstützung von KMU-Gruppen (regional- oder branchenorientiert) entwickeln und in diesem Zusammenhang betriebliche Gesundheitsförderungsprojekte durchführen (überbetriebliche Ebene). Die Auswertung der dokumentierten Praxisbeispiele ergab für die überbetriebliche Ebene, dass idealtypisch drei Ansätze unterschieden werden können:

• zeitlich befristete Projekte, die von einem überbetrieblichen Träger für eine Gruppe von KMUs durchgeführt werden,

• Netzwerkprojekte, in denen zeitlich befristete Verbünde mehrerer Träger Maßnahmen durchführen,

• Schaffung einer dauerhaften Infrastruktur durch einen oder mehrere Träger.

Die Kriterien guter Praxis wurden getrennt für beide Ebenen (betrieblich und überbetrieblich) entwickelt und angewandt (s. BKK Bundesverband. 2001b). Bei der Auswahl von Praxisbeispielen bestand eine Vorgabe darin, dass zu jedem Land möglichst zwei Beispiele dem überbetrieblichen Bereich entnommen werden sollten.

5.3 Erfolgreiche Strategien für eine Verbreitung betrieblicher Gesundheitsförderung in KMU

Auf der Grundlage der Länderberichte und einer intensiven Diskussion der Analyseergebnisse im Europäischen Netzwerk wurden eine Reihe von Strategien identifiziert, die eine bessere Verbreitung betrieblicher Gesundheitsförderung in KMU unterstützen sollen (s. BKK Bundesverband 2001c). Entsprechende Strategieempfehlungen richten sich an die europäische Ebene (zuständige Europäische Institutionen), die nationale Ebene (zuständige Ministerien, staatliche Institutionen) und die für KMU relevante unterstützende Infrastruktur (Institutionen der Sozialpartner, sektorale Selbstverwaltungseinrichtungen). Die Empfehlungen sind drei unterschiedlichen Schwerpunkten zugeordnet.

(1) Marketing und Kommunikation :

Auf europäischer und nationaler Ebene sollten die zuständigen Institutionen wirksame Kampagnen durchführen bzw. unterstützen mit dem Ziel, das Bewusstsein für den Stellenwert einer gesundheitsgerecht gestalteten Arbeitswelt

220

in KMU zu fördern. Diese Aktivitäten sollten sich an folgenden Eckpunkten orientieren:

- alle relevanten Institutionen einbinden, die eine Rolle innerhalb der Infrastruktur von KMU spielen,
- die Anschlussfähigkeit an tatsächliche Bedürfnisse und Problemlagen von KMU sicherstellen,
- Netzwerke auf lokaler, regionaler oder nationaler Ebene initiieren und nutzen,
- neue Kommunikationstechnologien nutzen.

(2) Förderung einer unterstützenden Infrastruktur für die Gesundheit in KMU:

Auf europäischer Ebene sollten die zuständigen Akteure die Stärkung des Stellenwerts von Gesundheit am Arbeitsplatz in KMU durch Initiativen im Bereich der Politikentwicklung unterstützen. Diese Aktivitäten sollten intersektoral ausgerichtet sein und insbesondere das Thema Gesundheit in der Wirtschaftsförderungs- und Beschäftigungsförderungspolitik verankern. Ein erster Schritt könnte die Entwicklung einer Mitteilung der Kommission zur Rolle der betrieblichen Gesundheitsförderung in der Europäischen Gemeinschaft sein, in der insbesondere der KMU-Sektor dargestellt wird.

Auf nationaler Ebene sollten die zentralen Akteure (u.a. Sozialpartner, Regierungsstellen, Sozialversicherungsträger) den Stellenwert betrieblicher Gesundheitsförderung in KMU ebenfalls durch entsprechende Politiken und Strategien unterstützen. Insbesondere sollten sie darauf hinwirken, dass die relevanten Institutionen, die der unmittelbaren KMU-Infrastruktur angehören (wie Institutionen des Handwerks, Arbeitgeberverbände, Arbeits- und Gesundheitsschutzinstitutionen, aber auch Banken und Versicherungen), Leitbilder und Strategien entwickeln und unterstützen, die eine positive Bewertung der Rolle von Gesundheit durch KMU ermöglichen bzw. erleichtern.

Besonders wirksam sind solche Ansätze, die sich mit der Schaffung von Anreizen kombinieren lassen. Solche Anreize können in materieller Form (Steuernachlässe, reduzierte Beitragszahlungen) oder in Form von Imagezuwachs organisiert werden.

(3) Organisation von Dienstleistungen zur betrieblichen Gesundheitsförderung in KMU:

Dienstleistungen zur betrieblichen Gesundheitsförderung in KMU sollten sich an den Kriterien guter Praxis orientieren, die vom ENBGF entwickelt worden sind. Die wichtigen Akteure auf nationaler Ebene sollten Unternehmen, Dienstleister und alle anderen betroffenen Stellen ermutigen, diese Kriterien zur Grundlage von Förderungsstrategien zu machen.

Dienstleistungen zur betrieblichen Gesundheitsförderung für KMU setzen integrierte Angebote voraus, die KMU einen flexiblen Zugriff auf unterschiedliches Expertenwissen je nach Problemlage erlauben. Darauf sollten die zuständigen Dienstleister sowohl im Hinblick auf die Gestaltung von konkreten Dienstleistungen, aber auch insbesondere in Bezug auf die Organisation von eventuell erforderlichen Kooperationen mit anderen Dienstleistern eingehen.

Die genaue Ausrichtung und Organisation von Dienstleistungen wird von den national vorfindbaren Infrastrukturen abhängen. In vielen Ländern wird es darum gehen, den Bereich der Arbeits- und Gesundheitsschutzdienste zu erweitern. Daneben ist auch davon auszugehen, dass die Organisation von integrierten Dienstleistungen eine stärkere Einbeziehung der öffentlichen Gesundheitsdienste erfordert, die andererseits sich stärker für Fragen der betrieblichen Gesundheitsförderung öffnen müssen.

Darüber hinaus sind die Erfahrungen mit dem Einsatz von neuen Verbreitungswegen auszuwerten (wie z.B. der Nutzung von Nachbarschaftsmodellen, der Zusammenarbeit mit Lieferanten von KMU und der Berücksichtigung der neuen Kommunikationstechnologien).

6. Betriebliche Gesundheitsförderung: ein neuer Weg zu mehr Gesundheit in KMU?

Wenngleich betriebliche Gesundheitsförderung bisher überwiegend in größeren Unternehmen angewendet wurde, lassen sich ihre allgemeinen Prinzipien für die Entwicklung praxistauglicher Strategien im KMU-Sektor nutzen.

Ihr *partizipativer* Charakter erfordert eine größtmögliche Beteiligung der Beschäftigten, darüber hinaus aber auch all jener Akteure, die auf überbetrieblicher Ebene die Verbesserung der Gesundheitssituation unterstützen können.

Moderne Strategien der Gesundheitsförderung nutzen den *Setting-Ansatz*, betrachten daher einen Kleinbetrieb immer in seiner Einbindung in ein spezifisches Milieu. Dies erleichtert ganz wesentlich die Entwicklung realistischer Kommunikationskonzepte, was vor allem die Berücksichtigung der gewachsenen sozialen Beziehungen zu anderen Organisationen erfordert.

Ein weiteres Merkmal der betrieblichen Gesundheitsförderung, die Betonung *positiver Gesundheitspotenziale,* findet im kleinbetrieblichen Milieu durchaus förderliche Rahmenbedingungen, wie z.B. der in vielen Fällen tendenziell größere Handlungsspielraum der Mitarbeiter.

Die Anwendung dieser allgemeinen Prinzipien der Gesundheitsförderung im Bereich von KMU lässt sich in mehrfacher Hinsicht für eine Verbesserung des Stellenwertes von Gesundheit nutzen.

Betriebliche Gesundheitsförderung ermöglicht die Entwicklung von positiven Leitbildern für das Thema Gesundheit am Arbeitsplatz, da sie die Potenzialfaktoren in den Mittelpunkt stellt und somit auch eher die Bedeutung von Gesundheit für den wirtschaftlichen Erfolg eines Unternehmens vermitteln kann (s. Pröll 1998). Anders als der staatlich geregelte Arbeitsschutz, der von Kleinbetrieben eher als einschränkend und behindernd wahrgenommen wird, eröffnet betriebliche Gesundheitsförderung prinzipiell einen positiv besetzten Kommunikationsrahmen.

Betriebliche Gesundheitsförderung kann sowohl Arbeitsschutzhandeln ergänzen als auch Arbeitsschutzkonzepte verbessern helfen. Beispiele dafür sind die Business Development-Programme, die im Auftrag der ILO entwickelt und vor allem in Ländern der dritten Welt eingesetzt wurden. Das WISE-Programm (Work Improvements in Small Enterprises) etwa basiert auf dem Konzept, dass die Qualität der Arbeitsbedingungen, die Produktqualität, Produktivität und Wettbewerbsfähigkeit voneinander abhängige Aspekte mit strategischem Wert auch für Kleinbetriebe sind. Im Kern handelt es sich dabei um ein Trainingsprogramm, das die Entwicklung von kostengünstigen und praktikablen Verbesserungsvorschlägen gegen gesundheitsunverträgliche Arbeitsbedingungen fördert (Thurman et al. 1987). Die sechs Wise-Prinzipien (an lokaler Praxis anknüpfen, auf positive Leistungen ausrichten, Arbeitsschutz mit Managementzielen verbinden, Learning-by-doing, den Erfahrungsaustausch unterstützen, die Mitarbeiter beteiligen) übersetzen elementare Prinzipien der Gesundheitsförderung in ein Management-Trainingsprogramm. Ähnliches gilt auch für andere ILO-Programme (s. Samuelsen o.J.).

Auch die in Deutschland identifizierten Praxisbeispiele belegen exemplarisch, wie durch Elemente betrieblicher Gesundheitsförderung die Wirksamkeit von Arbeitsschutzstrategien verbessert werden kann (s. BKK Bundesverband 2001d).

Gleichwohl zeigt die Analyse der nationalen Situationsbeschreibungen, dass sich die Entwicklung in Bezug auf eine bessere Verknüpfung von Arbeits-/Gesundheitsschutz mit Strategien betrieblicher Gesundheitsförderung erst am Anfang befindet. Es bedarf einer intensiven Anstrengung in allen Handlungsbereichen, um der Vision „Gesunde Mitarbeiter in gesunden Organisationen" auch in Klein- und Mittelunternehmen näher zu kommen. Das folgende Praxisbeispiel gibt eine Orientierung.

Praxisbeispiel: ArGU!ment - ein regionales Modellprojekt zum Arbeits- und Gesundheitsschutz im Handwerk

Im Rahmen des Projektes „ArGU!ment" der Handwerkskammer Düsseldorf wurde zwischen 1996 und 1999 ein systematisches Bündel von Konzepten, Maßnahmen und Instrumenten zum Arbeits- und Gesundheitsschutz für das regionale Handwerk konzipiert und erprobt. Das Projekt wurde von einer Weiterbildungs- und Beratungseinrichtung der Handwerkskammer Düsseldorf ausgeführt, die Sozialforschungsstelle Dortmund unterstützte das Projekt in sozial- und gesundheitswissenschaftlichen Fragen. Projektbegleitend wurde ein überbetriebliches Kooperationsnetzwerk aufgebaut. Hier arbeiteten neben Mitgliedern der Handwerkskammer, der Kreishandwerkerschaft und von Fachverbänden auch Vertreter des staatlichen Arbeitsschutzes, der Berufsgenossenschaften, der Innungskrankenkasse sowie Gewerkschaften und Bildungsträger mit.

Bestandsaufnahme

Im Rahmen einer Bestandsaufnahme führte die Projektgruppe eine Reihe von Betriebsfallstudien in Handwerksbetrieben unterschiedlicher Gewerke durch. In Gesprächen mit Unternehmern, Beschäftigten und mitarbeitenden Ehefrauen wurde ermittelt, wie die betrieblichen Sozialordnungen sowie die typischen Arbeits- und Geschäftsabläufe aussehen und welchen Stellenwert Sicherheit und Gesundheit im Handeln und Denken der Handwerker haben.

Projektmaßnahmen: die Module

• Modul 1: Leitbild für ein „Gesundes Handwerk"

Das Leitbild erläuterte, warum künftig mehr oder bessere Prävention nötig sei, wie in Zukunft für Gesundheit und Sicherheit im Kleinbetrieb gesorgt werde und mit welchen Mitteln und auf welche Weise dies erreicht werden könne. Das Leitbild wurde als ansprechend gestaltete Broschüre mit einer hohen Auflage gedruckt. Die Entwicklung der weiteren Projektmaßnahmen orientierte sich an den Zielen des Leitbildes.

• Modul 2: „Informationsmanager Gesundheit und Sicherheit"

Als zweites Modul wurde ein benutzerfreundliches Informations- und Dokumentationssystem erarbeitet mit allen für den „Alltagsbedarf" eines Handwerksbetriebes wichtigen Informationen und Instrumenten zum Thema Gesundheit und Sicherheit. Der „Informationsmanager" enthält u.a. Hinweise auf ortsnahe Einrichtungen und Ansprechpartner, Vorlagen für Anträge, Formulare und Dokumentationen. Den Kern des Mediums bildet das nachfolgend beschriebene Instrument zur Selbsteinschätzung des Präventionsstatus.

• Modul 3: „Wie gesund und sicher ist unser Unternehmen?"

Als drittes Modul wurde ein Verfahren entwickelt, das den Betrieb in die Lage versetzt, sich seiner gesundheitlichen Risiken und präventiven Ressourcen zu vergewissern. Das Verfahren ist darauf ausgerichtet, einen betrieblichen „Innovationsdialog" anzuregen, an dem Unternehmer und Mitarbeiter gleichermaßen beteiligt sind. Das Instrument kann ohne arbeitswissenschaftliche Vorbildung angewendet werden und orientiert sich sowohl inhaltlich als auch sprachlich an der betrieblichen „Alltagslogik".

• Modul 4: „Integration des Themas in fachbezogene Weiterbildungsmaßnahmen"

Als viertes Modul wurde ein Leitfaden entwickelt, der es Weiterbildungsträgern ermöglichen soll, Sicherheits- und Gesundheitsaspekte didaktisch in ihre Seminarangebote zu integrieren.

• Modul 5: Seminarkonzept „Prävention im Handwerk"

Als fünftes Modul wurde ein Seminarkonzept entwickelt, in dem den Arbeitsschützern das handwerkliche Milieu mit seinen sozioökonomischen, arbeitskulturellen und institutionellen Besonderheiten nähergebracht wird.

Wie geht es weiter?

In einem Anschlussprojekt werden Instrumente zur besseren Erfassung und Verringerung von Belastungen durch die Arbeitsorganisation entwickelt. Außerdem sollen weitere Gefährdungs- und Belastungsschwerpunkte erkannt und in Zusammenarbeit mit den Fachverbänden an die Bedürfnisse der verschiedenen Handwerkszweige angepasst werden. Das Internet soll dazu genutzt werden, um den Zugriff der Handwerksbetriebe auf diese Informationen zu erleichtern.

Literatur

Beschluß Nr. 645/96/EG des Europäischen Parlaments und des Rates vom 29. März 1996 über ein Aktionsprogramm der Gemeinschaft zur Gesundheitsförderung, -aufklärung, -erziehung und -ausbildung innerhalb des Aktionsrahmens im Bereich der öffentlichen Gesundheit (1996-2000). Amtsblatt der Europäischen Gemeinschaften (Abl.) L 95

BKK Bundesverband/Europäisches Informationszentrum (Hrsg.) (2001a): Betriebliche Gesundheitsförderung in Klein- und Mittelunternehmen. Europäischer Lagebericht. Essen: BKK Bundesverband

BKK Bundesverband/Europäisches Informationszentrum (Hrsg.) (2001b): Kriterien und Beispiele guter Praxis betrieblicher Gesundheitsförderung in Klein- und Mittelunternehmen. Essen: BKK Bundesverband

BKK Bundesverband/Europäisches Informationszentrum (Hrsg.) (2001c): Empfehlungen für künftige Strategien zur Verbesserung des Arbeits- und Gesundheitsschutzes sowie der betrieblichen Gesundheitsförderung. Essen: BKK Bundesverband

BKK Bundesverband/Europäisches Informationszentrum (Hrsg.) (2001d): Beispiele guter Praxis in Deutschland. Unveröffentlichte Dokumentation zum Projekt betriebliche Gesundheitsförderung in Klein- und Mittelunternehmen

ENSR – European Network for SME Research (2000): The European Observatory for SMEs, 6. Annual Report, Executive Summary

European Agency for Safety and Health at Work (2000): The state of occupational safety and health in the European Union – Pilot study

Europäische Kommission (1996): Empfehlung der Kommission vom 3. April 1996 an die Mitgliedsstaaten, die Europäische Investitionsbank (EIB) und an den Europäischen Investitionsfonds (EIF). Abl. L 107 vom 30.04.1996

Europäische Kommission (2001): Bericht der Kommission an den Rat, an das Europäische Parlament, an den Wirtschafts- und Sozialausschuss und an den Ausschuss der Regionen. Ein unternehmerisches Europa schaffen. Die Aktivitäten der Union zur Förderung von kleinen und mittleren Unternehmen (KMU). KOM(2001) 98 endgültig

Europäische Stiftung zur Verbesserung der Lebens- und Arbeitsbedingungen (Hrsg.) (1999): EIRObserver Nr. 3. Supplement; Industrial relations in SMEs

Kentner, M. (1997): Gesundheitsschutz und Arbeitsschutz in kleinen und mittleren Unternehmen. In: Arbeitsmed.Sozialmed.Umweltmed. 32, 493-496

Ministerium für Arbeit, Gesundheit und Soziales des Landes NRW (Hrsg.) (1997): Präventiver Arbeitsschutz in Klein- und Mittelbetrieben. Anforderungen, Probleme und Lösungskonzepte, Duisburg: WAZ

Pröll, U. (1998): Prävention in der handwerklich-kleinbetrieblichen Arbeitswelt: Sektorale Ressourcen und Ansatzpunkte für einen Leitbild-Dialog. In: Busch, H. (Hrsg.): Betriebliche Gesundheitsförderung in Klein- und Mittelbetrieben. Konzepte und Erfahrungen, Berlin: Druckerei der FU Berlin, 39-56

Reim, O./Ritter, A. (2000): Sicherheit und Gesundheitsschutz in kleinen, insbesondere handwerklichen Betrieben. In: Ritter, A./Reim, O./Schulte, A. (Hrsg.): Integration von Sicherheit und Gesundheitsschutz in zeitgemäße Führungskonzepte kleiner, insbesondere handwerklicher Betriebe. Bilanzierung und Kriterien. Schriftenreihe der Bundesanstalt für Arbeitsschutz und Arbeitsmedizin. Fa 49, Bd.I, Bremerhaven: Wirtschaftsverlag NW, 17-34

Rheinisch-Westfälisches Institut für Wirtschaftsforschung/European Policies Research Centre, University of Strathclyde Glasgow (2000): Impact of the enlargement of the European Union on small and medium-sized enterprises in the Union. Final Report to the European Commission, DG Enterprise

Samuelsen, P. (o.J.): The Start and Improve Your Business Programme: Achievement and Experiences Worldwide. International Labour Organization. Small Enterprise Development. Working Paper – SED 23/E
http://www.ilo.org/public/english/employment/ent/papers/sed23.htm

Thurman, J.E./Louzine, A.E./Kogi, K. (1987): Higher productivity and a better place to work. Action manual for small and medium sized enterprises. ILO, Geneva

Waldeck, D. (1998): Arbeitsschutzmanagementsysteme. In: Sicher ist sicher 49, 614-646

Silke Neuderth, Hartmut Weber-Falkensammer

Qualitätssichernde Maßnahmen im Rahmen der betrieblichen Gesundheitsförderung durch die Unfallversicherung

1. Warum Qualitätssicherung in der betrieblichen Gesundheitsförderung?

Betriebliche Gesundheitsförderung umfasst alle gemeinsamen Maßnahmen von Arbeitgebern, Arbeitnehmern und Gesellschaft zur Verbesserung von Gesundheit und Wohlbefinden am Arbeitsplatz (Luxemburger Deklaration zur betrieblichen Gesundheitsförderung in der Europäischen Union 1997). Dies kann durch eine Verknüpfung folgender Ansätze erreicht werden:

• Verbesserung der Arbeitsorganisation und der Arbeitsbedingungen,

• Förderung einer aktiven Mitarbeiterbeteiligung (Partizipation) und

• Stärkung persönlicher Kompetenzen.

Damit sind Maßnahmen des Arbeitsschutzes mit eingeschlossen, die sozusagen die Basis bilden, auf der betriebliche Gesundheitsförderung aufbauen kann.

Bei der Frage nach der Notwendigkeit von Qualitätssicherungsmaßnahmen in der betrieblichen Gesundheitsförderung bietet es sich zunächst an, die momentane Situation in den Betrieben zu betrachten.

In einer Umfrage von 1997, die von der Universität Frankfurt durchgeführt wurde, konnten 447 Betriebe in Hessen und Thüringen zum Stand ihrer betrieblichen Gesundheitsförderung befragt werden. Die Ergebnisse lassen auf eine unbefriedigende Verbreitung entsprechender Maßnahmen schließen: Mehr als die Hälfte der Unternehmen haben noch keine Arbeitsplatzanalysen durchgeführt. In nur jedem fünften Betrieb ist davon auszugehen, dass die gesetzlichen Auflagen (Arbeitsschutzgesetz) erfüllt werden. Weniger als ein Drittel der Unternehmen hat bereits verhaltenspräventive Maßnahmen zur betrieblichen Gesundheitsförderung durchgeführt; Führungskräfteschulungen zur betrieblichen Gesundheitsförderung, Gesundheitsberichte und Gesundheitszirkel sind sehr wenig verbreitet.

Nicht nur Fragen der Quantität der gesundheitsförderlichen Maßnahmen im Betrieb, sondern auch die Qualität derselben standen im Fokus der Untersuchung. Die Fakultät für Gesundheitswissenschaften in Bielefeld und die Public Health Gruppe des Wissenschaftszentrums Berlin entwickelten ein Beurteilungsraster für das Niveau der betrieblichen Gesundheitsförderung; dieses wird in Form eines Gesamtindex für den jeweiligen Betrieb darstellbar. Demzufolge wurde das Niveau der betrieblichen Gesundheitsförderung in 60% der Betriebe mit „ungenügend" beurteilt, mehr als jeder vierte Betrieb erhielt die Bewertung „mangelhaft", 12% erreichten einen „ausreichenden" Wert, knapp 3% einen „befriedigenden", und lediglich 0,2% der Betriebe konnten mit „gut" bewertet werden. Die Bewertung „sehr gut" wurde in keinem Fall vergeben (Gröben/Bös 2000).

Breucker (1999) kritisiert, dass bei laufenden Bemühungen bezüglich der Qualitätssicherung von Maßnahmen betrieblicher Gesundheitsförderung sowohl die Sicht der Verbraucher dieser Dienstleistungen (also die Beschäftigten) als auch die Prozesse der Leistungserbringung selbst nur ungenügend berücksichtigt werden.

Im Rahmen einer Untersuchung im Auftrag des Bundesverbandes der Unfallkassen (Schmauder/von Törne 1999) zur Evaluierung der Einsatzzeiten der Fachkräfte für Arbeitssicherheit und der Betriebsärzte nach der Unfallverhütungsvorschrift GUV 0.5 wurde unter anderem die Sicht dieser beiden Berufsgruppen sowie der Arbeitgeber zu Fragen der Prävention erfasst.

Der Stand der Umsetzung des Arbeitsschutzgesetzes wurde in der Befragung der Arbeitgeber zwischen 50% und 85% gesehen, aus Sicht der Betriebsärzte zwischen 10% und 98%. Zielvereinbarungen zum Arbeitsschutz werden mit den Betriebsärzten ebenso wie mit den Sicherheitsfachkräften nur in den seltensten Fällen formuliert. Dementsprechend kann auch keine Überprüfung der Zielerreichung durchgeführt werden. Der Schwerpunkt der Arbeit der Betriebsärzte und Sicherheitsfachkräfte liegt in der Praxis eher bei den reaktiven Maßnahmen. Bei der Planung, Ausführung und Unterhaltung von Betriebsanlagen sind die Betriebsärzte beispielsweise kaum beteiligt. Auch bei der Beschaffung neuer Arbeitsmittel wird zuwenig auf die Expertise der genannten Fachkräfte zurückgegriffen. Die Ermittlung von Ursachen für arbeitsbedingte Erkrankungen hat ebenfalls einen sehr geringen Stellenwert, was nach den Angaben der Befragten daran liegt, dass statistische Angaben zum Auftreten der Krankheiten bislang fehlen. Nur 57% der befragten Betriebsärzte engagieren sich nach eigenen Angaben für die betriebliche Gesundheitsförderung. Die Gesundheitsförderung, vorbeugende Beratungen vor Ort, Ursachenforschung, Optimierung der Arbeitsplatzgestaltung, Optimierung des Berichtswesens, Förderung der Arbeitsmotivation, psychosoziale Fragen und die Durchführung von Gesundheitszirkeln wurden von den Betriebsärzten als Aufgaben genannt, die in der Zukunft an Bedeutung gewinnen werden.

Bei der Befragung der Fachkräfte für Arbeitssicherheit wurde deutlich, dass die Einbindung der Fachkräfte in die Beratung des Arbeitgebers bei der Beschaffung technischer Arbeitsmittel, die Beurteilung der Arbeitsbedingungen und die sicherheitstechnische Überprüfung von Maschinen in den jeweiligen Betrieben einen völlig unterschiedlichen Stellenwert hat und teilweise kaum stattfindet. Die befragten Sicherheitsfachkräfte gaben in 61% der Fälle an, Maßnahmen der Gesundheitsförderung durchzuführen. Es wurde als wichtige Zukunftsaufgabe erachtet, den Stellenwert der Prävention im Betrieb zu erhöhen und vor allem den Fokus mehr auf die sogenannten „weichen Faktoren" (Stress, Mobbing, Motivation) zu legen.

Trotz dieser von den Betriebsärzten und Sicherheitsfachkräften genannten Schwierigkeiten und Defizite zeigte sich in der Untersuchung, dass die Arbeitgeber selbst mit den Leistungen der genannten Berufsgruppen zufrieden sind. Hier stellt sich die Frage, welche Qualität der internen Dienstleistung erwartet wird. Es fehlen Kriterien, an denen der Betrieb selbst die Leistungen seiner Arbeitsschutzexperten messen kann. Da deren konkrete Aufgaben weitgehend unbekannt sind, wird auch selten das volle Unterstützungsspektrum eingefordert (Schmauder/von Törne 1999).

Nun stellt sich die Frage, wie die desolate Situation im Hinblick auf Prävention und Gesundheitsförderung im Betrieb zu erklären ist und was von Seiten der Leistungsträger dagegen getan werden kann.

In der oben genannten Umfrage der Universität Frankfurt wurde auch der Informations- und Beratungsbedarf der Betriebe in Fragen betrieblicher Gesundheitsförderung und des Arbeitsschutzes erfragt: 45,5% gaben an, Beratung und Information zu benötigen, 13% der Unternehmen gaben sogar einen erheblichen Unterstützungsbedarf an. Auf die Frage, von wem die Unternehmen denn Hilfe im Bereich der betrieblichen Gesundheitsförderung erwarten, wurden an erster Stelle die Berufsgenossenschaften (Unfallversicherungsträger im gewerblichen Bereich) und die Krankenkassen genannt, gefolgt von den Gewerkschaften und der Gewerbeaufsicht.

Die Unfallversicherungsträger haben natürlich auch ein berechtigtes Interesse an einer qualitativ guten betrieblichen Gesundheitsförderung. Sie sind u.a. zuständig für die Entschädigung von Arbeits- und Wegeunfällen sowie von Berufskrankheiten und bekommen die Auswirkungen einer ungenügenden betrieblichen Gesundheitsförderung direkt zu spüren. Die Aufwendungen der Unfallversicherungsträger im Jahr 1999 sind in Tabelle 1 dargestellt.

In Anbetracht der Summen, die die Träger der gesetzlichen Unfallversicherung jährlich für die Behandlung und Entschädigung bei Arbeitsunfällen und Berufskrankheiten aufbringen, wird verständlich, dass der Prävention gerade in diesem Zweig der Sozialversicherung ein hoher Stellenwert eingeräumt werden muss.

Tab. 1: Leistungen der Unfallversicherungsträger 1999

Unfallversiche-rungsträger	Leistungen für Arbeits- und Wegeunfälle [1]	Leistungen für Berufskrank-heiten [1]	Aufwendungen für die gesetzliche Unfallver-sicherung [2]
	in 1000 DM		
Gewerbliche Berufsgenossen-schaften	12.879.931	2.729.633	19.280.962
Landwirtschaftli-che Berufsgenos-senschaften	1.469.760	46.561	1.966.038
Unfallversiche-rungsträger der öffentlichen Hand	1.623.387	39.411	2.117.013
Gesamt	**15.973.078**	**2.825.605**	**23.364.013**

[1] Heilbehandlung; medizinische, berufsfördernde und soziale Rehabilitation; Geldleistungen an Versicherte und Hinterbliebene und Prävention.

[2] Hier sind neben den Leistungen für Arbeits- und Wegeunfälle sowie Berufskrankheiten auch Verwaltungskosten und Aufwendungen wie Zuführungen zu Betriebsmitteln und Rücklagen enthalten.

Quelle: Bundesministerium für Arbeit und Sozialordnung (2000). Sicherheit und Gesundheit bei der Arbeit 1999 – Bericht der Bundesregierung über den Stand der Unfallverhütung und das Unfallgeschehen in der Bundesrepublik Deutschland im Jahre 1999.

2. Möglichkeiten der Evaluation und Qualitätssicherung in der betrieblichen Gesundheitsförderung

2.1 Betrachtungsebenen der Qualitätssicherung betrieblicher Gesundheitsförderung

Aktivitäten der Qualitätssicherung lassen sich nach Donabedian (1966) auf den Ebenen von Struktur-, Prozess- und Ergebnisqualität beschreiben. Mit der Ebene der Strukturqualität ist die Erfüllung bestimmter personeller und sächlicher Anforderungen angesprochen. Im Bereich der Prävention und betrieblichen Gesundheitsförderung kann dies beispielsweise darauf bezogen werden, inwieweit die berufliche Qualifikation der Beschäftigten ihrer Tätigkeit angemessen ist, ob bestimmte Arbeitsmittel und Schutzvorrichtungen vorhanden sind oder inwieweit der Personalschlüssel adäquat ist und ob die Vorgaben des Arbeitsschutzgesetzes erfüllt werden. Auch die Frage, welche Gesundheitsförderungs-aktivitäten ein Unternehmen überhaupt durchführt, fällt in diese Kategorie.

Es ist möglich, die Strukturqualität einzelner Gesundheitsförderungs-maßnahmen – z.b. einer *Rückenschule* – zu betrachten, indem man ermittelt, ob der Lehrende die entsprechenden personellen Voraussetzungen mitbringt (z.B. eine Ausbildung zum Krankengymnasten), ob das Angebot allen Mitarbeitern offen steht, die davon profitieren könnten, und inwieweit das Unternehmen die sächlichen Ressourcen zur Verfügung stellt, die nötig sind, um die Maßnahme angemessen durchzuführen (z.b. Räumlichkeiten). Dies sind Fragen, die betriebsintern geklärt werden müssen und bei denen der Einfluss der Unfallversi-cherungsträger relativ gering ist. Die Kostenträger können lediglich Empfeh-lungen und Informationen an die Betriebe weitergeben und mit der Vorgabe von Standards z.b. über die Unfallverhütungsvorschriften (s. die GUV 0.5 von 1998) versuchen, ein strukturelles Mindestniveau aufrechtzuerhalten, indem z.b. die Einsatzzeiten für Sicherheitsfachkräfte und bestimmte inhaltliche Ar-beitsschwerpunkte festgeschrieben werden

Mit der Prozessebene ist die Frage angesprochen, inwieweit Art und Ablauf der Gesundheitsförderungsmaßnahmen dem Optimum entsprechen. Konkret ge-sprochen erfordert dies, sich folgende Fragen zu stellen: Wie sind die Maß-nahmen in die bestehenden Organisationsstrukturen und -prozesse des Unter-nehmens eingebunden? Erfolgt eine angemessene Informationspolitik, um die Mitarbeiter auf die Maßnahmen aufmerksam zu machen? Werden Führungs-kräfte zu Themen der Gesundheitsförderung fortgebildet? Haben Mitarbeiter Mitspracherecht? Sind die Gesundheitsförderungsmaßnahmen an den Bedürf-nissen der Mitarbeiter ausgerichtet? Werden beispielsweise Gesundheitszirkel durchgeführt, und existiert ein paritätisch besetzter Steuerkreis, der die betrieb-liche Gesundheitsförderung koordiniert? Werden für alle Gesundheitsförde-rungsmaßnahmen Ziele festgelegt und verfolgt? Werden die Maßnahmen sys-tematisch dokumentiert, ausgewertet und optimiert? Damit wurde nur ein Aus-schnitt an Kriterien angesprochen, deren Erfüllung eine gute Prozessqualität der Gesundheitsförderungsmaßnahmen ausmacht (BKK Bundesverband 1999).

Auf der Ebene der Ergebnisqualität werden die Auswirkungen bzw. der Erfolg betrieblicher Gesundheitsförderung betrachtet. Dieser lässt sich an bestimmten Indikatoren festmachen. Zu nennen wären hier beispielsweise: die Arbeitszu-friedenheit der Mitarbeiter und ihre subjektiven Belastungseinschätzungen, der Krankenstand und die Unfallhäufigkeit im Unternehmen, die Personalfluktuati-on, die Produktivität des Betriebs bzw. einzelner Abteilungen und der Grad des Erreichens vorher formulierter, spezifischer Ziele. In Bezug auf die Ergebnisin-dikatoren (z.B. die Entwicklung der Arbeitsunfähigkeitszeiten in einem Unter-nehmen) können die Kostenträger konkrete Hilfestellung leisten, indem sie dem Betrieb entsprechende Daten zur Verfügung stellen (s. hierzu auch die Darstel-lung der Projekte KOPAG und IPAG unter 3.2).

Die Zusammenhänge zwischen den drei Ebenen sind vielfältig und von Wechselwirkungen geprägt. Beispielsweise gibt es Hinweise darauf, dass die Arbeitsunfähigkeitsquote im Wesentlichen durch das Zusammenwirken von Krankheit, Befindlichkeit, individueller Einstellung zur Arbeit und dem sozialen Umfeld bestimmt wird und auch entscheidend durch die Führungs- und Organisationsstrukturen im Betrieb geprägt wird. Qualitäts- und Gesundheitsmanagement-Programme, die nur an einer der möglichen Bedingungen ansetzen, greifen daher zwangsläufig zu kurz. Um die Arbeitsunfähigkeitsquote im Unternehmen zu verringern und die Produktivität der Belegschaft zu steigern, ist es nötig, eine Unternehmenskultur zu schaffen, die auf der Förderung von Motivation, Befindlichkeit und Gesundheit basiert. Dies setzt eine umfassende Kenntnis der Aspekte des Arbeitslebens voraus, die einen tatsächlichen Beitrag zur Verbesserung der Qualität von Gesundheitsdienstleistungen im Betrieb und zur Erhaltung der Gesundheit der Mitarbeiter leisten (s. von Törne/Weber-Falkensammer 2000).

2.2 Evaluation und Qualitätssicherung betrieblicher Gesundheitsförderung

Soll die Qualität betrieblicher Gesundheitsförderung in einem Unternehmen beurteilt, gesichert und optimiert werden, ist die Betrachtung aller drei Qualitätsebenen unumgänglich. Das Vorhandensein eines Angebotes, z.B. eines Anti-Stress-Vortrages oder einer Rückenschule (Ebene der Strukturqualität), sagt noch nichts darüber aus, ob dieses Angebot allen Mitarbeitern bekannt ist, von ihnen genutzt wird und ihren Bedürfnissen entspricht (Ebene der Prozessqualität), und ob es ferner tatsächlich geeignet ist, die Gesundheit und das Wohlbefinden der Mitarbeiter zu verbessern (Ebene der Ergebnisqualität).

Der idealtypische Ablauf von Evaluation und Qualitätssicherung der betrieblichen Gesundheitsförderung eines Betriebes sähe folgendermaßen aus: Zunächst muss der *Ist-Stand* im Unternehmen erfasst werden. Eine Bestandsaufnahme, die sich aus verschiedenen Informationsquellen speist, ist notwendig, um Verbesserungserfordernisse und -potenziale zu ermitteln. Dies bedeutet, dass die Mitarbeiter eines Unternehmens bezüglich ihrer subjektiven Belastungen befragt werden sollten, dass die Arbeitsplätze im Rahmen von Betriebsbegehungen besichtigt werden, dass Daten der Kranken- und Unfallversicherungsträger (AU-Daten, Unfallanzeigen) gesammelt und mit den Daten des Unternehmens (z.B. Stellen- und Arbeitsplatzbeschreibungen) in Bezug gesetzt werden.

Die gesammelten subjektiven und objektiven Daten werden sodann im Rahmen eines *betrieblichen Gesundheitsberichtes* zusammengeführt und ausgewertet (s. hierzu auch das IPAG-Projekt unter 3.2). Der fortlaufenden Dokumentation kommt ein hoher Stellenwert zu. Durch die Auswertung des Gesundheitsberichtes lassen sich gesundheitliche Problemlagen und Belastungsschwerpunkte im Unternehmen identifizieren und Zielgruppen für Gesundheitsförderungsmaßnahmen definieren. Es kann festgelegt werden, was sich ändern muss und mit Hilfe welcher Indikatoren eine Veränderung gemessen werden kann. Um die Datenerfassung und -auswertung, ferner auch die Konzeption, Durchführung und Evaluation der Gesundheitsförderungsmaßnahmen zu koordinieren, hat es sich bewährt, einen „Arbeitskreis Gesundheitsförderung" im Unternehmen zu etablieren. Der Arbeitskreis kann beispielsweise die Einrichtung von Gesundheitszirkeln oder andere Gesundheitsförderungsmaßnahmen beschließen. In Gesundheitszirkeln finden sich betroffene Mitarbeiter des Unternehmens, möglichst unter externer Moderation, zusammen, um bestimmte gesundheitsrelevante Problemfelder genauer zu analysieren und Lösungsvorschläge zu erarbeiten. Die Umsetzung der Vorschläge kann dem Arbeitskreis Gesundheitsförderung obliegen, der schließlich auch die Evaluation der umgesetzten Maßnahmen plant und durchführt, indem er den Erfolg hinsichtlich des Erreichens vorher festgelegter Ziele anhand von Indikatoren wie Arbeitszufriedenheit oder Krankenstand überprüft. Die gewonnenen Erkenntnisse gehen dann wiederum in den regelmäßig zu erstellenden Gesundheitsbericht des Unternehmens ein (s. Wittig-Goetz 1998).

3. Initiativen zur Qualitätssicherung in der betrieblichen Gesundheitsförderung

3.1 Aktivitäten des Europäischen Netzwerkes zur betrieblichen Gesundheitsförderung

Im Jahr 1996 wurde das Europäische Netzwerk zur betrieblichen Gesundheitsförderung unter Beteiligung von Institutionen aus den Mitgliedsstaaten gegründet (s. Beitrag von Breucker in diesem Buch), in dessen Rahmen ein Konsens über die Minimalanforderungen an die betrieblichen Gesundheitsförderungsmaßnahmen entwickelt wurde.

Zum Europäischen Konzept der betrieblichen Gesundheitsförderung gehören u.a. eine politische Strategie, die sogenannte „Luxemburger Deklaration" (Motto: „Gesunde Mitarbeiter in gesunden Unternehmen"), ein Prozessmodell, welches den idealtypischen Ablauf von Gesundheitsförderungsmaßnahmen beschreibt, und eine einheitliche, fundierte Methodologie, welche die Anforderungen an die einzusetzenden Methoden festlegt. Damit wurde erstmals ein gemeinsames Verständnis über Ziel und Inhalt betrieblicher Gesundheitsförderungsmaßnahmen auf europäischer Ebene etabliert. Mit den erarbeiteten europäischen Qualitätskriterien für gesundheitsförderliche Organisationen liegt ein – an das Modell der European Foundation for Quality Management (EFQM) angelehnter – Katalog vor, der von Unternehmen zur Selbstbewertung der Qualität ihrer betrieblichen Gesundheitsförderung verwendet werden kann (s. Breucker 1999, ferner die Beiträge von Breucker und Thul/Zink in diesem Buch).

Für die gesetzliche Unfallversicherung ist zu fordern, dass die Qualitätssicherung der betrieblichen Gesundheitsförderung sich an den internationalen Standards orientiert und dass die Einhaltung dieser Qualitätskriterien in den Betrieben von der Unfallversicherung gefördert bzw. gefordert wird. Die Zusammenarbeit zwischen gesetzlicher Unfallversicherung und Krankenkassen muss über eine unverbindliche Kooperation hinausgehen, indem externe Qualitätssicherungsmaßnahmen der Leistungsträger eng miteinander abgestimmt werden, um zu vermeiden, dass die Betriebe mit unterschiedlichen Anforderungen und Durchführungsmodalitäten konfrontiert werden.

3.2 Aktivitäten der Leistungsträger

Um Arbeitsunfälle und Berufskrankheiten – sowie die damit verbundenen Kosten – zu vermeiden (s. Tab. 1), engagieren sich die Träger der gesetzlichen Unfallversicherung für gesundes und sicheres Arbeiten. Neben den Gesetzen und Verordnungen des Staates existiert ein umfangreiches Vorschriften- und Regelwerk der Unfallversicherungsträger (z.B. Unfallverhütungsvorschriften, Regeln für Sicherheit und Gesundheitsschutz), denen in zunehmendem Maße auch EG-Richtlinien zugrunde liegen. Da für Arbeitssicherheit und Gesundheitsschutz im Betrieb ausschließlich der Unternehmer selbst verantwortlich ist, kann sich die Aufgabe der Unfallversicherungsträger neben dem Erlass und der Überwachung von Vorschriften vor allem auf unterstützende Leistungen wie die Bereitstellung eines Beratungs-, Informations- sowie Aus- und Weiterbildungsangebotes erstrecken.

Konkret bedeutet dies beispielsweise, dass die Unfallversicherungsträger Technische Aufsichtsdienste zur Verfügung stellen, welche die Unternehmen in allen Fragen der Arbeitssicherheit und des Gesundheitsschutzes beraten. Diese Aufsichtspersonen helfen auch, Arbeitsschutzkonzepte in das Qualitätsmanagement eines Betriebes zu integrieren, und achten darauf, dass die staatlichen Bestimmungen eingehalten werden.

Das praxisbezogene Informationsangebot der Unfallversicherungsträger umfasst beispielsweise konkrete Hilfen zur Durchführung bereichsbezogener Gefährdungsbeurteilungen, Tipps, wie Arbeitssicherheit und Gesundheitsschutz in Betriebsabläufe eingebunden werden, sowie ein umfangreiches Medienangebot.

Die Träger der gesetzlichen Unfallversicherung gehören zudem zu den größten Aus- und Fortbildern in Deutschland, die themenbezogenen Seminaren Unternehmer, Führungskräfte, Betriebsvertreter, Fachkräfte für Arbeitssicherheit und andere betriebliche Spezialisten schulen. Zusätzlich werden von den Unfallversicherungsträgern sicherheitstechnische Beratungsdienste und teilweise auch arbeitsmedizinische Dienste angeboten (s. Hauptverband der gewerblichen Berufsgenossenschaften 1999).

Eine weitere Möglichkeit, Prävention und Gesundheitsförderung in den Betrieben zu unterstützen und deren Qualität zu verbessern, erfolgt über die praxisbezogene Forschung der Unfallversicherungsträger zum Thema Gesundheit im Betrieb. Die Berufsgenossenschaftliche Zentrale für Sicherheit und Gesundheit (BGZ), die im Geschäftsbereich Prävention des Hauptverbandes der gewerblichen Berufsgenossenschaften angesiedelt ist, fördert und koordiniert die Forschungsaktivitäten, u.a. im Berufsgenossenschaftlichen Forschungsinstitut für Arbeitsmedizin (BGFA) an der Ruhr-Universität Bochum. Forschung und Beratung erfolgen über das Berufsgenossenschaftliche Institut für Arbeit und Gesundheit (BGAG) im Geschäftsbereich Prävention des Hauptverbandes der gewerblichen Berufsgenossenschaften.

Über das BG-Netzwerk Prävention kann online auf thematisch geordnete Informationen einzelner Berufsgenossenschaften zu den Bereichen Sicherheit und Gesundheit bei der Arbeit zugegriffen werden (s. Hauptverband der gewerblichen Berufsgenossenschaften 2000).

Die gesetzliche Unfallversicherung finanziert sich allein durch die Beiträge der Unternehmer. Bei den gewerblichen Berufsgenossenschaften werden die Beiträge durch die Anzahl, Schwere und Kosten der Unfälle und Berufskrankheiten im Unternehmen mitbestimmt (in Form von Beitragszuschlag oder -nachlass), wodurch das Engagement der Betriebe, sich im Bereich der Prävention einzusetzen, unmittelbar finanziell gewürdigt wird.

Im Gegensatz zu den nach verschiedenen Gewerbzweigen gegliederten gewerblichen Berufsgenossenschaften sind die Unfallversicherungsträger der öffentlichen Hand überwiegend regional gegliedert. Neben diesen strukturellen Unterschieden ist auch der Kreis der versicherten Personen weiter aufgefächert. Der Gesetzgeber hat dem Rechnung getragen und der autonomen Selbstverwaltung der Unfallversicherungsträger der öffentlichen Hand einen erheblichen Spielraum bei der Beitragsgestaltung eingeräumt. Die Mittel zur Finanzierung der Aufgaben der Unfallversicherungsträger werden von deren Mitgliedern aufgebracht. Die Höhe der Beiträge ergibt sich aus den Kosten der Prävention, der Entschädigung für Arbeitsunfälle und Berufskrankheiten sowie den Verwaltungskosten. Durch Satzung können für die Festlegung der Umlagebeiträge insbesondere die Einwohnerzahl, die Zahl der Versicherten oder die Arbeitsentgelte als Beitragsmaßstäbe herangezogen werden. Das Beitragssystem der Mehrzahl der Unfallversicherungsträger der öffentlichen Hand basiert im Wesentlichen auf dem Beitragsmaßstab „Einwohnerzahl". Die Bundesrepublik Deutschland ist Kostenträger für ihre Ausführungsbehörden. Die benötigten Mittel werden im Bundeshaushalt ausgewiesen.

Aus den aufgezählten Aktivitäten der Unfallversicherungsträger lässt sich erkennen, dass der Schwerpunkt der Maßnahmen im Bereich der Prävention, insbesondere des Arbeitsschutzes, Gesundheitsschutzes und der Arbeitssicherheit zu sehen ist. Es stehen insbesondere technische (z.B. branchenbezogene Arbeitsschutzvorschriften zum Umgang mit bestimmten Gefahrstoffen und Arbeitsmitteln) und strukturelle Unterstützungsleistungen (z.B. Bereitstellung von Technischen Aufsichtsdiensten sowie eines umfassenden Fort- und Weiterbildungsangebotes für Sicherheitsfachkräfte) im Vordergrund. Die kompetente Beratung und Unterstützung im technischen Bereich wird durch die branchenbezogene Spezialisierung der Unfallversicherungsträger erst ermöglicht. Bei den Aktivitäten der Krankenkassen wird dagegen mehr der Versicherte direkt angesprochen, z.b. über ein Angebot zur Rückenschule, Fitness-Tests, Umstellung der Betriebsverpflegung und Stressbewältigungsseminare.

Eine solche Aufgabenteilung zwischen Unfallversicherungsträgern und Krankenkassen lässt sich teilweise durch die unterschiedliche Finanzierung der beiden Systeme, aber insbesondere auch aufgrund ihres unterschiedlichen gesetzlichen Auftrages erklären.

Der neugefasste § 20 Abs. 2 des SGB V[1], der § 14 Abs. 2 im SGB VII[2] zur Zusammenarbeit von Unfallversicherung und Krankenkassen, der erweiterte Präventionsauftrag der Unfallversicherung, „mit allen geeigneten Mitteln Arbeitsunfälle und Berufskrankheiten sowie *arbeitsbedingte Gesundheitsgefahren* zu verhüten..." (§ 1 Abs. 1 SGB VII), sowie die Verpflichtung der Arbeitgeber zur Durchführung der erforderlichen Maßnahmen des Arbeitsschutzes nach dem Arbeitsschutzgesetz (er)fordern bei der Verhütung arbeitsbedingter Gesundheitsgefahren und damit auch bei Fragen der betrieblichen Gesundheitsförderung eine intensive Zusammenarbeit zwischen Unternehmen, Krankenkassen und Unfallversicherungsträgern. Eine solche Kooperation, die in der „Rahmenvereinbarung der Spitzenverbände der Krankenkassen und der Träger der gesetzlichen Unfallversicherung zur Zusammenarbeit bei der Verhütung arbeitsbedingter Gesundheitsgefahren" bereits im Jahr 1997 schriftlich bestätigt wurde, ist auch unter dem Gesichtspunkt der Qualitätssicherung zielführend. In der Rahmenvereinbarung wird gefordert, dass die Unfallversicherungsträger und die Krankenkassen bei der Verhütung arbeitsbedingter Gesundheitsgefahren auf der Grundlage ihrer unterschiedlichen, sich durchaus ergänzenden Handlungsmöglichkeiten und im Rahmen der gesetzlich geregelten jeweiligen Kompetenzbereiche partnerschaftlich zusammenarbeiten. Eine Anpassung der Rahmenvereinbarung an die durch das Gesundheitsreformgesetz 2000 vollzogene Modifikation des § 20 SGB V ist geplant. Es gibt in diesem Zusammenhang auch bemerkenswerte Einzelinitiativen. So hat die BKK einen Musterentwurf für eine Kooperationsvereinbarung zur Verhütung arbeitsbedingter Gesundheitsgefahren zwischen Betriebskrankenkassen (BKK), den Unfallversiche-

---

[1] Nach § 20 SGB V sind die Krankenkassen verpflichtet, bei der Verhütung arbeitsbedingter Gesundheitsgefahren mit den Unfallversicherungsträgern zusammenzuarbeiten und sie über Erkenntnisse, die sie über Zusammenhänge zwischen Arbeitsbedingungen und Erkrankungen gewonnen haben, zu unterrichten. Es ist ihnen nun auch möglich, den Arbeitsschutz ergänzende Maßnahmen der betrieblichen Gesundheitsförderung durchzuführen.

[2] „Bei der Verhütung arbeitsbedingter Gesundheitsgefahren arbeiten die Unfallversicherungsträger mit den Krankenkassen zusammen" (§14 Abs. 2 SGB VII).

rungsträgern (UV) und den versicherten Unternehmen entwickelt, der u.a. dazu dienen soll, die gesetzlichen Anforderungen zu erfüllen, Doppelarbeiten zu vermeiden und Kosten zu sparen (BKK-Bundesverband 2000).

Für die Etablierung von qualitativ guten Maßnahmen der betrieblichen Gesundheitsförderung ist es, wie oben beschrieben, notwendig, von einer Bestandsaufnahme im Unternehmen auszugehen, um gesundheitsbezogene Auffälligkeiten und Belastungsschwerpunkte zu ermitteln. Hierbei sollten interne und externe, subjektive und objektive Datenquellen zum Einsatz kommen. Dies ist nur möglich, wenn Krankenkassen, Unfallversicherungsträger und Unternehmen vertrauensvoll zusammenarbeiten. Die möglichen Informationsquellen, auf die für eine solche Bestandsaufnahme zurückgegriffen werden kann, sind in Abbildung 1 dargestellt.

Abb. 1: Mögliche Informationsquellen für eine Bestandsaufnahme

Krankenkassen:	Unternehmen:	Unfallversicherung:
• AU-Diagnosen • AU-Zeiten	• Informationen über Abteilungen und Arbeitsplätze • Arbeitsplatzbeschreibungen • Arbeitsplatzbegehungen **Betriebsarzt/Sicherheitsfachkraft** • Gefährdungs- und Belastungsanalysen • Messergebnisse • arbeitsmedizinische und sicherheitstechnische Dokumentationen **Mitarbeiter** Befragungen zu den • Belastungen und • gesundheitlichen Folgen von Belastungen **Betriebsrat** • Erfahrungen und Kenntnisse	• Unfallanzeigen • Anzeigen von Berufskrankheiten • Wissen und Erkenntnisse der Technischen Aufsichtsdienste (TAD)

Auf Basis der gesetzlichen Verpflichtung sowie der inhaltlichen Notwendigkeit zur Zusammenarbeit wurden von Krankenkassen und Unfallversicherungsträgern zwei Kooperationsprojekte zum Arbeitsschutz und zur betrieblichen Gesundheitsförderung initiiert.

Das *„Kooperationsprogramm Arbeit und Gesundheit" (KOPAG)* wurde als Modellprojekt im Rahmen des vom Bundesministerium für Arbeit und Sozialordnung (BMA) geförderten Programms zur Bekämpfung arbeitsbedingter Erkrankungen von 1994 bis 1997 durchgeführt. Im Rahmen dieses Projektes arbeiteten Unternehmen (Einzelhandel und Metallverarbeitung), der Bundesverband der Betriebskrankenkassen und der Hauptverband der gewerblichen Berufsgenossenschaften, das Bundesministerium für Arbeit und Sozialordnung sowie die Bundesanstalt für Arbeitsschutz und Arbeitsmedizin zusammen. Ziel des Projektes war es, die Erfahrungen bei der Verhütung arbeitsbedingter Gesundheitsgefahren zu bündeln und bei der Entwicklung neuer Verfahren und Modelle zur gesundheitsgerechten Arbeitsgestaltung zu nutzen. Dazu wurde unter anderem auf die Routinedaten der Unfall- und Krankenversicherung zurückgegriffen. Als Ergebnis des Projektes konnten branchenbezogene Gestaltungsempfehlungen und Präventionsvorschläge erarbeitet werden.

Im Anschluss an KOPAG wurde 1998 von den Spitzenverbänden der gesetzlichen Unfallversicherung und der gesetzlichen Krankenversicherung das „Integrationsprogramm Arbeit und Gesundheit" (IPAG) begründet, welches ebenfalls vom Bundesministerium für Arbeit und Sozialordnung mitgefördert wird und im Unterschied zu KOPAG den Fokus auf kleine und mittlere Unternehmen legt. Im Rahmen dieses Modellprojektes ist durch die Teilnahme aller Spitzenverbände beider Sozialversicherungssysteme die bisher weitestgehende Kooperation von Kranken- und Unfallversicherung gelungen. Ziel des Projektes ist neben dem Aufbau von Kooperationsstrukturen und kassenartenübergreifenden Analysen der Arbeitsunfähigkeit die Erweiterung der epidemiologischen Erkenntnisgrundlage durch die Einbeziehung weiterer Daten (z.B. Daten über Arzneimittelverordnungen sowie Daten der Medizinischen Dienste, der Unfallversicherungen und anderer Einrichtungen). Damit besteht ein Ansatz, den beratenden und unterstützenden Auftrag der Kranken- und Unfallversicherung nach § 20 Abs. 2 SGB V und § 14 Abs. 2 SGB VII umzusetzen, das Vorgehen bei der Verhütung arbeitsbedingter Gesundheitsgefahren auf einem hohen Niveau weiterzuentwickeln und damit Qualitätsstandards für alle am Arbeits- und Gesundheitsschutz beteiligten Akteure zu setzen (Bellwinkel 1999).

In der Rahmenvereinbarung der Spitzenverbände der Krankenkassen und der Unfallversicherungsträger zur Zusammenarbeit bei der Verhütung arbeitsbedingter Gesundheitsgefahren wird die integrierte Auswertung vorhandener Daten beider Träger und die Etablierung geeigneter Kontaktformen als pragmatischer Einstieg in eine dauerhafte Kooperation vorgeschlagen. Dieser Einstieg konnte durch die Projekte KOPAG und IPAG realisiert werden. Für eine konkrete Zusammenarbeit auf der Ebene der Betriebe muss die Aufgabenteilung zwischen Kranken- und Unfallversicherung noch präzisiert werden. In der Rahmenvereinbarung der Spitzenverbände wird vorgeschlagen, die krankenkassenseitig erstellten betrieblichen Gesundheitsberichte zu nutzen und gemeinsam durch Vertreter der Krankenkasse, des Unfallversicherungsträgers und des Betriebes zu interpretieren, um dann gezielt präventive Maßnahmen in die Wege zu leiten. Soweit es sich dabei um Maßnahmen des Arbeitsschutzes handelt, ist es Sache des Betriebes, diese mit Hilfe der Unfallversicherungsträger zu realisieren. Bei darüber hinausgehenden Maßnahmen kann der Betrieb durch die Krankenkassen und die Träger der gesetzlichen Unfallversicherung entsprechend unterstützt und beraten werden (Rahmenvereinbarung der Spitzenverbände 1997).

Ende 1999 bis Mai 2000 wurde von den Spitzenverbänden der Krankenkassen und der gesetzlichen Unfallversicherung eine Bestandsaufnahme zur Zusammenarbeit zwischen den genannten Trägern bei der Verhütung arbeitsbedingter Gesundheitsgefahren durchgeführt. Das Ziel dieser Studie war es, den gegenwärtigen Stand der Zusammenarbeit zu dokumentieren und Schlussfolgerungen für eine weitere Ausgestaltung der Kooperation abzuleiten. Adressaten der Umfrage waren die in die Zusammenarbeit eingebundenen Mitarbeiterinnen und Mitarbeiter auf Seiten der Unfall- und Krankenversicherung. Die Bestandsaufnahme kommt zu dem Ergebnis, dass die Kooperation insgesamt spürbar ausgebaut wurde (z.B. bezüglich abgestimmter Beratungsdienstleistungen, Vernetzung von Zielen des Arbeitsschutzes und der betrieblichen Gesundheitsförderung, gemeinsamer Gesundheitsberichterstattung), wobei das denkbare Kooperationspotenzial bei weitem noch nicht ausgeschöpft zu sein scheint. Die positive Bewertung der Kooperation durch die Partner und deren Absicht, die Zusammenarbeit weiter zu vertiefen, bilden eine optimale Voraussetzung für gezielte, aufeinander abgestimmte und damit auch qualitativ hochwertige Maßnahmen des Arbeitsschutzes und der betrieblichen Gesundheitsförderung. Für eine weitere Verbesserung der Zusammenarbeit wurden in der Untersuchung viele Vorschläge gemacht, wobei sich die meisten Anregungen auf eine Intensivierung des Erfahrungs- und Informationsaustausches bezogen. Aber auch Abstimmungsfragen standen im Vordergrund, insbesondere wurde angeregt, Fragen der Rollen- und Funktionszuschreibungen der Handlungsträger auf Seiten der Unfallversicherungen und Krankenkassen auf betrieblicher Ebene weiter zu klären (Bestandsaufnahme der Spitzenverbände o.J.).

Eine erste Präzisierung der Handlungsfelder im Rahmen der Umsetzung des § 20 Abs. 1 und 2 SGB V wurde von den Spitzenverbänden der Krankenkassen in Form eines Leitfadens am 21. Juni 2000 verabschiedet. Demnach werden bezüglich Primärprävention und betrieblicher Gesundheitsförderung die Bereiche „Bewegungsgewohnheiten", „arbeitsbedingte körperliche Belastungen", „Ernährung und Betriebsverpflegung", „psychosozialer Stress, Stressreduktion und Entspannung" sowie „Genuss- und Suchtmittelkonsum" als prioritäre Handlungsfelder der Krankenversicherung definiert (Spitzenverbände der Krankenkassen 2000). Auch der Hauptverband der gewerblichen Berufsgenossenschaften erarbeitet derzeit einen „Leitfaden für die Zusammenarbeit der Berufsgenossenschaften mit den Krankenkassen bei der Verhütung arbeitsbedingter Gesundheitsgefahren".

4. Zusammenfassung und Ausblick

Entsprechend der Luxemburger Deklaration zur betrieblichen Gesundheitsförderung in der Europäischen Union von 1997 umfasst betriebliche Gesundheitsförderung alle gemeinsamen Maßnahmen von Arbeitgebern, Arbeitnehmern und Gesellschaft zur Verbesserung von Gesundheit und Wohlbefinden am Arbeitsplatz.

Die Notwendigkeit von Qualitätssicherung in der betrieblichen Gesundheitsförderung wird deutlich, wenn man die Situation in den Betrieben betrachtet, wie sie sich in einer Umfrage der Universität Frankfurt von 1997 bzw. einer Untersuchung im Auftrag des Bundesverbandes der Unfallkassen von 1999 darstellt (s. hierzu die Ausführungen in Kapitel 1 dieses Beitrags). Das Interesse der Unfallversicherungsträger an einer qualitativ guten betrieblichen Gesundheitsförderung ist hoch.

Qualitätssicherungsmaßnahmen setzen auf den Ebenen von Struktur-, Prozess- und Ergebnisqualität an, wobei die Erfüllung personeller und sächlicher Anforderungen, die Ablaufprozesse von Gesundheitsförderungsmaßnahmen und die Auswirkungen bzw. Erfolge derselben im Zentrum des Interesses stehen. Soll die Qualität der Gesundheitsförderung in einem Unternehmen beurteilt, gesichert und optimiert werden, ist die Betrachtung aller drei Ebenen wichtig. Nach einer umfassenden Bestandsaufnahme im Unternehmen, die sich aus subjektiven und objektiven Daten speist, wird ein betrieblicher Gesundheitsbericht erstellt, aus dem sich gesundheitliche Problemlagen und Belastungsschwerpunkte im Unternehmen identifizieren lassen. Durch die Einrichtung eines „Arbeitskreises Gesundheitsförderung" können dann entsprechende Gesundheitsförderungsmaßnahmen koordiniert werden. Im Rahmen von Gesundheitszirkeln lassen sich Problemfelder gegebenenfalls genauer analysieren und Lösungsvorschläge erarbeiten. Der Evaluation der durchgeführten Maßnahmen kommt ein hoher Stellenwert zu (s. hierzu die Ausführungen in Kapitel 2 dieses Beitrags).

An bisherigen Initiativen zur Qualitätssicherung in der betrieblichen Gesundheitsförderung ist das Europäische Netzwerk zur betrieblichen Gesundheitsförderung hervorzuheben, welches unter anderem durch die Entwicklung von Qualitätskriterien für gesundheitsförderliche Organisationen erstmals ein gemeinsames Verständnis über Ziele und Inhalte entsprechender Maßnahmen auf europäischer Ebene etabliert hat.

Von Seiten der Leistungsträger ist ebenfalls ein großes Engagement für eine gesundheitsförderliche Arbeitsumwelt zu beobachten. Die Unfallversicherungsträger stellen – neben dem Erlass und der Überwachung von Vorschriften – den Betrieben unterstützende Leistungen zur Verfügung. Dies beinhaltet ein umfangreiches Beratungs- und Informationsangebot sowie Möglichkeiten der Aus-, Fort- und Weiterbildung für Unternehmer, Führungskräfte, Arbeitssicherheitsfachkräfte und andere betriebliche Spezialisten (s. hierzu die Ausführungen in Kapitel 3 dieses Beitrags). Während die Aktivitäten der Unfallversicherungsträger eher im Bereich des Arbeitsschutzes und der Arbeitssicherheit liegen, wird von den Krankenkassen mehr der Versicherte direkt angesprochen, z.B. über ein Angebot zur Rückenschule. Verschiedene gesetzliche Vorgaben erfordern bei der Verhütung arbeitsbedingter Gesundheitsgefahren und damit auch bei Fragen der betrieblichen Gesundheitsförderung die Zusammenarbeit von Unfallversicherungsträger, Krankenkassen und Unternehmen. Hierzu existieren eine Rahmenvereinbarung der Spitzenverbände der Krankenkassen und der Träger der gesetzlichen Unfallversicherung sowie ein kassenspezifischer Musterentwurf für eine entsprechende Kooperationsvereinbarung zwischen Betriebskrankenkasse, Unfallversicherungträger und versicherten Unternehmen. Die vom Bundesministerium für Arbeit und Sozialordnung geförderten Projekte KOPAG (Kooperationsprogramm Arbeit und Gesundheit) und IPAG (Integrationsprogramm Arbeit und Gesundheit) können als pragmatischer Einstieg in eine dauerhafte Kooperation betrachtet werden (s. hierzu die Ausführungen in Kapitel 3 dieses Beitrags).

Die konkrete Aufgabenteilung zwischen Krankenkassen und Unfallversicherungträger auf der Ebene der Betriebe muss sicher noch weiter präzisiert werden. Die Klärung der Schnittstellen zwischen beiden Leistungsträgern stellt eine Zukunftsaufgabe dar, die neben der Schaffung von Transparenz die Möglichkeit bietet, Maßnahmen noch gezielter aufeinander abzustimmen und damit die Effektivität der Gesundheitsförderung in der Arbeitswelt zu erhöhen.

Literatur

Bellwinkel, M. (1999): Integrationsprogramm Arbeit und Gesundheit – IPAG. In: Die BKK 87, 345-352

Bestandsaufnahme der Spitzenverbände zur Zusammenarbeit zwischen den Trägern der gesetzlichen Unfallversicherung und der Krankenkassen bei der Verhütung arbeitsbedingter Gesundheitsgefahren (o.J.). URL.: *http://www. gesundheit-und-arbeit.de./projekte.html* (Zugriff im Januar 2001)

Breucker, G. (1999): Wirksamkeit und Qualitätssicherung betrieblicher Gesundheitsförderung – Erfahrungen aus europäischer Kooperation nutzen. In: Die BKK 87, 490-493

Bundesministerium für Arbeit und Sozialordnung (Hrsg.) (2000): Sicherheit und Gesundheit bei der Arbeit 1999 – Bericht der Bundesregierung über den Stand der Unfallverhütung und das Unfallgeschehen in der Bundesrepublik Deutschland im Jahre 1999, Bonn: BKK Bundesverband

Bundesverband der Betriebskrankenkassen (Hrsg.) (1999): Gesunde Mitarbeiter in gesunden Unternehmen. Erfolgreiche Praxis betrieblicher Gesundheitsförderung. Qualitätskriterien für die betriebliche Gesundheitsförderung, Essen: BKK Bundesverband

Bundesverband der Betriebskrankenkassen (2000): Musterentwurf für eine Kooperationsvereinbarung zur Verhütung arbeitsbedingter Gesundheitsgefahren zwischen Betriebskrankenkasse (BKK), Unfallversicherung (UV) und Unternehmen (o.J.). URL: *http:// www.bkk.de* (Zugriff am 14.12.2000)

Donabedian, A. (1966): Evaluating the quality of medical care. In: Milbank Memorial Fund Quarterly 44, 166-203

Europäisches Netzwerk für betriebliche Gesundheitsförderung/Bundesverband der Betriebskrankenkassen (1997): Luxemburger Deklaration zur betrieblichen Gesundheitsförderung in der Europäischen Union

Gröben, F./Bös, K. (2000): Umfrage zum Stand der betrieblichen Gesundheitsförderung in Hessen und Thüringen – Stand 1997. Sozialnetz Hessen: Betriebliche Gesundheitsvorsorge. URL: *http://www.sozialnetz-hessen.de/ergo-online/Ges-Vorsorge/I_Ges-foerd.htm* (Zugriff am 10.04.2000)

Hauptverband der gewerblichen Berufsgenossenschaften (Hrsg.) (1999): Alles aus einer Hand: Arbeitssicherheit, Gesundheitsschutz, Unfallversicherung, Sankt Augustin: Selbstverlag

Hauptverband der gewerblichen Berufsgenossenschaften (2000): URL: *http://www.hvbg.de/d/pages/arbeit/praev/gbpraev.htm* (Zugriff am 11.12.2000)

Rahmenvereinbarung der Spitzenverbände der Krankenkassen und der Träger der gesetzlichen Unfallversicherung zur Zusammenarbeit bei der Verhütung arbeitsbedingter Gesundheitsgefahren vom 28. Oktober 1997

Schmauder, M./von Törne, I. (1999): Gutachten zur Evaluierung der Einsatzzeiten der Fachkräfte für Arbeitssicherheit und der Betriebsärzte nach GUV 0.5. Eine Expertise im Auftrag des Bundesverbandes der Unfallkassen, Manuskript

Spitzenverbände der Krankenkassen: AOK-Bundesverband, BKK-Bundesverband, IKK-Bundesverband, Bundesverband der landwirtschaftlichen Krankenkassen, Bundesknappschaft, See-Krankenkasse, Verband der Angestellten-Krankenkassen, AEV – Arbeiter-Ersatzkassen-Verband (2000): Gemeinsame und einheitliche Handlungsfelder und Kriterien der Spitzenverbände der Krankenkassen zur Umsetzung von § 20 Abs. 1 und 2 SGB V vom 21. Juni 2000, Manuskript

von Törne, I./Weber-Falkensammer, H. (2000): Mitarbeitercommitment und Gesundheit – Messung der Mitarbeiterzufriedenheit als Instrument des Qualitäts- und Gesundheitsmanagements. In: Die Berufsgenossenschaft 52, 234-237

Wittig-Goetz, U. (1998): Grundwissen: Betriebliche Gesundheitsförderung. Sozialnetz Hessen: Betriebliche Gesundheitsvorsorge. URL: *http://www.sozialnetz–hessen.de/ergo-online/Ges-Vorsorge/I_Ges-foerd.htm* (Zugriff am 10.04.2000)

Verzeichnis der Autorinnen und Autoren

Bentz, Joachim, Dipl. Soz., BKK Landesverband, Berlin

Breucker, Gregor, Dr. phil., Leiter des Europäischen Informationszentrums beim BKK-Bundesverband, Essen

Drupp, Michael, Dr., AOK - Die Gesundheitskasse für Niedersachsen, Landesdirektion, Hannover

Kohte, Wolfhard, Prof. Dr., Gründungsprofessur Zivilrecht II. Bürgerliches Recht, Deutsches und Europäisches Arbeits-, Unternehmens- und Sozialrecht, Juristische Fakultät, Martin-Luther-Universität Halle-Wittenberg

Lauterbach, Karl W., Prof. Dr. med., Dr. sc., Institut für Gesundheitsökonomie und klinische Epidemiologie, Universität zu Köln

Michaelis, Martina, Dr. rer. sec., Freiburger Forschungsstelle Arbeits- und Sozialmedizin (FFAS)

Mosthaf, Frank, Dipl.-Verwaltungswissenschaftler, Institut für Technologie und Arbeit e. V., Universität Kaiserslautern

Neuderth, Silke, Dipl.-Psych., Institut für Psychotherapie und Medizinische Psychologie, Universität Würzburg

Osterholz, Uwe, Dr., AOK-Institut für Gesundheitsconsulting, Hannover

Pfaff, Holger, Prof. Dr. phil., Abt. Medizinische Soziologie, Institut für Arbeits- und Sozialmedizin, Medizinische Fakultät, Universität zu Köln

Schell, Hieronyma M., Dr. med., Institut für Gesundheitsökonomie und klinische Epidemiologie, Universität zu Köln

Schlichtherle, Stefanie, Ärztin, Institut für Gesundheitsökonomie und klinische Epidemiologie, Universität zu Köln

Slesina, Wolfgang, Prof. Dr. rer. soc., Sektion Medizinische Soziologie, Medizinische Fakultät, Martin-Luther-Universität Halle-Wittenberg

Sochert, Reinhold, Dr. rer. pol., Bereichsleiter beim BKK-Team Gesundheit – Gesellschaft für Gesundheitsmanagement GmbH, Essen

Stößel, Ulrich, Dr. päd., Dipl. rer. soc., Abt. für Medizinische Soziologie, Medizinische Fakultät, Albert-Ludwigs-Universität Freiburg

Thul, Martin, Dr. Dipl.-Wirtschaftsing., Institut für Technologie und Arbeit e. V., Universität Kaiserslautern

Weber-Falkensammer, Hartmut, Prof. Dr. med., Geschäftsführer des Bundesverbandes der Unfallkassen, München

Wellendorf, Jens, Dipl.-Psych., Gesellschaft für Betriebliche Gesundheitsförderung (BGF), Berlin

Westermayer, Gerhard, Dr. phil., Gesellschaft für Betriebliche Gesundheitsförderung (BGF), Berlin

Zink, Klaus J., Prof. Dr., Lehrstuhl für Industriebetriebslehre und Arbeitswissenschaft, Universität Kaiserslautern